RELATION

HISTORIQUE ET CHIRURGICALE

DE L'EXPÉDITION

DE L'ARMÉE D'ORIENT,

EN EGYPTE ET EN SYRIE.

RELATION

HISTORIQUE ET CHIRURGICALE

DE L'EXPÉDITION

DE L'ARMÉE D'ORIENT,

EN EGYPTE ET EN SYRIE,

PAR D. J. LARREY,

Docteur de l'Ecole spéciale de Médecine de Paris, Chirurgien
en chef de l'Armée d'Orient, de la Garde des Consuls,
Professeur au ci-devant Hôpital Militaire d'Instruction
de Paris, Membre de l'Institut d'Egypte, etc.

*Afflictiones me manent. Verum nihil me movet,
neque vita mea cara est mihi ipsi.*
(*Acta Apostolorum, caput XXI*).

A PARIS,

Chez DEMONVILLE et SŒURS, Imprimeur-Libraire,
rue Christine, n°. 12.

AN XI. — 1803.

AU

PREMIER CONSUL

BONAPARTE,

Pour les soins particuliers qu'il a pris de nos blessés, dans ses campagnes d'Egypte, de Syrie, et le bien qu'il m'a fait.

D. J. LARREY.

PRÉFACE (1).

LE général Berthier s'est chargé de transmettre à la postérité les hauts faits de nos soldats en Egypte et en Syrie, et il ap-

(1) Le citoyen Chaptal, ministre de l'Intérieur, m'ayant invité, par une lettre du 29 ventôse an 10, à me conformer aux dispositions de l'arrêté qui suit, je m'empressai de rédiger les observations que j'avais faites sur les maladies externes, particulières à l'Egypte ; mais le retard de la publication de l'ouvrage sur cette contrée, porta l'assemblée des coopérateurs à prendre, le 20 pluviôse dernier, un arrêté en ma faveur, par lequel elle m'autorisa à publier séparément mon travail, sauf à en fournir l'extrait lorsqu'elle le réclamerait.

Extrait de l'arrêté du ministre de l'Intérieur, en date du...
ventôse an 10.

ART. Ier. « Les mémoires des membres de l'Institut » d'Egypte, et de ceux de la commission des arts à qui » le présent sera communiqué, remettront chacun au mi- » nistre de l'Intérieur un état sommaire et signé, des » matériaux, tant mémoires que dessins qu'ils se proposent » faire entrer dans la composition de l'ouvrage sur l'Egypte, » dont la publication a été ordonnée par l'arrêté des » Consuls, du 17 pluviôse an 10 ».

prend à tous les Peuples ce que peuvent les Français, lorsqu'ils sont conduits par le génie d'un grand Capitaine.

Exposer les maux que le fer et le feu nous ont causés, rechercher les causes des maladies qui nous ont affligés sur ce sol étranger, et indiquer les moyens que l'art de guérir leur a opposés, voilà la tâche que j'ai à remplir. Si elle n'est pas la plus brillante, elle a le mérite d'être consolante pour l'ami de l'humanité, en lui fesant espérer que l'expérience du passé diminuera, sinon la somme, du moins la gravité des maux de la guerre.

Une suite d'observations sur un sujet purement utile serait ennuyeuse, je dis même peu instructive. En effet, comment apprécier les pertes que nous avons essuyées, si je ne fais connaître la constitution du pays, le naturel des habitans, et le nom de nos ennemis? Comment apprendre ce qu'ont souffert nos soldats, si je néglige le détail des marches dans les déserts, des fatigues, des combats et des privations de tout genre qu'ils ont endurées ? Je devais donc calquer le plan de mon travail sur l'ordre des événemens, et mes mémoires contiendront en grande partie la relation de cette étonnante expédition, parce que je les ai écrits à mesure que j'ai observé. Cette manière de rendre compte de mes opérations ne m'est point particulière ; je suis l'exemple d'Ambroise Paré, l'orgueil de la Chirurgie française ; l'intérét et le charme qui sont répandus dans ses *Apologie* et *Voyages*, feront peut-être accueillir favorablement l'Ouvrage de celui qui l'a pris pour modèle.

Je divise mon Ouvrage en dix Sections, je sens que l'importance de la matière demanderait de plus grands développemens, et que j'aurais pu apporter plus de soin dans la rédaction; mais les occupations pénibles de ma place ne m'ont permis de m'attacher qu'à l'essentiel : la clarté et la précision. Je m'appliquerai, lorsque les circonstances me laisseront quelque loisir à faire mieux ressortir mes principes en les comparant avec la théorie de nos Auteurs les plus modernes, et en les appuyant de plusieurs observations de même nature, et suivies des mêmes résultats.

J'ai fait entrer dans mon Ouvrage tout ce que j'ai fait et vu d'utile aux progrès de la Chirurgie militaire, et s'il m'en revient quelque gloire, j'en fais hommage à ma patrie, n'ambitionnant d'autre récompense que l'honneur d'avoir fait mon devoir à l'armée d'Orient.

ERRATA.

RELATION

HISTORIQUE ET CHIRURGICALE

DE L'EXPÉDITION

DE L'ARMÉE D'ORIENT,

EN EGYPTE ET EN SYRIE.

SECTION PREMIERE.

Lorsque je reçus du Gouvernement l'ordre de me rendre à Toulon pour l'expédition de la Méditerranée, j'étais loin de penser que je fusse destiné à suivre l'armée française, sous la conduite du général Bonaparte, dans la plus intéressante et la plus riche contrée du monde.

Cependant les préparatifs immenses qui se fesaient pour l'embarquement de cette armée, et la présence du chef, si justement célèbre, qui la commandait, m'annoncèrent d'abord l'importance de cette expédition. Jaloux de mériter la confiance du Gouvernement qui m'avait placé au poste distingué que j'occupais, je fis tous mes efforts et employai tout mon zèle pour remplir son intention auprès des 30,000 braves composant cette armée, dans la partie du service de santé, attribuée à ma surveillance.

Un arrêté, donné par la commission de l'armement, qui autorisait les officiers de santé en chef de cette expédition à se procurer des collaborateurs, et tous les objets nécessaires pour assurer leur service respectif, me mit dans le cas de remplir en très-peu de tems la première partie de ma tâche.

J'écrivis en conséquence aux écoles de médecine de Montpellier et de Toulouse, pour les prier de m'envoyer, dans le plus court délai possible, un nombre déterminé de chirurgiens instruits, courageux, et capables de supporter des campagnes pénibles et de long cours.

A peine mon invitation fut-elle connue dans ces écoles, qu'on s'y disputa à l'envi l'honneur de pouvoir partager nos périls et notre gloire. Bientôt 108 chirurgiens, y compris ceux des divisions partant d'Italie, dont l'état m'était déjà parvenu, furent réunis sous mes ordres à l'époque de l'embarquement (les officiers de santé des corps armés ne fesaient pas partie de ce nombre).

J'employai ceux réunis à Toulon, pendant le court séjour que nous y fîmes, à la confection de trente caisses d'appareils à pansement, propres à être transportées avec facilité par des montures à la suite des divisions. Ces chirurgiens s'exerçaient en même tems à la théorie et à la prati-

que de leur art dans l'hôpital militaire d'instruction de cette ville.

Je fis faire une collection complète d'instrumens, d'ustensiles de chirurgie, et un nombre
suffisant de brancards flexibles et faciles à transporter dans tous les lieux. Mon collègue Desgenettes, médecin en chef, dirigea la préparation et la réception des médicamens : les autres
branches du service de santé furent également
assurées par les administrateurs en chef de l'armée.

Le 24 floréal, l'ordre d'embarquement étant
donné, après avoir fait placer tous les objets
matériels du service dans un vaisseau destiné
à leur transport (1), nous nous empressâmes de
faire la répartition de tous les officiers de santé,
qui furent distribués par divisions dans les principaux vaisseaux de guerre. Chacune de ces divisions d'ambulance était pourvue d'une ou plusieurs caisses d'appareils à pansement, de médicamens, d'une caisse d'instrumens de chirurgie,
pour seconder les officiers de santé de la marine,
embarqués sur ses vaisseaux, pendant la traversée ou en cas de combat, et être en état de
suivre les divisions militaires, si elles venaient
à effectuer une descente.

---

(1) Ce vaisseau fut pris par les Anglais dans sa route,
et nous mit, en Egypte, dans la plus grande pénurie de
toute espèce de secours pour les hôpitaux.

Ce qui restait de chirurgiens fut placé sur les autres bâtimens de l'escadre et du convoi ; ils étaient munis de ce qui leur était nécessaire pour pouvoir être par-tout utiles à nos troupes ; en sorte qu'il n'y avait pas de bâtiment au-dessus de cent hommes qui n'eût son officier de santé.

Une instruction générale leur fut donnée par les officiers de santé en chef : elle était relative à la conservation de la santé des soldats pendant la traversée, aux fonctions qu'ils avaient à remplir de concert avec les chirurgiens de la marine pendant la navigation, dans la supposition qu'on eût des combats à essuyer ; enfin à la conduite qu'il leur fallait tenir lors de la marche des troupes dans l'intérieur des terres.

Nous mîmes à la voile le 3o floréal au soir. Tous les vaisseaux de l'escadre et du convoi qui se trouvaient dans la rade de Toulon, défilèrent avec majesté au son d'une musique guerrière, au milieu des plus vives acclamations qui exprimaient la satisfaction générale, devant le commandant le vaisseau *l'Orient*, où le général en chef Bonaparte, l'amiral Brueix, les principaux membres de la commission des arts et les états-majors des deux armées, y compris les officiers de santé en chef, étaient réunis.

Après 21 jours d'une navigation heureuse, nous arrivâmes à la hauteur de Malte. Plusieurs convois nous rejoignirent dans notre traversée, tels que ceux de Gènes, d'Ajaccio, et de Civita

Vecchia. La marche retardée de ce dernier nous causa de vives alarmes qui nous firent mieux goûter la sensation agréable que nous produisit leur réunion, quoiqu'elle ne se soit effectuée qu'à notre arrivée devant Malte.

On se prépara au débarquement qui se fit le 22 messidor à la pointe du jour, et le général en chef Bonaparte, que j'accompagnai, dirigea lui-même cette opération. On éprouva peu de résistance, et après vingt-quatre heures de siége, et autant de négociations, Malte se rendit à la discrétion des Français. On prit possession de cette ville, qu'on peut considérer comme la citadelle de la Méditerranée. Je me transportai de suite à l'hôpital pour y faire recevoir le peu de blessés que nous avions à bord des vaisseaux, et à l'ambulance de Berkerkara. Nous nous occupâmes ensuite, le médecin en chef et moi, de l'organisation du service de santé relatif au nombre de troupes qui devaient composer la garnison de Malte. Nous rendîmes compte au conseil de santé général des armées du résultat de ces premières opérations.

La flotte repartit avec l'armée le 30 au matin : elle arriva en douze jours devant Alexandrie, ville si célèbre dans l'antiquité. Ayant soupçonné pendant la route le but de notre expédition, j'avais médité, à bord du vaisseau, sur tout ce qui peut avoir rapport au système médical de l'Egypte, dans les ouvrages des médecins et des voyageurs les plus accrédités, et j'avais pris auprès de deux respectables interprètes, Venture et Magalon, anciens habitans de ce pays, les instructions qui pouvaient m'être nécessaires pour diriger les opérations importantes du service dont la surveillance m'avait été confiée ; en conséquence, j'avais fait une notice instructive et réglementaire, que j'adressai à mes collègues les chirurgiens de première classe, relative à leur service respectif, aux influences du climat d'Egypte sur la santé des Européens nouvellement débarqués, et sur le charbon pestilentiel, un des principaux symptômes d'une des maladies les plus graves qui nous ait attaqués dans ce climat.

Le signal du débarquement est donné ; dix mille Français environ sont presque aussitôt sur le rivage, et se portent avec rapidité sous les murs d'Alexandrie, qui est prise d'assaut après quelques heures de combat. Deux divisions d'ambulance suivaient les deux ailes de l'armée, et j'étais au centre avec une troisième, près du général en chef, pour être à portée de recevoir ses ordres, d'observer le mouvement des deux autres ambulances, et de procurer aux blessés les plus prompts secours. Cette journée nous donna environ deux cent cinquante blessés, au nombre desquels on comptait le général de division Kléber, Menou, et l'adjudant-général Lescale. Je fis transporter tous ces blessés dans le couvent des Capucins, où nous formâmes par la suite un superbe établissement. Une partie des blessures exigèrent de grandes opérations que je fis moi-même, ou qui furent faites sous mes yeux. C'est dans cette circonstance que je pus remarquer, pour la première fois, les influences favorables du climat sur les plaies : j'en parlerai à la fin de cette première campagne. En effet, on avait lieu de s'étonner de la rapidité avec laquelle tous nos blessés guérissaient.

Une partie de nos troupes ayant bivouaqué sur les ruines d'Alexandrie, fut piquée par des scorpions beaucoup plus gros que ceux d'Europe. Cette piqûre effraya plus le soldat qu'il n'en fut incommodé, et l'on en fit disparaître les légers accidents par la seule application de l'eau marinée, des acides ou des substances alcalines.

J'organisai, avec mon collègue Desgenettes, le service de santé des hôpitaux sédentaires de la place d'Alexandrie ; j'attachai ensuite une ambulance active à chacune des cinq divisions militaires qui composaient l'armée, et j'établis près de moi, au quartier-général, un corps de réserve de chirurgiens, formant une sixième ambulance.

Le 18 messidor, le général en chef se mit en marche pour le Kaire, et le commandement de

la place d'Alexandrie fut confié au général Kléber.
Je donnai la direction de mon service dans les
hôpitaux de cette ville au citoyen Masclet, chirurgien de première classe, jeune homme d'un
rare mérite, qui mourut de la peste, peu de
temps après, victime de son zèle. La division
Desaix formait l'avant-garde de l'armée, et celle
du général Dugua suivit le rivage de la mer
pour s'emparer de Rosette, où elle s'établit sans
nulle résistance; elle poussa de là des reconnais-
sances sur le Delta, de manière qu'elle put
promptement, et sans obstacle, communiquer
avec l'armée. Le citoyen Desgenettes, qui avait
suivi cette colonne, forma un hôpital dans
cette ville pour y traiter les malades de la division.

Le corps d'armée s'engagea, sans provisions
et sans eau, dans les déserts arides qui bordent
la Libye, et n'arriva qu'avec la plus grande
peine, le quatrième jour de marche, au premier
endroit de l'intérieur de l'Egypte, offrant quelque
ressource (Damanhour). Jamais armée n'a pu
éprouver d'aussi grandes vicissitudes, et d'aussi
pénibles privations. Frappés des rayons d'un
soleil brulant, marchant tous à pied sur un sable
plus brûlant encore, traversant des plaines immenses d'une effrayante aridité, où l'on trouvait
à peine quelques cloaques d'eau bourbeuse,
presque solide, les soldats les plus vigoureux,

dévorés par la soif et accablés par la chaleur, succombaient sous le poids de leurs armes.

Des plaines aqueuses (effet du mirage (1), semblaient nous offrir le terme de nos maux ; mais ce n'était que pour nous replonger dans une plus grande tristesse, d'où résultaient l'abattement et la prostration de nos forces, qui s'est portée, chez plusieurs de nos braves, au dernier degré. Appelé trop tard pour quelques-uns d'entre eux, mes secours devenaient inutiles, et ils périssaient comme par extinction. Cette mort me parut douce et calme ; car l'un d'eux me disait, au dernier instant de sa vie (2), « se » trouver dans un bien-être inexprimable ». Cependant j'en ai ranimé un assez grand nombre avec un peu d'eau douce aiguisée de quelques gouttes d'esprit-de-vin, que je portais constamment avec moi dans une petite outre de cuir. J'ai employé aussi avec avantage la liqueur minérale d'Hoffman, incorporée dans du sucre.

Des légions nombreuses d'Arabes suivaient notre marche et harcelaient les troupes détachées des phalanges. Malheur aux soldats qui s'écartaient de la ligne, ils étaient aussitôt tués ou

---

(1) Voyez le mémoire de M. Monge. Décade Egyptienne.

(2) La mort des asphyxiés paraît être également très-douce. Cette remarque avait été déjà faite par le professeur Portal. Voyez ses intéressantes observations sur l'asphyxie, causée par le méphitisme.

enlevés : un chirurgien de mon ambulance fut
du nombre des premières victimes (1).

La possession de Damanhour apporta, dans
le cœur abattu de nos soldats, une consolation
bien douce. Ils y trouvèrent assez d'eau pour
se désaltérer, quelques rafraîchissemens, et ils
y prirent l'assurance de rencontrer le Nil le lendemain. Ce premier moment de repos ranima
leurs forces et leur courage, et à notre départ
pour Rahhmaniéh, ils ne ressentaient presque
plus les fatigues qu'ils avaient essuyées.

Je fis panser le peu de blessés que nous avions
dans une des principales maisons de Damanhour,
d'où je les fis transporter le lendemain à Rahhmaniéh. Le général en chef reçut dans cette première ville un coup de pied d'un cheval arabe,
qui lui fit, à la jambe droite, une contusion
assez forte pour qu'on dût craindre des accidens
consécutifs : je fus assez heureux pour les prévenir et le conduire en très-peu de temps à la
guérison, malgré sa marche pénible et son activité naturelle qui l'éloignait du repos.

Au sortir de Damanhour, la phalange du
quartier-général, où j'étais avec mes blessés, fut
de toute part assaillie par une cavalerie nom-

---

(1) Les officiers de santé ont été exposés comme les
militaires, car ils marchaient avec eux dans le centre du
bataillon carré.

breuse d'Arabes et de Mamlouks, et nous aurions sans doute succombé, sans le prompt secours que nous reçûmes de la division Desaix. Cependant quelques individus de notre carré furent tués ou blessés.

A notre arrivée à Rahhmaniéh, la vue du Nil fit sur nous une impression délicieuse, et chacun courut s'y précipiter pour étancher sa soif. Dès-lors les marches ne furent plus aussi pénibles, on eut moins de privations à supporter, et l'on endura d'autant mieux les fortes chaleurs, qu'arrivé le soir au rendez-vous on se baignait dans le fleuve. Ces bains nous délassaient et fortifiaient nos muscles.

Pendant le séjour que nous fîmes dans cette place, la flotille qui remontait le Nil, aux ordres du contre-amiral Perrée nous rejoignit, et suivit sa route en marchant à notre hauteur, autant que les circonstances le lui permirent.

On continua de s'avancer vers le Kaire en suivant la rive occidentale du fleuve, qu'on trouve garnie de melons d'eau, ou pastèques, qui firent la principale nourriture de nos soldats.

Arrivée près du village de Chébréïsse, le 25 messidor à la pointe du jour, l'armée se trouva en présence de celle des Mamloucks, rangée en bataille, avec laquelle fut livré un combat assez vif où ils perdirent beaucoup de monde, et où nous eûmes une vingtaine de blessés qui reçurent immédiatement les premiers secours. Un petit baril d'eau-de-vie, dont le général Bessières se priva pour ces braves, contribua pour beaucoup à leur soulagement.

Ces marches fatigantes et forcées déterminèrent chez un militaire une hernie qui se forma tout-à-coup et s'étrangla en même tems. Il fut apporté aussitôt dans notre ambulance; mais une gangrène spontanée qui s'était emparée de l'intestin et avait gagné les autres viscères du bas-ventre, fit périr le malade dans l'espace de deux heures, et me mit dans l'impossibilité de lui faire l'opération. C'est le deuxième exemple qui me soit connu des effets aussi rapides de cet accident.

La flotille parvenue à la hauteur de ce village, essuya de son côté un combat où périrent plusieurs malades et blessés que nous avions dans son convoi; et parmi les nouveaux blessés que cette affaire nous donna, l'ordonnateur en chef, Suci, et le citoyen Lacuée, officier de l'état-major furent les plus maltraités. L'armée continua sa route jusqu'à Verdam où nos troupes séjournèrent et purent se rafraîchir. J'y formai un dépôt d'ambulance pour y réunir les malades et les blessés qui suivaient le quartier-général (1).

---

(1) Le citoyen Bouquin, chirurgien de première classe, chargé de l'ambulance de la flotille, dirigea avec zèle le traitement de ces blessés.

Le surlendemain on joignit les Mamloucks qui
avaient placé leur camp entre les Pyramides et
le Nil : il était protégé par une batterie établie
à Embabéh.

La marche hardie et la fière contenance de
ces cavaliers nous annonçaient la ferme résolution qu'ils avaient de se battre. En effet ils
furent les premiers à donner le signal du combat. J'avais eu le soin de parcourir les ambulances des divisions, pour ordonner les préparatifs
qu'elles avaient à faire, afin de pouvoir porter,
aux blessés que cette action paraissait devoir
nous donner, des secours prompts et efficaces.

Bientôt après les deux armées en vinrent aux
prises : il en résulta une bataille sanglante qui
occasionna la perte d'une très-grande partie des
Mamloucks, tandis que le reste prit la fuite,
après s'être divisé en deux sections, dont l'une
gagna le Saïd, et l'autre se porta vers les frontières de la Syrie.

Deux cent soixante environ de nos braves furent grièvement blessés. Je les fis transporter au
château de Gizéh, où j'établis un grand et superbe hôpital. Là tous ces blessés furent opérés
et pansés avec le plus grand soin. Je fus sur-
tout avantageusement secondé par les officiers
de santé de l'ambulance du quartier-général.

Jusqu'à Gizéh la troupe ne fut incommodée
que par les fatigues, par la diarrhée et de lé-

géres dyssenteries que la fraîcheur des nuits et
l'abus des pastèques paraissaient avoir produites , et non pas , comme l'avaient pensé quelques physiciens , l'eau du Nil (1) qui n'a jamais
incommodé personne. Ces légéres indispositions
disparurent par le repos , l'usage de bons alimens et des boissons rafraîchissantes et stomachiques , que nous trouvâmes à notre arrivée
dans le Kaire. Le général en chef y fit son entrée
le 7 thermidor , et les troupes en prirent possession , ainsi que de la citadelle , la même journée.

Cette grande cité , irréguliérement bâtie , bien
qu'elle soit parsemée de décombres , et qu'elle
présente l'aspect de la misère , est immensé-
ment riche , et nous a offert de très - grandes
ressources pour l'établissement des hôpitaux que
nous y avons successivement formés. Nous y
fîmes passer à fur et à mesure les blessés et
les malades qu'on avait d'abord mis à Gizéh.
Je dirigeai le traitement des blessés sur lesquels nous avons fait des remarques très-
importantes , relatives à la forme des causes
vulnérantes , aux accidens particuliers qui sont
survenus et à la promptitude avec laquelle les

---

(1) Cette eau , agréable au goût , est très-potable et se
digère avec la plus grande facilité. L'analyse qui en a été
faite prouve qu'elle est supérieure , par sa qualité , à celle
des fleuves d'Europe.

plaies ont été guéries. Je ferai connaître ces remarques, avec plusieurs autres, à la fin de la campagne de l'an 8.

Après avoir assuré le service de santé des deux divisions *Desaix* et *Vial* qui se portèrent, la première dans la Haute-Egypte, pour y poursuivre Mourad-Bey, la deuxième à Damiette pour s'emparer de cette ville et reconnaître les bords du lac Manzaléh, je partis le 18 thermidor avec le général en chef et une partie de son armée allant à la poursuite d'Ibrahim-Bey et de ses Mamloucks qui s'étaient jetés dans la province de Charquiéh, route de la Syrie; je laissai, en partant, la direction de mon service du Kaire au citoyen Roussel, chirurgien de première classe, désigné pour être chirurgien en chef adjoint.

Ibrahim-Bey fuyait devant nous; cependant, après trois journées de marches forcées, nous l'atteignîmes à Ssalahhiéh, au moment où il entrait dans le désert pour se rendre en Syrie. Les troupes de cavalerie qui escortaient le général en chef, s'élancèrent avec impétuosité sur ses Mamloucks, et engagèrent un combat très-vif, qui accéléra leur fuite. Nous eûmes une cinquantaine de blessés et quelques hommes tués; (on s'empara dans cette campagne d'une riche et très-nombreuse caravanne portant des marchandises des Indes qui furent vendues au profit des soldats). Nous pansâmes ces blessés sur le sable, et je les fis porter ensuite dans la mosquée de Ssalahhich, où j'établis une ambulance sédentaire confiée aux soins du citoyen Mongin, chirurgien de première classe. Presque toutes les blessures étaient faites par arme blanche. C'est dans cette bataille qu'on a connu, pour la première fois les terribles effets des damas des Mamloucks. Plusieurs de ces blessés eurent les membres entièrement coupés, d'autres des portions très-étendues du crâne, des épaules, du dos et des cuisses emportées. Le citoyen Destré, chef de brigade du septième régiment d'hussards a été un des blessés le plus remarquables sous ce rapport. Sa guérison peut être considérée comme un phénomène miraculeux. Car outre sept coups de sabre très-profonds, deux aux épaules avec division des muscles et d'une partie des os, un troisième au dos avec division des muscles et de deux apophyses épineuses des vertèbres dorsales, il avait reçu une balle qui s'étant perdue dans la poitrine avait produit un épanchement de sang, ce qui m'obligea de lui faire l'opération de l'empyème, avant mon départ pour le Kaire.

Je fus dans la nécessité de faire des sutures pour les uns, d'employer les bandages unissans pour d'autres et d'appliquer le trépan à plusieurs. J'exposerai dans un mémoire particulier l'observation d'un de ces blessés, à qui je fis l'extraction de la tête de l'humerus en lui conservant le bras. En général, tous ces malades guérirent promptement, à l'exception de trois ou quatre qui périrent du tétanos, maladie dont il sera parlé plus loin.

A notre retour pour le Kaire, le général en chef reçut la nouvelle de la défaite de l'escadre mouillée à Aboukir, par suite d'un combat terrible, qui fit sauter plusieurs de ses vaisseaux, et tomber une partie des autres bâtimens au pouvoir des Anglais. Un grand nombre des blessés de ce combat, furent soignés à Alexandrie, par les officiers de santé de la marine. Je ne parlerai pas de ces blessures, n'en ayant pas eu connaissance.

Arrivé au Kaire, j'organisai le service de santé chirurgical, et formai, dans le principal hôpital, une école de chirurgie-pratique pour l'instruction des jeunes chirurgiens de l'armée : je surveillai avec soin le traitement des blessés et des personnes affectées de maladies d'yeux ; car l'ophtalmie s'était déjà déclarée, et commençait à faire des progrès. (C'était l'époque du débordement du Nil).

La division Desaix qui resta long-tems embarquée sur ce fleuve dans la Haute-Egypte, fournit le plus grand nombre d'ophtalmiques.

Les médecins, et les chirurgiens qui eurent à

* 2

traiter cette maladie, n'étaient pas d'accord sur les causes qui la produisaient, et les moyens qu'il fallait mettre en usage pour la combattre. Les empiriques qui exerçaient dans ce pays, prétendant seuls connaître une affection dépendante de leur climat, surprirent la crédulité de beaucoup de militaires qui en étaient atteints. Cette confiance aveugle, le manque de capottes pour mettre le soldat à l'abri du serein, et la pénurie des couvertures dans les hôpitaux pour les ophtalmiques, furent la cause de la perte de la vue chez plusieurs d'entr'eux.

En conséquence, je m'empressai de rédiger, sur cette maladie, un mémoire que j'adressai à mes collègues les chirurgiens de première classe, pour fixer le traitement qu'il fallait lui opposer, et que je communiquai à l'institut du Kaire (1). Je vais rapporter le contenu de ce mémoire, avec quelques additions que j'ai eu occasion d'y faire depuis. Les préceptes qu'il renferme furent mis en pratique après sa publication, avec un tel succès, que cette maladie devint, par la suite, même dans les mains des jeunes officiers de santé, la plus simple et la plus facile à traiter.

---

(1) A cette époque, il n'avait encore paru aucun écrit sur l'ophtalmie.

SUR L'OPHTALMIE,

ENDÉMIQUE EN ÉGYPTE.

Les yeux, les organes les plus sensibles et les plus délicats, ayant été frappés tout-à-coup de l'ardente lumière du soleil, soit directe, soit réfléchie par le sol blanchâtre de l'Egypte, ont les premiers ressenti, dans cette contrée, les effets de la répercussion de la transpiration cutanée. Il en est résulté une ophtalmie opiniâtre, qui a jeté plusieurs de nos soldats dans un désespoir absolu, et a causé la perte de la vue à un assez grand nombre.

Je vais tracer les symptômes qu'elle nous a présentés : engorgement des paupières, de la conjonctive, et quelquefois des tuniques de l'œil ; douleur locale extrêmement forte, attribuée par le malade à la présence de grains de sable (ce sont des vaisseaux variqueux), obscurcissement de la vue, et impossibilité de supporter la lumière vive. A ces premiers symptômes, succèdent bientôt de violentes douleurs de tête, des vertiges, et l'insomnie. Le peu de larmes qui se secrètent sont âcres, irritent les paupières et les points lacrymaux. Tous ces accidens s'aggravent , et sont fréquemment suivis de la fièvre, quelquefois même du délire.

La maladie parvient à son plus haut degré le troisième ou quatrième jour , plutôt chez quelques individus, plus tard chez d'autres. Elle parcourt , comme toutes les inflammations, ses stades ou périodes.

Quelquefois elle est moins grave , et porte un caractère séreux : elle se développe alors plus lentement , cause moins de douleur ; la rougeur est légère , les vaisseaux de la conjonctive sont jaunâtres ; il y a dans ce cas œdématie aux paupières , surabondance de larmes , le teint du sujet est basané , la langue est sale , ce qui peut faire regarder cette ophtalmie comme symptômatique.

La terminaison de l'ophtalmie varie. Lorsqu'elle est inflammatoire et abandonnée aux seules ressources de la nature , il se forme ordinairement vers le sixième ou septième jour plusieurs points de suppuration sur le bord des paupières , à leur face interne et dans leurs commissures. Ces ulcérations s'étendent par degrés sur la conjonctive , attaquent la cornée transparente , et la perforent souvent. Cet accident , peu commun en Europe , a présenté en Egypte des phénomènes dignes de remarque. L'ouverture qui en résulte est de forme arrondie , et d'un diamètre à-peu-près égal chez tous les sujets qui en ont été atteints ; elle laisse passer une portion de la membrane aqueuse ou de l'iris, forme une hernie connue sous le nom de staphylôme. La tumeur formée par la membrane aqueuse, est d'un gris terne ; celle de l'iris est de couleur plus foncée : cette tumeur est sensible au contact des corps extérieurs les plus légers, et du frottement des paupières. La vue, pendant les premiers jours, est plus ou moins obscurcie, de manière que la pupille est en partie, ou entièrement effacée ; mais en général, le staphylôme diminue par degrés, rentre dans la chambre intérieure, et les membranes reprennent leur première position. Quelquefois il en reste une portion au-dehors, qui s'étrangle par le resserrement de l'ouverture, perd sa sensibilité, et acquiert une certaine consistance ; ou bien elle se boursouffle, se divise en plusieurs lobules, et prend un caractère carcinomateux, sur-tout s'il y a complication de vice vénérien.

Lorsque le staphylôme rentre de lui-même, l'ouverture de la cornée transparente se resserre par l'affaissement de ses bords, et laisse une petite cicatrice opaque et enfoncée, qui intercepte pendant le premier tems le passage des rayons lumineux.

Dans quelques cas, le cristallin et l'humeur

vitrée suivent le déplacement de l'iris, leurs membranes s'altèrent, se réduisent en suppuration ; l'œil se désorganise et perd ses fonctions. C'est ce que l'on remarque chez beaucoup d'habitans du pays, sur-tout chez les personnes indigentes, qui couchent presque nues sur la terre et au serein, se nourrissent de mauvais alimens, reçoivent dans le jour la poussière et les rayons brûlans du soleil, sans chercher à s'en garantir.

L'hypopyum ne s'est présenté que rarement à la suite de l'ophtalmie, et n'a offert rien de particulier ; mais j'ai eu occasion de remarquer des hypopyums sanguins, déterminés par des contre-coups à la tête. L'ouverture de la cornée, en donnant issue au sang, guérit le malade. J'en rapporterai deux exemples.

Les taies ont été fréquentes ; elles occupent un point ou toute l'étendue de la cornée transparente : dans le premier cas, le malade perçoit encore les objets ; dans le deuxième, la cornée étant entièrement opaque, la cécité est complète. Elles ne se manifestent que vers la fin de la maladie, et suivent la marche qui leur est ordinaire.

Lorsque le sujet est irritable, et que l'ophtalmie est ancienne, l'engorgement de la conjonctive devient souvent très-considérable ; cette membrane forme un bourrelet autour de la cornée, et dépasse les paupières; celles-ci se renversent, se tuméfient, et offrent la plus grande résistance à la réduction.

Les cartilages tarses participent rarement à cette inflammation. Lorsque cet accident arrive, les conduits lacrymaux pratiqués dans leur épaisseur, se détruisent par la suppuration, qui en est ordinairement la suite; les paupières perdent leur forme et se rétractent. La perte de la vue a lieu presque toujours après, par l'inflammation consécutive qui survient au globe de l'œil : j'en ai vu quelques exemples.

Il est rare que l'ophtalmie inflammatoire, à moins qu'elle ne soit légère, se termine, sans le secours de l'art, par résolution.

Il n'en est pas de même de l'ophtalmie séreuse, elle peut se terminer par la sueur, par une surabondance de larmes, et sur-tout par la diarrhée.

En général, l'ophtalmie affaiblit l'organe de la vue, dispose à la cataracte, aux fistules lacrymales, à la goutte sereine, et se trouve fréquemment suivie de nyctalopie. Plusieurs individus guéris de cette première maladie, ont été affectés d'une de ces dernières (1).

---

(1) J'ai traité avec succès dans plusieurs occasions ces deux dernières maladies, lorsqu'elles ne sont point com-

La chaleur brûlante du jour, la réfraction des rayons du soleil, par la blancheur des corps répandus sur le sol de l'Egypte, ce qui fatigue et irrite les parties sensibles de l'œil ; l'usage immodéré des liqueurs spiritueuses et des femmes ; la poussière entraînée par l'air, qui s'engage dans l'intérieur des paupières, et détermine sur le globe une plus ou moins grande irritation ; surtout la suppression de la transpiration cutanée, par le passage subit du chaud au froid ; l'humidité et la fraîcheur des nuits pour les militaires qui bivouaquent, sont les causes principales de l'ophtalmie.

La suppression subite de la diarrhée cause les mêmes accidens ; nous avons eu occasion de le remarquer dans un grand nombre de sujets, à la fin de la campagne de Ssaléhhieh, en l'an 6.

J'ai observé que les sujets blonds étaient plus fréquemment atteints de cette maladie que les bruns. J'ai observé aussi que l'œil droit était plus gravement affecté que le gauche ; car presque tous ceux qui sont devenus borgnes, le sont de l'œil droit. Cela tient peut-être à l'habitude dans laquelle sont presque tous les individus, de se coucher sur le côté droit, en sorte que cette région du corps est la première à recevoir les impressions de l'humidité de la terre.

·plètes et anciennes, par l'applicaton réitérée du moxa sur les tempes et le trajet du nerf fascial (petit sympatique).

Cette maladie est plus fréquente pendant le débordement du Nil, que dans toute autre saison.

Lorsque l'ophtalmie n'est point négligée, et qu'elle est traitée selon les préceptes de l'art, elle n'a point de suites fâcheuses; mais la confiance aveugle du soldat dans les remèdes des empiriques, sa négligence à se rendre dans les hôpitaux, et le peu d'exactitude qu'il apportait dans les premiers tems à suivre le régime qu'on lui prescrivait, ont produit sur un assez grand nombre la cécité complète.

Lorsque les personnes atteintes d'ophtalmie se trouvent affectées de quelque vice particulier, tel que le vénérien, les accidens sont plus graves et plus rapides. Elle se caractérise alors par des symptômes particuliers; la rougeur du bord des paupières est plus claire, le pus qui en découle est verdâtre comme la gonorrhée; il excorie les parties qu'il touche, et le malade souffre beaucoup plus pendant la nuit. On doit s'assurer, d'ailleurs, des causes qui ont donné lieu à cette complication.

Le traitement est relatif à chaque espèce d'ophtalmie, et aux principaux effets qui en résultent. Je vais rapporter les moyens à l'aide desquels nous avons obtenu le plus de succès dans l'un et l'autre cas.

Lorsque l'ophtalmie est inflammatoire, une

saignée aux veines du cou, du bras ou du pied,
convient dans le premier tems : il faut la réitérer
selon l'état de pléthore du sujet, et l'intensité
de l'inflammation. Ensuite on se servira, avec
avantage, de sangsues appliquées sur les tempes,
le plus près possible de l'œil; ou à leur défaut,
on fera des mouchetures aux mêmes parties.
J'ai remarqué même que les mouchetures produisent de meilleurs effets.

A ce premier moyen, on fera succéder les
bains de pieds, les fumigations émollientes et
anodines, des lotions faites avec la graine de
lin, les têtes de pavot et le safran oriental. On
aura soin de les appliquer, autant que possible,
dans l'intervalle des paupières : à l'extérieur
elles augmentent leur œdématie; les cataplasmes
sur-tout présentent cet inconvénient, en outre
de la gêne et de la pesanteur qu'ils portent sur
l'œil.

Une étoupade de blancs d'œufs, battus avec
quelques gouttes d'eau-de-rose, et quelques
grains d'alun, appliquée le soir sur les yeux,
calme la douleur.

Pour seconder l'effet de ces topiques, on fera
faire usage au malade de boissons rafraîchissantes et acidulées.

S'il se présente des symptômes de saburre
dans les premières voies, on peut ajouter à ces
boissons quelque substance purgative, ou les

aiguiser avec quelques grains de *tartrite antimonié de potasse.*

On donnera, pendant la nuit, au malade
quelques verres d'émulsion anodine. Il faut prescrire un régime convenable, entretenir la transpiration, et faire éviter la lumière.

A mesure que l'inflammation diminue, et que
le dégorgement s'opère, on animera les collyres
de quelques gouttes d'acétite de plomb, ou d'une
légère dissolution de muriate de mercure et
d'oxide de cuivre, dont on augmente graduellement la dose.

Lorsque la résolution sera commencée, on
se servira d'une décoction d'écorce de grenade,
ou d'une légère dissolution de sulfate de zinc ;
on substituera aux boissons rafraîchissantes une
tisanne amère et laxative.

Si cependant l'engorgement de la conjonctive résiste, et qu'elle soit boursoufflée, on y
fera quelques mouchetures avec une lancette ;
on peut même en exciser les points les plus
saillans ; on continuera l'usage des collyres répercussifs.

Si les paupières sont renversées, et forment
un bourrelet autour de l'œil, ce qui est arrivé
chez un assez grand nombre d'ophtalmiques,
on fait d'abord quelques mouchetures dans la
direction de la paupière, avec l'attention de ne
point léser les cartilages tarses ; on emploie

ensuite pendant quelques heures les collyres astringens, et on doit procéder à la réduction des paupières avec la précaution de les oindre d'un peu de cérat et de ne point blesser le globe : on les fixe en rapport à l'aide d'un bandage, et l'on fait observer le plus grand repos au malade. Ce procédé qui m'a constamment réussi, exige un peu d'habitude.

Lorsque ces moyens sont insuffisans, on extirpe la portion excédente de la conjonctive, en épargnant, autant que possible, les cartilages tarses. La paupière s'affaisse ensuite, et reprend sa première forme.

Les ulcères des paupières seront traités avec des substances dessicatives et légèrement scarrotiques ; nous nous sommes servis avec succès, dans ce cas, de la pommade suivante :

Du cérat blanc . . . . . . une once :
Oxide rouge de mercure purifié et porphyrisé . . . . six grains ;
Tutie préparée . . . . . une dragme ;
Pâte de cochenille . . . . dix grains ;

mêlez et triturez dans un mortier de marbre.

On met une très-petite quantité de cette pommade, le soir, avant de se coucher, sur les paupières, et on couvre les yeux d'un bandeau peu serré.

On ne doit entreprendre le traitement des

ulcères de la cornée et des taies, que lorsque l'inflammation de la conjonctive est entièrement dissipée. Les fumigations d'oxide rouge de mercure, l'application immédiate de quelque caustique suffisent ordinairement pour les faire disparaître : cependant on est obligé quelquefois de passer un séton à la nuque (1).

Il ne faut pas chercher à faire rentrer le staphylôme pendant son accroissement ; la nature doit en avoir commencé elle-même la réduction ; on la secondera par une légère compression méthodiquement faite. Si la tumeur perd sa sensibilité, et qu'elle reste au-dehors, on en fera l'extirpation avec des ciseaux évidés et courbés sur leur plat. Je n'ai eu occasion de faire cette opération que deux fois ; l'organe de la vue a repris en partie chez les deux sujets l'usage de ses fonctions.

Dans le cas où l'ophtalmie est entretenue par un vice vénérien, il faut en détruire la cause

---

(1) Si la taie offrait une certaine épaisseur, on peut l'enlever par petits feuillets, à l'aide d'un bistouri très-mince : j'ai eu occasion de faire cette opération à une demoiselle, à Toulon, moyen qui a contribué à la destruction d'une taie très-ancienne qui couvrait toute l'étendue de la cornée, et interceptait totalement le passage de la lumière. La transparence se rétablit dans le point que j'avais aminci avec le bistouri, et cette personne put, par la suite, très-bien distinguer les objets.

par les anti-vénériens pris intérieurement , surtout les syrops sudorifiques et dépuratifs auxquels on ajoute une quantité relative de muriate de mercure sublimé. Il faut aussi faire entrer dans les collyres quelque substance mercurielle.

Lorsque l'ophtalmie tient d'une affection gastrique , elle exige un traitement différent ; la saignée n'est point indiquée pour elle ; les sangsues ou les mouchetures à la tempe , près du petit angle de l'œil sont quelquefois nécessaires ; ces dernières conviennent aussi sur les paupières , lorsqu'elles sont œdématiées.

Le vin chaud et les collyres répercussifs doivent être appliqués immédiatement ; mais à cause de l'affection de l'estomac , on fera passer au malade quelques vomitifs suivis de purgatifs et de boissons amères. Si la maladie ne cède point à ces moyens , on appliquera les vésicatoires à la nuque , ou derrière les oreilles. On guérit souvent les fluxions des yeux par le seul usage de remèdes internes.

L'ophtalmie a épargné peu de personnes pendant les derniers mois de l'an 6 et les premiers de l'an 7; elle a été chez presque toutes inflammatoire , et elle a eu chez quelques-unes des suites fâcheuses.

Dans le cours de l'an 8 , peu de militaires en ont été affectés , et j'ai observé qu'elle était chez presque tous symptômatique et moins opiniâtre: aussi la guérison en a été prompte et facile.

Quelles sont les causes de cette différence? je crois les trouver dans les marches pénibles que nous avons faites pendant les années 6 et 7, à travers des déserts sablonneux, arides, privés d'eau, et où les soldats passaient tout-à-coup, des chaleurs brûlantes du jour, à l'humidité froide de la nuit, dont ils ne pouvaient se garantir faute de capottes ou de couvertures. Cependant l'expérience leur apprit bientôt que c'était le seul moyen de se préserver de cette cruelle maladie; aussi depuis cette époque ont-ils eu soin de porter avec eux tous les vêtemens nécessaires.

Le repos des troupes, la précaution qu'elles avaient prise depuis dans les marches, et leur acclimatement ont rendu les effets de cette maladie, pendant cette dernière année, presque insensibles.

Au commencement de l'an 9, l'armée se mit en marche pour repousser les Anglais qui venaient d'effectuer leur descente à Aboukir.

Nos troupes se réunirent sur les limites de l'antique Alexandrie, et y établirent leur camp. Après la bataille du 30 ventôse an 9, les fortes chaleurs, les travaux pénibles des retranchemens et la fraîcheur des nuits commencèrent à affecter les individus de l'armée, les plus faibles, tels que les blessés ou ceux qui avaient déjà été atteints de la maladie des yeux. Le débordement du lac Madiéh, dont les eaux vinrent en peu de tems baigner les ruines d'Alexandrie, augmenta considérablement les émanations aqueuses, et rendit les nuits encore plus fraîches. Bientôt le plus grand nombre des soldats campés sur les rives du nouveau lac Maréotis, furent frappés d'ophtalmie, et dans l'espace de deux mois et demi, plus de trois mille individus passèrent successivement dans les hôpitaux.

La maladie se présenta sous différentes formes, mais en général elle était inflammatoire avec des symptômes moins intenses que celle qui régna la première année. Chez quelques-uns elle se compliquait de fièvre catarrale, ou d'affection scorbutique. On combattait ces complications par les remèdes indiqués. Dans tous les cas les saignées locales, telles que les mouchetures aux tempes et aux paupières, produisaient de très-bons effets; elles calmaient promptement la douleur, diminuaient l'engorgement et facilitaient l'action des autres remèdes. La saignée générale ne convenait point.

On avait égard ensuite à l'état de l'estomac et aux vices qui pouvaient compliquer la maladie; on suivit d'ailleurs avec un succès complet pour le reste du traitement, les préceptes indiqués dans le cours de mon mémoire : il en est résulté que sur trois mille et quelques ophtalmiques, il n'y en a pas eu un seul qui ait perdu la vue.

Les Anglais à leur arrivée en Egypte, n'ont pas été exempts de cette maladie, mais ils ont suivi la méthode française tracée dans ce mémoire imprimé, qu'ils trouvèrent dans nos hôpitaux à Rosette, et ils ont conservé ainsi la vue à tous leurs malades.

Plusieurs Français qui avaient échappé à cette affection, furent frappés presque tout-à-coup en rentrant en France d'un aveuglement plus ou moins complet, qui paraît devoir être attribué à la paralysie de l'organe visuel, déterminée sans doute par le passage subit du climat très-chaud de l'Egypte à celui de la France, dans la saison la plus rigoureuse.

J'ai pu remarquer les phénomènes qu'a présentés la maladie du citoyen Poirée, brigadier des guides de l'armée d'Orient, devenu aveugle, au moment de sa rentrée en France. Ce militaire après avoir essuyé, pendant sa quarantaine à Marseille, une ophtalmie inflammatoire accompagnée de douleurs violentes à la tête, et qui le priva totalement de la lumière, fut transporté à l'hôpital de la garde des consuls, où il a terminé sa carrière.

Tous les symptômes inflammatoires avaient

disparu ; cependant les yeux étaient saillans, plus gros que dans l'état naturel , et les iris sans mouvement. Si le malade y sentait peu de douleur , il en éprouvait de vives et de permanentes vers le fond des orbites et sur le trajet des sinus frontaux. Sa constitution était appauvrie et son moral considérablement affecté : après cinq ou six mois de soins les plus assidus et l'usage des remèdes le mieux indiqués , Poirée est mort dans le marasme.

A l'ouverture de son cadavre , nous avons trouvé le globe des yeux tuméfié ; le cristallin avait acquis un peu d'opacité ; la face interne de la coroïde était de couleur jaunâtre , la rétine réduite en putrilage , les nerfs optiques atrophiés, le périorbite et une portion de la dure-mère des fosses antérieures de la base du crâne étaient détachés, et les points osseux dénudés de ces membranes, attaqués de carie. La substance du cerveau était ramollie , et ses cavités ou ventricules remplis de sérosité.

Il serait important pour la santé des troupes, qu'on ne les fît passer d'un climat dans un autre opposé que vers les saisons où ces deux climats jouiraient d'une température à-peu-près égale ; ou si les circonstances forçaient à s'éloigner de ce principe , on devrait prendre les précautions nécessaires pour prévenir les influences de l'extréme différence de la température et de ses effets pernicieux.

Pour se garantir de l'ophtalmie en Egypte, il faut éviter l'impression directe de la lumière et de la poussière sur les yeux pendant le jour, être bien couvert de la tête aux pieds pendant la nuit, se mettre un bandeau sur les yeux, s'éloigner autant que possible des endroits humides et marécageux, entretenir la transpiration et la sueur par les bains égyptiens, dans la bonne saison, et par l'exercice. Il faut éviter l'usage déréglé du vin et des liqueurs spiritueuses, se priver des alimens échauffans et de mauvaise digestion, et soutenir les forces de l'estomac qui tend toujours à la débilité dans un climat aussi chaud, par l'usage de quelques toniques, tels que le café et une infusion amère qu'on prend le matin; enfin se laver souvent les yeux et toute la tête avec de l'eau fraîche et du vinaigre.

Je vais rapporter l'observation d'un accident particulier qui a été déterminé par une ophtalmie inflammatoire.

La nommée Marie . . . . . âgée de seize ans, fille d'un grec, habitant du Kaire, essuya, à l'âge de deux ans, une ophtalmie, à la suite de laquelle les paupières de l'œil droit restèrent long-temps fermées : cependant elles s'ouvrirent graduellement; mais la supérieure se trouva attachée sur

la cornée transparente par une production membraneuse qui contracta des adhérences avec elle.

Cette membrane, placée perpendiculairement
au-devant de l'œil, de forme triangulaire, de
quatre ou cinq lignes de longueur, sur trois de
largeur vers sa base, prenait naissance de la face
interne de la paupière, et avait contracté une
forte adhérence avec les trois quarts supérieurs
de la cornée, en sorte que la vision était totalement interceptée de ce côté. Cette production
membraneuse suivait le mouvement de la paupière et de l'œil. Cet accident incommodait beaucoup cette jeune personne, et lui causait une
difformité désagréable.

Après avoir disposé la malade, je passai entre
cette membrane et le globe de l'œil, une petite
sonde cannelée, armée d'un très-petit bistouri,
dont le tranchant était caché par sa cannelure ;
lorsque j'eus dégagé la sonde, fixé la paupière
et l'œil, je coupai le repli membraneux à son
adhérence à la cornée ; je la détachai ensuite de
la paupière, à l'aide de cet instrument et de
pinces à disséquer : les petites portions qui restaient sur la cornée, furent enlevées avec précaution, et l'œil fut pansé avec quelques légers
appareils imbibés d'eau végéto-minérale. Il est
resté sur la cornée une taie d'un blanc terne et
parsemée de vaisseaux sanguins, qui s'est effacée
par degrés, et a disparu en grande partie ; en

sorte que cette demoiselle, à mon départ du Kaire, commençait à distinguer et à percevoir les objets, de cet œil comme de l'œil sain.

J'ajouterai à cette observation, celles de deux officiers qui perdirent, par un coup de feu, l'usage d'un œil, du même côté, chez qui les effets de cet accident offrirent des particularités remarquables, et dont on a peu d'exemples.

Le citoyen Magny, chef de brigade de la 2e d'infanterie légère, reçut à la bataille d'Aboukir, an 7, un coup de balle qui lui effleura le côté externe de l'orbite droite, produisit, sans entamer la peau, une si forte commotion à l'œil de ce côté, que sa membrane nerveuse en perdit le sentiment, et qu'il fut tout-à-coup privé de la lumière. Cet officier ressentit au même instant une douleur vive et compressive au fond de l'orbite, suivie de pesanteur à la tête, d'épanchement de sang dans les cavités de l'œil, et d'engorgement à la conjonctive.

Il fut pansé les premiers quinze jours par le chirurgien-major de sa demi-brigade.

A son retour au Kaire, il me fit appeler pour lui donner mes soins. L'engorgement des membranes extérieures de l'œil avait disparu ; mais on appercevait, à travers la cornée transparente, une assez grande quantité de sang vermeil, remplissant à-peu-près les trois quarts de la chambre antérieure. Déjà le malade éprouvait des douleurs lancinantes dans le centre de l'œil, et des maux de tête fréquens. L'œil lésé était sensiblement plus gros que l'œil sain ; il y avait insomnie, inquiétude, et tout me fesait craindre le développement d'une affection carcinomateuse. Ma crainte était d'autant mieux fondée, qu'à la suite d'un pareil accident arrivé chez un officier de la 75e demi-brigade, attachée à la même armée, l'œil fut attaqué de tous les symptômes du cancer, qui ne furent dissipés qu'après un traitement fort long et bien suivi. Je pense que le sang sorti de ses propres vaisseaux, ne peut séjourner long-tems dans les parties sensibles des organes, sans y déterminer une irritation plus ou moins forte, accompagnée d'accidens fâcheux.

Après avoir employé, chez le citoyen Magny, les saignées locales, les topiques convenables et les rafraîchissans, je crus qu'il était urgent de donner issue au sang épanché dans les cavités de l'œil. Je fis une section sémi-lunaire au bas de la cornée transparente, avec le bistouri de la Faye, comme dans l'opération de la cataracte, d'après le mode de cet auteur. Il sortit environ un quart d'once de sang liquide et noirâtre. L'issue de ce corps étranger mit à découvert l'iris, qui me parut donner quelques légers mouvemens, et le malade vit aussitôt la lumière, mais sans pouvoir distinguer les objets. Tous les accidens se dissipèrent , l'œil se dégorgea , la cicatrice de la cornée se fit sans nulle opacité ni difformité sensible.

Cet officier , à son retour en France , où il a fait usage des eaux minérales , commençait à percevoir les objets qu'il a pu distinguer par la suite.

L'accident du citoyen . . . . . , aide-de-camp du général Robin , présenta les mêmes phénomènes , et il eut dans l'opération un résultat parfaitement analogue.

Un fait non moins remarquable a été observé à l'hôpital de la garde des consuls.

Le citoyen Dreux , chasseur à cheval de ce corps , reçut , dans un combat singulier , un coup de sabre qui lui perfora l'œil droit ; il en résulta une plaie transversale à la cornée , de quelques lignes de diamètre , avec déperdition de substance d'une petite portion de cette membrane. Cette plaie , au rapport du malade , fut immédiatement suivie de l'évacuation d'une liqueur épaisse , limpide , et de l'affaissement du globe. Il fut privé de la lumière ; il ressentit des douleurs violentes , et il y eut d'abord quelques vomissemens. Ce blessé avait perdu tout espoir de recouvrer l'usage de cet œil ; mais à ma grande surprise , le globe a repris graduellement sa première forme et sa grandeur naturelle , ensorte qu'on ne peut révoquer en doute que l'humeur vitrée dont une certaine quantité s'était réellement écoulée de l'œil de cet individu ne soit régénérée ; et ce fait prouve qu'elle peut se régénérer en totalité, ou du moins en partie. Les bords de la plaie se sont rapprochés, et ont formé une adhésion si légère, que la cicatrice en est restée enfoncée sans être opaque. L'iris qui avait été blessé, a repris ses mouvemens, mais la pupille reste échancrée vis-à-vis la cicatrice.

Ce militaire, avant sa sortie de l'hôpital, voyait la lumière, et quelques mois après, il distinguait les couleurs et les principaux objets.

SECTION II.

L'OPHTALMIE s'était appaisée ; déjà une partie de nos malades était rentrée dans leurs corps respectifs, et nous commencions à jouir du repos et de la tranquillité, lorsque le 30 vendémiaire an 7, les habitans du Kaire, excités par un grand nombre de Mamlouks déguisés et réfugiés dans la ville, qui avaient projeté de nous égorger, levèrent tout-à-coup l'étendart de la révolte. Ils se saisirent d'armes de toute espèce, et s'élancèrent avec impétuosité sur les Français et leurs habitations ; mais la générale se fit entendre, et nous avertit du danger qui nous menaçait. Bientôt nos bataillons attaquèrent et poursuivirent avec vigueur ces bandes effrénées dont une partie prit la fuite, et les plus obstinés se réfugièrent à la grande mosquée du Kaire, qu'on fut obligé de bombarder pour les forcer de se rendre. En effet, après vingt-quatre heures d'un feu très-vif fourni par la citadelle, ces réfugiés capitulèrent, en implorant la clémence du général en chef.

Le général Dupuy, commandant la place du

Kaire, fut une des premières victimes. Il fut
atteint d'un coup de lance à l'aisselle gauche,
lequel pénétra dans la poitrine, et lui coupa
l'artère axillaire. Je venais de traverser la horde
de ses assassins, lorsque je le trouvai sans connaissance, étendu dans la rue, et entouré de ses
soldats. J'étanchai son sang, fermai sa blessure
par une forte compression, et le fis transporter
ensuite chez son ami, le général Junot, où il
expira peu de momens après. De là, je me
rendis aux hôpitaux, pour y réunir mes collaborateurs, et faire assurer le secours nécessaire
aux blessés ; mais de quel étonnement ne fus-
je pas saisi, lorsqu'arrivé à la porte de l'hôpital
nº. 1, je trouvai les cadavres sanglans de deux
dignes camarades, *Roussel* et *Mongin*, chirurgiens de première classe, qui venaient d'être
égorgés avec plusieurs autres braves militaires,
pour avoir voulu défendre l'entrée de l'hôpital !
Ils firent, à la vérité, respecter l'asile des malades ; mais ce fut aux dépens de leur vie. Je
courus moi-même les plus grands dangers dans
cette fatale journée, qui nous donna une quarantaine de blessés.

Quelques-uns d'entr'eux furent attaqués d'une
maladie funeste, qui m'offrit des phénomènes
remarquables, et différens de ceux que cette
maladie m'a paru présenter en Europe, et dans
l'Amérique Septentrionale, où j'ai eu occasion

de l'observer en 1788, je veux parler du tétanos, et particulièrement de celui causé par les plaies (tétanos traumatique).

Les remèdes que les auteurs indiquent contre cette maladie, ne produisirent aucun effet avantageux. Ainsi, l'emploi de tous ces moyens, et les soins les plus assidus furent inutiles; les blessés de cette dernière affaire, attaqués du tétanos, moururent tous du 3e au 7e jour; mais cette affection s'étant reproduite dans d'autres circonstances, je fus plus à même d'observer attentivement sa marche et ses résultats, et après plusieurs essais, après une suite de recherches exactes, je parvins insensiblement à sauver la vie à quelques militaires que la gravité de ce mal et le fatal exemple de ceux qu'il avait frappés avant eux, avaient presque réduits au désespoir. Il en sera fait mention plus bas.

Il se présenta dans les blessures de cette même journée d'autres complications graves, qui seront décrites plus loin.

Nos hôpitaux étaient au centre de la ville, bordant une partie de la grande place de Berket-el-Fil, où leur exposition était mauvaise, sous bien des rapports; aussi le général en chef les fit transporter par la suite dans un camp retranché près l'île de Rhoda, pour les mettre à l'abri de nouvelles insurrections, et les éloigner du tumulte et de l'insalubrité de la ville.

Le général Desaix profita de la retraite du Nil et de la cessation de l'ophtalmie, à laquelle un très-petit nombre de ses soldats avait échappé, pour achever la conquête de la Haute-Egypte, qui lui fut disputée long-temps et avec opiniâtreté par Mourad-Bey, dont les détours et les marches rapides entraînèrent nos soldats dans les déserts, où ils eurent à supporter, outre les fatigues d'une guerre très-active, les plus grandes privations.

Parmi les combats que cette division essuya, le plus décisif, fut celui de Sédiman : la victoire obtenue dans cette circonstance fait le plus grand honneur aux Français. Jamais les vétérans de notre armée n'avaient rencontré, chez les différentes nations ennemies qu'ils avaient combattues, tant de courage, d'ardeur et d'intrépidité, qu'en montra dans cette bataille le corps des Mamlouks. Les chirurgiens de la division donnèrent aux blessés les premiers secours sur le champ de bataille, et les transportèrent eux-mêmes, du désert au fleuve, sur les barques d'ambulance ; de là, ces derniers furent envoyés au Kaire (1).

---

(1) Le citoyen Boussenard, chirurgien de première classe, dirigeait alors l'ambulance de cette division. Le citoyen Wadeleuc fut un des élèves qui se distingua le plus dans cette affaire : un de ses camarades, le citoyen Lüent, mourut des suites des blessures qu'il avait reçues

Une partie des blessures étaient compliquées
de fracas dans les os , de lésion des viscères , et
de destruction totale ou partielle des membres ;
ce qui nécessita plusieurs amputations , dont
une fut faite à l'articulation scapulaire , l'opération du trépan , l'empyème , et d'autres
grandes opérations , qui furent généralement
suivies d'une terminaison heureuse.

Trois de ces blessés , légèrement atteints par
des coups de feu , le premier aux parties molles
de la cuisse , le second au gras de la jambe , et
le troisième à la conque de l'oreille droite ,
arrivèrent de cette division le neuvième jour
de l'accident , avec quelques légers symptômes

---

près de lui. Après cette bataille , le général Desaix poursuivit
l'ennemi jusqu'au-delà des cataractes , et donna ainsi à la
commission des arts la facilité de visiter les monumens de
la fameuse Thèbes aux cent portes , les temples renommés
de Tentyra , de Carnak et de Luxor , dont les restes
attestent encore l'antique magnificence. C'est dans les pla-
fonds et les parois de ces temples , qu'on voit des bas-
reliefs représentant des membres coupés avec des instrumens très-analogues à ceux dont la chirurgie se sert aujourd'hui pour les amputations. On retrouve ces mêmes
instrumens dans les hiéroglyphes , et l'on reconnaît les
traces d'autres opérations chirurgicales , qui prouvent que
la chirurgie , dans ces tems reculés , marchait de front avec
les autres arts , dont la perfection paraît avoir été portée
à un très-haut degré.

de tétanos, qui furent en augmentant. Le premier entra presqu'aussitôt dans l'emprosthotonos, qui le fit périr le troisième jour ; le deuxième mourut le cinquième jour dans l'opisthotonos, et le troisième succomba aux effets du trismus ou trismos, le septième jour.

Tous les remèdes conseillés par les auteurs, en pareils cas, furent employés, et ne produisirent pas le moindre soulagement.

Le tétanos, devenu chronique chez un quatrième individu (c'était un officier blessé à la bataille de Sédiman), me mit dans le cas de bien observer les divers phénomènes de cette maladie, et de reconnaître l'insuffisance et l'inutilité de tous les médicamens regardés comme spécifiques dans l'autres parties du monde. Tant il est vrai que chaque climat a ses influences particulières, et sur la santé des hommes qui n'y sont pas habitués, et sur les maladies qui les attaquent sous leur empire. Les phénomènes singuliers que le tétanos m'offrait, le succès que j'obtins de quelques médicamens différemment préparés et administrés avec quelques modifications, sur-tout de l'amputation du membre blessé chez l'officier dont je viens de parler, me déterminèrent à exposer brièvement, dans le mémoire qu'on va lire, les symptômes de cette maladie, sa marche et sa terminaison, afin qu'on pût connaître les différences qu'elle a présentées en Egypte, où elle est fréquente et très-intense, ainsi que le résultat de notre traitement. J'ai communiqué ce travail à l'Institut National de France, qui l'a accueilli avec distinction.

DU TÉTANOS TRAUMATIQUE.

Le tétanos est défini par tous les auteurs, une contraction des muscles plus ou moins forte et plus ou moins étendue, avec tension et rigidité des parties affectées.

Il se présente sous quatre états différens.

On le nomme trismus ou trismos, lorsqu'il borne ses effets aux muscles des mâchoires et de la gorge.

Tétanos, lorsque tout le corps est pris, et tombe dans un état de roideur, en conservant sa rectitude ordinaire.

Emprosthotonos, lorsque le corps se courbe en devant.

Opisthotonos, lorsqu'il se courbe en arrière.

Chacun de ces états offre des différences remarquables ; très-souvent les deux premiers se manifestent en même-tems, et forment ce qu'on peut appeler tétanos complet.

On peut distinguer le tétanos, à raison de son plus ou moins d'intensité, en aigu et en chronique.

Le premier est très-dangereux , et ordinairement mortel.

Le tétanos chronique a moins d'intensité , et à cause de la marche graduée de ses symptômes, laisse entrevoir plus de ressources.

Nous allons observer les principaux phénomènes que cette maladie présente dans ces différens états, n'entendant parler néanmoins que du tétanos traumatique , observé en Égypte.

J'ai remarqué que les plaies d'armes à feu sur le trajet des nerfs , ou aux articulations , l'ont souvent produit dans ce climat , particulièrement pendant les saisons où la température passe d'un extrême à l'autre , dans les lieux humides , dans ceux voisins du Nil ou de la mer.

Les tempéramens secs et irritables y ont été le plus sujets. Sa terminaison a été presque toujours mortelle.

Cette maladie commence par un mal-aise général et une sorte d'inquiétude qui s'empare du blessé ; la suppuration de la plaie diminue promptement, et finit par se supprimer ; les chairs se boursoufflent , se dessèchent ; elles sont d'abord rouges , deviennent ensuite marbrées. Ce phénomène est accompagné de douleurs aiguës , qui augmentent par le contact de l'air et des plus légers corps extérieurs. Ces douleurs se propagent de proche en proche dans le trajet des nerfs et des vaisseaux ; la totalité du membre

devient douloureuse ; les parties lésées s'en-
flamment, les muscles éprouvent des contractions convulsives, accompagnées ou précédées
de crampes vives, et de soubresauts dans les
tendons.

L'irritation musculaire s'étend rapidement des
muscles voisins de la plaie, aux plus éloignés
qui se contractent avec force et se roidissent ;
ou bien elle se transporte tout-à-coup aux muscles de la gorge et des mâchoires où elle se concentre : celles-ci se rapprochent graduellement
et s'enclavent de manière à ne permettre que
peu ou point d'écartement. La déglutition devient
difficile, et bientôt impossible par la contraction forcée du pharynx et de l'œsophage.

Lorsque le tétanos est général, tous les muscles sont attaqués en même-tems. Les yeux ont
peu de mobilité, ils s'enfoncent dans les orbites,
et deviennent larmoyans ; la face se colore, la
bouche se contourne, et la tête s'incline différemment selon l'espèce de tétanos. Les parois
du bas-ventre se rapprochent de la colonne vertébrale, et agissent sur les viscères de cette cavité, lesquels semblent se cacher dans les hypocondres, le bassin et les fosses lombaires où
les contractions répétées des muscles les poursuivent, et exercent sur eux un degré de compression plus ou moins fort. Les excrétions diminuent et se suppriment, sur-tout les selles.

Les côtes où s'attachent les muscles abdominaux, sont entraînées en bas. La poitrine est rétrécie, les contractions du diaphragme sont bornées; la respiration est courte et laborieuse, le cœur se resserre et se roidit comme tous les muscles; ses contractions sont fréquentes et imparfaites, ce qui doit affaiblir la circulation du sang; les veines s'engorgent, sur-tout celles de la tête; elles compriment le cerveau et en dérangent les fonctions.

Dans le tétanos complet, les membres se roidissent, entrent dans une rectitude parfaite, et tout le corps devient tellement roide, qu'en le prenant par une de ses extrémités, on peut le lever comme une masse inflexible. Le malade tombe dans un état d'insomnie; lorsqu'il s'assoupit, il fait des rêves sinistres; il s'agite, il s'inquiète, se tourmente, et cherche à sortir de l'état de gêne où le tiennent la rigidité de ses membres et le défaut de jeu des organes.

Tous ces accidens font des progrès si rapides, que très-souvent, en vingt-quatre heures, le malade ne peut plus avaler, ou n'avale qu'avec la plus grande peine. Quelquefois il est frappé de délire; son pouls est petit et accéléré; un mouvement de fièvre se manifeste ordinairement le soir, suivi de sueurs imparfaites, et plus ou moins copieuses. Il maigrit à vue d'œil, et éprouve des douleurs atroces : la roideur augmente, les muscles se dessinent, la peau se colle sur leur périphérie; les glandes salivaires expriment un suc écumeux et blanchâtre qui se présente à l'ouverture de la bouche, et en découle involontairement, la déglutition est interrompue. C'est alors que cet infortuné connaît le danger où il est, et sans perdre l'usage de ses facultés morales, il finit malheureusement sa carrière le troisième, quatrième, cinquième ou septième jour : rarement arrive-t-il au dix-septième.

On peut rapporter la cause immédiate de la mort à l'engorgement du cerveau, à la forte compression des viscères du bas-ventre, à la gêne qu'éprouvent les organes de la respiration et au resserrement du cœur. Les ouvertures que nous avons faites de quelques cadavres des personnes mortes du tétanos, confirment ce que nous avançons.

Dans l'emprosthotonos, les muscles fléchisseurs l'emportent sur les extenseurs, de manière à faire porter la tête sur le tronc, le bassin sur le thorax, et le corps prend alors la forme d'un arc.

Dans l'opisthotonos, au contraire, les muscles extenseurs surmontent la force des fléchisseurs, la tête se porte en arrière, et la colonne vertébrale se renverse dans le même sens; les membres restent ordinairement étendus. Ce

genre de tétanos s'observe plus rarement que l'emprosthotonos : j'ai remarqué aussi qu'il était plus
promptement suivi de la mort. Il paraît que
l'extension forcée des vertèbres du col , et le
renversement de la tête , causent une forte compression sur la moëlle épinière , produisent la
contraction permanente du larinx et du pha-
rinx. Je vais citer quelques exemples de l'opisthotonos.

Pierre Génet , sergent dans la 4e. demi - brigade d'infanterie légère , âgé de trente ans , d'un
tempérament sec et bilieux , entra à l'hôpital ,
ferme d'Ybrahim-Bey , le 15 frimaire an 9 , avec
tous les symptômes de l'opisthotonos ; les mâchoires étaient serrées , les muscles de la face
dans une contraction convulsive et permanente ,
la tête renversée sur le tronc , les extrémités inférieures raides et étendues , les parois du bas-
ventre contractées et rapprochées de la colonne
vertébrale , le pouls petit , la respiration laborieuse , la déglutition et la parole difficiles.

Le mal , qui s'était déclaré vingt-quatre heures
avant l'entrée à l'hôpital , paraissait avoir pour
cause , une chûte que ce militaire avait faite sur
le nez , cinq jours auparavant. Elle avait été
suivie d'une courte hémorragie nazale , et d'une
légère écorchure sur cette partie ; mais il ne
s'était manifesté ni fracture , ni aucun signe de
commotion au cerveau.

On administra de suite les opiacées , les boissons rafraîchissantes et anodines, les bains tièdes et les émolliens appliqués sur le nez. Ces moyens répétés n'ayant produit aucun effet, j'invitai l'officier de santé, chargé du soin particulier du malade, à appliquer le cautère actuel sur le trajet du petit sympatique, et à la plante des pieds, d'après l'aphorisme d'Hippocrate, section VIII, *quæ ferrum non sanat, ea ignis sanat, etc.* Je lui posai moi-même neuf cautères assez larges et candescens; leur application augmenta instantanément les douleurs et les contractions convulsives des muscles. Celles du larynx, du pharynx et des parois de la bouche, furent violentes, et faillirent faire suffoquer le malade : néanmoins, cette crise fut suivie d'un calme assez grand pour nous faire espérer quelque succès de l'emploi de ce moyen; mais deux ou trois heures après, il se déclara des mouvemens convulsifs, des contractions violentes, des sueurs froides et gluantes, enfin la mort termina les tourmens de cet infortuné, la nuit du 19 au 20 du même mois, le septième de l'invasion du tétanos, et le treizième de la chûte.

Quelques momens avant la mort, la tête était fortement renversée, la colonne vertébrale courbée en arrière, les extrémités inférieures roides et étendues, les supérieures à demi fléchies et contractées. Il sortait de la bouche une salive épaisse et écumeuse, donnant une odeur nauséabonde. A l'ouverture du cadavre, nous n'avons trouvé d'autres phénomènes que ceux indiqués plus haut. J'ai remarqué que les coups de feu aux articulations ginglimoïdes, ou sur le trajet des nerfs, ont été souvent accompagnés du tétanos, sans qu'il parût s'y joindre d'autre cause. Cependant, l'humidité et le changement subit de température paraissent l'avoir déterminé chez les personnes dont les blessures étaient fort légères.

Dans le nombre des blessés que nous donna la bataille des Pyramides, cinq furent attaqués du tétanos, que développèrent sans doute l'humidité et la fraîcheur des nuits. Cet accident résista à l'usage soutenu et varié des anti-spasmodiques, combinés avec les narcotiques, et pris à forte dose : tous ces blessés périrent le troisième, quatrième et cinquième jour. Leur mort fut précédée de sueurs abondantes.

A la révolte du Kaire, le 30 vendémiaire an 7, les blessés furent traités à l'hôpital, n°. 1, situé place *Berket-el-Fil*, et dont les murs étaient baignés par l'eau du Nil, qui séjourne trois mois de l'année dans cet endroit. Le tétanos s'empara de sept d'entr'eux, et les fit périr en très-peu de jours, malgré l'usage soutenu des opiacées, des bains d'eau tiède, pour les uns, et d'eau froide pour les autres.

L'emprosthotonos était caractérisé chez quatre

de ces blessés ; deux moururent du tétanos complet, et le septième du trismus. Ce dernier n'avait qu'une simple division au pavillon de l'oreille droite, causée par un coup de balle. Si l'on avait excisé cette partie dès l'apparition des premiers symptômes, on aurait probablement sauvé la vie au malade.

Au combat de El-A'rich, les blessés furent placés sous des tentes, sur un terrain humide, exposés aux pluies continuelles qu'on essuya pendant le siége de ce fort. Huit furent frappés du tétanos, qui se manifesta dans tous ses genres, et se termina par la mort chez tous, du cinquième au septième jour de son invasion, malgré les soins que les circonstances nous permirent de leur donner.

A la prise de Yâfa, nous perdîmes quelques blessés du tétanos extrêmement aigu. Tous ceux qui en furent atteints, moururent en deux ou trois jours. Le moxa et les alkalis qu'on employa pour quelques-uns, parurent aggraver les accidens. Il est à remarquer que les hôpitaux étaient sur le bord de la mer, et la saison pluvieuse.

Le général de division Daumartin, descendant le Nil pour se rendre à Alexandrie, fut assailli, avec son escorte, par les Arabes ; plusieurs de ses soldats furent tués ou blessés ; il reçut lui-même quatre coups de feu assez legers, un à la jambe droite, un autre à la cuisse gauche ; le troisième lui avait effleuré la poitrine , et la balle du quatrième était entrée dans le bras droit : les premiers n'avaient intéressé que les tégumens , et une très-petite portion des muscles.

Ce général resta sans secours jusqu'à son arrivée à Rosette , cinquième jour de son accident. L'officier de santé chargé du service de l'hôpital de cette place , pansa ses plaies selon les préceptes de l'art , le mit à la diète et à l'usage des boissons rafraîchissantes. Peu de jours après , la balle s'étant manifestée près de l'articulation du coude , il en fit l'extraction.

Les plaies étaient en bon état , et sans les inquiétudes auxquelles se livrait le blessé, on avait lieu d'espérer une prompte et sûre guérison ; mais son affection morale devenant de jour en jour plus forte, on conçut quelques craintes de l'invasion du tétanos ; en effet le huitième jour de l'accident , on trouva la suppuration des plaies considérablement diminuée , et leur pansement quoique fait avec les plus grandes précautions , fut très-douloureux. Le neuvième tous les accidens du tétanos étaient déclarés ; ils marchèrent avec rapidité et se terminèrent par la mort , le quinzième jour de la blessure et le sixième de leur invasion.

Peut-être la terminaison de la maladie eût-elle été moins funeste , si l'on eût amputé le bras dès l'apparition des premiers symptômes.

On transporta les blessés de la bataille d'Aboukir an 7, après qu'ils eurent reçu les premiers secours, dans les hôpitaux d'Alexandrie, où dix d'entr'eux s'étant trouvés exposés au serein et à la fraîcheur des nuits, furent attaqués du tétanos. Sa marche rapide, la disposition des blessures, situées à la tête, au tronc ou à la partie supérieure des cuisses, rendirent inutiles tous les soins qu'on put leur donner. Cette maladie qui présenta chez ces individus les mêmes phénomènes que dans les cas précités, se termina également par la mort, et à-peu-près aux mêmes périodes.

Dans le cas où le froid contribue au développement du tétanos, l'irritation transmise par la blessure au système nerveux est sans doute augmentée par la suppression de la transpiration cutanée qui porte ses effets sur les organes vitaux, et principalement sur les parties déjà malades; mais en général toute l'irritation se concentre dès l'invasion de la maladie, ou par la suite, dans les nerfs du col et de la gorge. Leurs rapports directs avec la moëlle allongée et épinière, leurs entrelacemens nombreux, et leurs fréquentes anastomoses, les rendent susceptibles, par les plus légères impressions, d'une très-grande mobilité, qui détermine aussitôt la contraction des muscles de ces régions, ensorte que la déglutition et la respiration se dérangent promptement.

Les malades éprouvent alors, si non une horreur pour les liquides, du moins une très-grande répugnance, ce qui empêche souvent l'emploi de remèdes internes; et si la blessure est hors de la portée des secours de l'art, l'individu est condamné à parcourir le cercle de douleurs que cause cette cruelle et terrible maladie. Rien ne peut surmonter les obstacles qui se présentent dans le conduit alimentaire. L'introduction de la sonde de gomme élastique dans ce canal, par les fosses nasales, est suivie de convulsions et de suffocation. J'ai eu occasion d'essayer ce moyen dans la personne du citoyen Navailh, officier de santé de deuxième classe, mort d'un trismus, déterminé par une blessure qu'il avait reçue à la face, avec fracas des os du nez et d'une partie de l'orbite gauche.

A l'ouverture que j'ai faite des cadavres de personnes mortes du trismus, j'ai trouvé le pharynx et l'œsophage considérablement resserrés, leurs membranes internes, rouges, enflammées, et enduites d'une humeur visqueuse et rougeâtre.

L'hydrophobie, l'hystericisme et plusieurs autres maladies nerveuses portent également leurs principaux effets sur ces organes, et le résultat paraît être le même; aussi viens-je de remarquer que lorsque le tétanos est parvenu à son dernier degré, les malades éprouvent une très-grande aversion pour les liquides : si on les force à en avaler, ils entrent de suite dans les convulsions les plus fortes. Ce phénomène s'est particulièrement observé chez le citoyen Navailh.

Malgré la certitude de ces faits, je ne me permettrai aucune réflexion sur l'analogie des symptômes que présentent ces différentes maladies.

L'expérience a prouvé que lorsque le tétanos est abandonné aux seules ressources de la nature, les individus périssent promptement. L'homme de l'art doit donc se hâter de remplir autant que possible les indications qu'offre cette maladie : les principales sont de détruire les causes d'irritation et de rétablir les excrétions supprimées.

On remplit la première par des incisions convenables faites à la plaie avant que les accidens de l'inflammation se soient déclarés ; car si celle-ci était avancée, les incisions seraient inutiles et même dangereuses : il faut qu'elles comprennent, autant que cela se pourra, tous les cordons de nerfs et portions membraneuses, lésés par la cause vulnérante ; mais celles faites aux articulations, sont pernicieuses et paraissent dans tous les cas accélérer les accidens du tétanos ; j'en ai vu des exemples.

L'application des caustiques sur la plaie, peut être faite avec avantage dès que les premiers symptômes se manifestent, si l'on suit le même précepte pour leur emploi que pour les incisions.

Ces opérations doivent être suivies de la saignée, s'il y a lieu, et de l'usage de topiques émolliens et anodins, quoique leur effet soit en général assez faible.

Les remèdes internes, quelles que soient leurs propriétés, sont presque toujours inutiles, parce que le malade peu de tems après l'invasion du tétanos, tombe dans un état de strangulation; mais si celle-ci ne se développe que vers la fin de la maladie, et graduellement, on peut employer les remèdes dans lesquels les praticiens ont eu le plus de confiance, tels que l'opium, le camphre, le musc, le castoreum et autres antispasmodiques donnés à forte dose et d'une manière graduée. Nous avons usé de ces moyens avec quelques avantages pour les malades qui font le sujet des observations exposées ci-après.

Un Mamlouk de Mourad-Bey, nommé Moustapha, âgé de 27 ans, d'une constitution sèche et bilieuse, reçut le 29 germinal an 8, un coup de feu qui lui fracassa les premières phalanges des doigts de la main droite, les os du métacarpe correspondans, et emporta le pouce à son articulation avec le trapèse; plusieurs tendons ou ligamens furent arrachés ou déchirés.

Mourad-Bey lui fit donner tous les soins possibles; mais administrés sans connaissance de cause, ils ne purent remplir l'indication qui se présentait : ainsi on peut dire que cet in-

dividu resta sans secours jusqu'au 28 floréal suivant, époque à laquelle Mourad-Bey voyant le
mauvais état du blessé, l'envoya aux chirurgiens français, en l'adressant au général Don-
zelot pour le leur recommander. Le citoyen
Cellières, officier de santé de deuxième classe,
à l'hôpital de *Siout*, fut invité par le général
à se charger du traitement de ce blessé.

Tous les symptômes du tétanos étaient déclarés depuis trois jours, la suppuration de la
plaie était séreuse et peu abondante, ses bords
étaient rouges et boursouflés, les muscles du
bras déjà contractés et dans un état de convul-
sion, les mâchoires serrées; la déglutition se fesait avec peine, le blessé était constipé et fort
inquiet.

Le premier soin du citoyen Cellières, fut de
débrider la plaie et d'en extraire avec précaution
les esquilles détachées. Il la pansa avec les émolliens et fit prendre au malade six grains d'opium
combinés avec quatre de camphre. Peu d'heures
après, il y eut un peu de calme, et la nuit suivante fut moins orageuse. Cependant, le sommeil fut interrompu par des soubresauts dans
le membre blessé et par les douleurs vives qui
les accompagnaient. La sueur s'établit dans la
moitié supérieure du corps, les extrémités inférieures restèrent dans leur état ordinaire.
Cette amélioration engagea l'officier de santé à

continuer les mêmes remédes dont il augmenta la dose graduellement. En effet, les accidens diminuèrent sensiblement jusqu'au 4 prairial, époque à laquelle il fut conduit de *Sciout* à *Minieth*, les obstacles de la déglutition étaient levés, et les excrétions en partie rétablies. La chaleur brûlante du jour, et le voyage l'avaient fatigué, ce qui contribua peut-être, avec la fraîcheur de la nuit à laquelle il s'exposa en couchant sur la terrasse de l'hôpital, à rappeler les accidens du tétanos. On continua les mêmes moyens, qui n'empêchèrent point le mal de marcher avec sa rapidité ordinaire. On essaya les bains d'eau tiède; le deuxième bain produisit une détente générale, qui mit le malade dans le cas d'avaler la moitié d'une potion composée de huit grains de camphre, autant de musc et de vingt grains d'opium, dissous dans un verre d'émulsion; il prit l'autre moitié dans le reste de la journée : peu de momens après les douleurs se calmèrent, les mâchoires se relâchèrent, et il passa la nuit dans un sommeil assez tranquille. Le 9 au matin, on trouva une grande amélioration dans son état, et la suppuration de la plaie s'était rétablie. Les organes reprirent par dégrés l'usage de leurs fonctions. Peu de jours après le mamlouck se trouva en voie de guérison, à laquelle il fut conduit par les soins les plus assidus et l'usage varié des médicamens énoncés. Enfin le 10 messidor suivant, il fut rendu bien portant au général Mourad-Bey.

Le général de division Lasnes, reçut à la bataille d'Aboukir un coup de balle qui lui traversa la jambe à sa moitié inférieure, dans l'intervalle de deux os. Il fut traité sous la tente pendant les cinq premiers jours. On le transporta ensuite à Alexandrie ; quoiqu'il fût porté dans une voiture couverte et suspendue, sa marche fut pénible et très-douloureuse.

A son arrivée, il me fit appeler. Je le trouvai inquiet, agité et me témoignant les plus grandes craintes sur les suites de sa blessure. La jambe était tuméfiée, les plaies sèches et douloureuses; il éprouvait des soubresauts, des tiraillemens violens dans la totalité du membre, et le pied était engourdi ; la voix était rauque, les mâchoires assez serrées, les yeux hagards, et la fièvre s'était allumée.

Je lui laissai prendre quelques momens de repos, qu'il demanda dans l'espoir de dormir ; mais il ne tarda pas à être éveillé par les douleurs et le mal-aise général. Je le pansai avec les émolliens, et lui prescrivis des boissons rafraîchissantes, le plus grand repos et la diète.

A ma seconde visite, qui eut lieu trois heures après, je trouvai tous les accidens aggravés ; je lui fis faire de suite une saignée du bras et le mis à l'usage des émulsions auxquelles j'ajoutai

le sel de nitre, la liqueur minérale d'Hoffman,
le sirop de diacode et l'eau de fleurs d'orange
aux doses convenables, à prendre par verre tous
les quarts d'heures : les topiques émolliens furent continués.

La nuit fut pénible, le lendemain le malade
était dans le même état, il avalait difficilement,
les mâchoires étaient toujours serrées et la jambe
très-enflammée. Je fis réitérer la saignée, et on
continua les mêmes médicamens avec augmentation des antispasmodiques.

La nuit suivante fut calme, la fièvre se dissipa, tous les autres accidens s'appaisèrent, et
allèrent en diminuant. Un suintement sanguino-
lent dégorgea les plaies et la jambe, le spasme cessa
totalement, et la suppuration devint belle et abondante ; les excrétions reprirent leur cours, le
sommeil se rétablit, et au moment où je partis
pour le Kaire, il était en voie de guérison. Peu
de temps après il fut en état de repasser en
France avec le général en chef Bonaparte.

Le citoyen Croisier, aide-de-camp du général
en chef, avait péri du tétanos dans les déserts
de Cathiéh, à notre retour de Syrie, par suite
d'une semblable blessure.

Le citoyen Estève, directeur-général et comp-
table des revenus publics de l'Égypte, fut attaqué d'une légère esquinancie inflammatoire,
déterminée par la présence d'une portion d'arête

de poisson, qui s'était fichée dans un des sinus de l'arrière-bouche. Sa petitesse la fit échapper à toutes mes recherches.

Le treizième jour de l'accident, et le troisième de l'époque à laquelle l'inflammation s'était formée, les symptômes du tétanos se déclarèrent, tels que le serrement des mâchoires, les mouvemens convulsifs des muscles de la face, accompagnés de douleurs violentes, et de la roideur de tous les muscles de la gorge; le pouls était nerveux et accéléré, des soubresauts fréquens se fesaient sentir dans les extrémités supérieures; il y avait suppression de selles, beaucoup de gêne dans la prononciation et la déglutition.

La marche rapide des accidens me fesait trembler pour la vie de mon ami; toute l'armée en était affectée, et craignait de perdre un administrateur dont elle appréciait les talens, les qualités, et qu'elle chérissait comme l'homme le plus intègre.

Je mis de suite le malade à l'usage d'une boisson émulsionnée et édulcorée, à laquelle j'ajoutai l'opium gommeux, le castoréum, le camphre, le nitre et la liqueur minérale d'Hoffman, à des doses assez fortes, mais graduées, qu'il prenait par verres de quart-d'heure en quart-d'heure. L'état de faiblesse du pouls ne me permit pas d'user de la saignée. J'appliquai moi-même des cataplasmes résolutifs sur la région antérieure du col ; j'ordonnai des bains de pieds, des lavemens émolliens, des fumigations de jusquiame, des frictions sèches sur toute l'habitude du corps, et je fis éloigner tout ce qui pouvait troubler le repos. Je suivais pas-à-pas tous les phénomènes de la maladie. La nuit suivante fut très-agitée, les douleurs étaient violentes, la déglutition se suspendit, la salive sortait de la bouche, les mâchoires étaient fort serrées. Le malade était dans une agitation pénible et continuelle ; il tombait par moment dans l'assoupissement, interrompu par de légers accès de frénésie : tout annonçait enfin le danger le plus imminent. Cependant, vers les quatre heures du matin, une sueur douce et abondante qui s'établit sur la poitrine et le bas-ventre, succéda à cette crise violente ; le malade entra dans un état de calme, et put avaler un verre de l'émulsion précitée. Le second verre augmenta la sueur et le relâchement des parties, ce qui me fit favorablement augurer de ses effets ; car lorsque la sueur est symptomatique, elle commence par la tête et les extrémités, tandis que lorsqu'elle est critique, elle se forme sur la poitrine et le bas-ventre. Le lendemain les mâchoires étaient totalement relâchées, la déglutition était facile, et les contractions des muscles beaucoup moindres. Je substituai aux cataplasmes résolutifs les linimens volatils, et à l'émulsion, une tisanne amère et laxative pour débarrasser les premières voies, et rétablir le ressort de l'estomac. Peu de jours après, le citoyen Estève se trouva parfaitement guéri.

L'arête paraît avoir été entraînée par une légère suppuration qui s'était établie dans l'arrière-bouche.

J'ai remarqué que les malades ont moins de répugnance à avaler les émulsions que tout autre liquide. Elles sont plus douces, plus agréables, et facilitent l'effet des remèdes avec lesquels on les combine.

Les frictions huileuses, préconisées par quelques auteurs, ont été mises en usage à l'hôpital n°. 2 du Kaire; mais elles n'ont rien changé à l'état de la maladie.

Les frictions mercurielles m'ont paru aggraver les accidens chez ceux à qui elles ont été administrées; l'emploi de ce moyen, même contre les maladies vénériennes, exige en Egypte les plus grandes précautions; car l'administration de ce remède, faite comme en Europe, a produit dans ce climat des accidens fâcheux, tels que la folie, des maladies hépatiques, etc.

Les cataplasmes de feuilles de tabac sur les plaies des personnes atteintes du tétanos, n'ont été suivis d'aucun effet avantageux; les alcalis ont été employés pour plusieurs tétaniques, sans succès.

Les vésicatoires qui ont été appliqués sur la gorge dans le cas de trismus, et notamment au citoyen Navailh, n'ont rien produit d'avantageux.

Le moxa et le cautère actuel, conseillés par le père de la médecine, ont eu le même résultat : le moxa a été employé à Yâfa chez trois blessés ; le tétanos a suivi sa marche ordinaire, et s'est terminé par la mort.

J'ai cité un exemple frappant du non succès du deuxième moyen dans un opisthotonos.

Les grandes plaies, telles que celles qui résultent de l'amputation d'un membre, ou les plaies avec perte de substance, bien qu'elles soient quelquefois suivies du tétanos, ne prouvent pas que l'amputation que je propose contre cette maladie soit dangereuse, et ne puisse au contraire être suivie de résultats avantageux, d'autant plus qu'il est facile au chirurgien attentif de prévenir le contact de l'air froid et humide sur ces plaies, l'irritation déterminée par la présence de corps étrangers, et le reflux de matières purulentes, causes ordinaires du tétanos, sur-tout dans les climats chauds.

On remplira ces intentions, en tenant le blessé dans une température assez chaude et toujours égale, autant que possible, en ayant soin d'extraire promptement tous les corps étrangers, de panser la plaie avec douceur, de la couvrir immédiatement d'un linge fin fénétré, et de ne panser les plaies récentes que lorsque la suppuration est bien établie; enfin on fait observer au malade le régime et le plus grand repos. Lorsque le tétanos est causé par le reflux de matières purulentes, les vésicatoires appliqués le plus près possible de la plaie, ou sur la plaie elle-même, rappellent la suppuration et font cesser les effets du tétanos. Je vais citer quelques exemples de ce succès.

Bonnet (Pierre), de la 85ᵉ demi-brigade, âgé de 20 ans, d'un tempérament bilieux et irritable, languissait dans les hôpitaux du Kaire depuis la campagne de Syrie, pour un ulcère fistuleux avec carie des os qui forment l'articulation du pied droit avec la jambe. Il fut décidé dans une conférence clinique, que vu la désorganisation du pied, et l'état de marasme auquel était réduit ce militaire, l'amputation était le seul moyen de lui sauver la vie. Elle fut faite le cinquième jour complémentaire, par le cit. Valet, chirurgien de première classe, chargé du soin particulier de ce blessé.

Le succès de l'opération ne fut dérangé par aucun accident. La suppuration s'établit à l'époque ordinaire, la plaie devint belle; dix jours après, la cicatrice commença à se former dans la circonférence de la plaie, et s'étendit graduellement vers le centre.

Au moment où le blessé touchait à sa guérison, c'était le vingt-quatrième jour de l'opération, il fut frappé tout-à-coup des symptômes du tétanos, que détermina sans doute le reflux de matières purulentes qui suintaient encore de la plaie.

La transpiration s'était également supprimée par l'imprudence qu'eut le malade de se promener nu pendant la nuit.

Les diaphorétiques, les opiacées à forte dose, et les frictions sèches sur toute l'habitude du corps, furent mises en usage d'après mon conseil; néanmoins les accidens marchèrent avec la célérité accoutumée.

Le blessé éprouvait des douleurs inouies dans l'épigastre, des tiraillemens insupportables dans le membre amputé. La respiration était laborieuse, la déglutition difficile, les mâchoires serrées, la tête fléchie sur la poitrine, le tronc courbé, et l'emprosthotonos était à son plus haut degré.

Les opiacées ne pouvant plus passer, on donna au malade, à la faveur d'une échancrure que laissait la perte de deux dents incisives, les émulsions anodines et anti-spasmodiques qui calmèrent d'abord les douleurs d'estomac : un large vésicatoire, appliqué sur toute la circonférence du moignon, ramena dans les vingt-quatre heures la suppuration, et détermina une éruption miliaire qui se forma à la face et à la poitrine. Dès ce moment le malade fut beaucoup mieux : tous les accidens du tétanos diminuèrent par degrés, les fonctions se rétablirent, et le cinquantième jour de l'opération, ce militaire sortit de l'hôpital parfaitement guéri.

Grangié (Pierre), carabinier dans la 21e demi-brigade d'infanterie légère, reçut, au siège du Kaire, un coup de boulet au bras, qui nécessita l'amputation sur-le-champ. Rien ne dérangea le travail de la nature pendant les premiers jours. La suppuration s'était établie, et la plaie était en fort bon état, lorsque le neuvième jour de l'opération, après s'être exposé à l'air humide de la nuit, ce blessé fut pris de tous les symptômes du tétanos. Le citoyen Lachôme, chirurgien de deuxième classe, chargé du traitement particulier de ce blessé, ayant reconnu que le reflux de la matière purulente, supprimée spontanément, était la principale cause du tétanos, se hâta d'appliquer sur la plaie, d'après l'exemple du premier succès que j'avais eu dans le sujet de cette seconde observation, les mouches cantharides mêlées au basilicum. Le malade fut mis à l'usage d'une tisanne diaphorétique, et on lui fit prendre une forte dose d'opium et de camphre, dissous dans un verre d'émulsion. Les

accidens se soutinrent encore pendant vingt-
quatre heures ; cependant les vésicatoires rame-
nèrent la suppuration. La transpiration cutanée
se rétablit , les mâchoires se relâchèrent , le
danger disparut totalement , et le malade fut
conduit à la guérison par la continuation des
moyens indiqués.

Le succès aussi inattendu que complet , obtenu de l'amputation du membre blessé , dans
la personne d'un officier attaqué d'un tétanos
chronique , me porte à mettre en question , si
dans cette maladie, déterminée par une blessure
qui lèse une partie des extrémités ,

« Il ne vaudrait pas mieux emporter le mem-
» bre blessé , par l'amputation , au moment où
» les accidens du tétanos se déclarent , que
» d'attendre , des ressources de la nature et de
» remèdes très-incertains , la guérison qui a lieu
» si rarement ».

Si le tétanos est chronique, comme cela se remarque quelquefois, l'amputation peut être faite
dans tous les tems de la maladie , pourvu que
l'on choisisse le moment d'intermission que
laissent les accidens. Elle ne réussirait pas également dans le tétanos aigu , s'il était avancé,
et que les muscles du membre qu'on doit couper
fussent fortement contractés et roides , comme
je l'ai observé au siège *d'Acre* , chez un militaire
attaqué du tétanos , par suite d'un coup de feu

qu'il avait reçu à l'articulation du coude gauche.

Lorsque je vis le blessé, qui fait le sujet de cette dernière observation, les accidens étaient déjà avancés ; cependant je fis tenter l'amputation du bras : elle fut suivie d'un calme assez grand pour me donner quelqu'espérance de succès ; mais n'ayant pu garantir le blessé de la fraîcheur des nuits, et le tétanos étant trop avancé et très-aigu, les accidens se renouvelèrent peu d'heures après, et le malade mourut le troisième jour de l'opération.

Qu'il me soit permis, sans prétendre résoudre la question importante que je viens de présenter, d'essayer quelques raisons qui me paraissent militer en faveur de l'amputation.

Lorsqu'il est bien reconnu que le tétanos est déterminé par la blessure, il ne faut pas hésiter de faire l'amputation dès l'apparition des accidens. On peut s'assurer, qu'il est traumatique, par la nature de la plaie, la marche des premiers symptômes, et en considérant l'époque de leur invasion, qui se fait du cinquième au quinzième jour au plus tard. Il paraît que c'est le moment où la mobilité nerveuse est très-forte. Lorsque la suppuration s'établit, la stupeur se dissipe promptement, les vaisseaux se dégorgent, les escarres se détachent, et les nerfs entrent dans un état de liberté parfaite ; alors leur sensibilité est extrême, et ils sont susceptibles, par les plus légères impressions, d'une irritation des plus grandes qui se propage bientôt dans tout le système nerveux. Si dans cette circonstance la plaie est frappée par un air froid et humide, ou qu'il y soit resté des corps étrangers piquant les parties nerveuses isolées de leurs escarres, le tétanos est inévitable, sur-tout dans les climats chauds. On doit ensuite s'attendre à le voir s'aggraver rapidement, en sorte qu'en très-peu de temps toutes les parties du membre sont prises, et tous les nerfs irrités. Les effets de cette première cause peuvent encore être compliqués de la présence d'un vice dans les humeurs, ou de celle des vers dans les intestins, comme j'en ai vu un exemple à *Nice*; mais en suivant attentivement les phénomènes du tétanos, on peut distinguer facilement les symptômes qui caractérisent ces légères complications, et les combattre par les moyens indiqués.

La section du membre, faite dans les premiers momens de la déclaration des accidens, interrompt toute communication de la source du mal avec le reste du sujet : cette division dégorge les vaisseaux, fait cesser les tiraillemens nerveux, et détruit la mobilité convulsive des muscles. Ces premiers effets sont suivis d'un collapsus général qui favorise les excrétions, le sommeil, et rétablit l'équilibre dans toutes les parties du corps.

La somme de douleurs momentanées que cause l'opération, ne peut augmenter l'irritation existante; d'ailleurs, les douleurs du tétanos rendent celles de l'opération plus supportables, et en diminuent l'intensité, sur-tout lorsque les principaux nerfs du membre sont fortement comprimés. L'observation suivante vient à l'appui de ces assertions.

Le citoyen Bonichon, lieutenant au premier bataillon de la 21ᵉ demi-brigade d'infanterie légère, entra à l'hôpital nᵒ. 1, le 16 vendémiaire an 7, pour un coup de feu qu'il avait reçu au pied gauche, à la bataille de Sédiman.

La plaie se dirigeait obliquement d'arrière en avant, en traversant le tarse, dont plusieurs os étaient fracturés; le muscle pedius et les ligamens articulaires correspondans étaient déchirés. Cependant à son arrivée à l'hôpital, il ne se présenta rien de fâcheux : les premiers pansemens avaient été méthodiquement faits, la plaie était débridée, et on avait extrait quelques esquilles.

Le même soir le blessé éprouva de l'inquiétude, le sommeil fut pénible; il ressentit dans la plaie des douleurs aiguës qui allèrent en augmentant jusqu'à la visite du matin; on trouva les bords boursoufflés, entourés d'un cercle rougeâtre; la suppuration était supprimée, et le pansement, quoique fait avec douceur, fut extrêmement douloureux : le blessé se trouvait dans un état de mal-aise général.

Les boissons rafraîchissantes et anodines, les émolliens appliqués sur la plaie, ne produisirent aucun effet.

Le 28, le serrement de mâchoires commença à paraître, et le 29 tous les symptômes du tétanos furent caractérisés. Les muscles de l'extrémité blessée étaient entrés dans un état de contraction convulsive, les parois abdominales étaient rétrécies, la déglutition gênée, et le malade constipé.

Ces accidens allèrent toujours en augmentant, mais d'une manière lente et graduée ; car le tétanos devint chronique. On s'empressa de débrider la plaie pour extraire quelques esquilles mobiles qui avaient échappé aux premières recherches. On prescrivit l'opium aux doses convenables. Ce moyen parut d'abord appaiser les accidens qui se calmaient et se reproduisaient alternativement ; mais les alternatives furent de peu de durée : le 12 brumaire la maladie était à son plus haut degré.

Une contraction convulsive s'était emparée de tous les muscles ; les jambes étaient roides et fortement fléchies sur les cuisses, celles-ci sur le bassin ; les parois du bas-ventre étaient collées sur la colonne vertébrale, la tête fléchie sur la poitrine, les bras et avant-bras fléchis les uns sur les autres, les mâchoires fort serrées et la déglutition difficile. Le pouls était petit et nerveux ; le malade était réduit à un degré de maigreur extrême : son corps était constamment couvert de sueur ; il éprouvait des douleurs violentes et continuelles, qui lui fesaient demander la mort comme un bienfait.

Après avoir vainement essayé tous les moyens qu'offre en pareil cas l'art de guérir, tels que les opiacées sous toutes les formes, même unies au camphre et au quinquina, les lotions d'eau froide, les dissolutions d'opium sur la plaie, et les cataplasmes émolliens, et par suite ceux de tabac ; après avoir, dis-je, épuisé ces moyens, je conçus l'idée de faire amputer la jambe. Le désespoir de cet infortuné, et la certitude de la mort qui l'attendait, m'engagèrent, contre l'avis de plusieurs officiers de santé que j'avais appelés en consultation, à employer promptement cette dernière ressource. On profita d'un moment de calme qui s'établit le même jour. Cette opération fut faite avec dextérité, sous mes yeux, par le citoyen Assalini, chirurgien de première classe, et en présence de tous les consultans. Le blessé qui la desirait, la supporta courageusement et sans manifester de grandes douleurs. Une syncope légère, survenue peu de momens après l'opération, fut le présage heureux de la cessation des accidens : en effet, il s'opéra im-

médiatement une détente générale , qui permit
au malade d'avaler quelques liquides. La nuit
suivante fut calme , et il dormit trois heures d'un
bon sommeil. Le lendemain , je trouvai son
pouls développé , les membres moins roides , les
mâchoires relâchées ; il avait déjà rendu quelques selles , à l'aide de lavemens. La suppuration de la plaie s'établit à l'époque ordinaire , et
tous les accidens disparurent par degrés : pourtant , le moignon conserva pendant quelques
jours des soubresauts violens , qui augmentaient
par les plus légers attouchemens extérieurs , et
sur-tout durant le pansement , quelques précautions que l'on prît pour ne point irriter les parties. Je parvins à appaiser ces mouvemens convulsifs , par une compression bien exacte que
je fis faire sur le trajet du nerf sciatique.

Les forces se rétablirent assez promptement ,
mais les organes digestifs restèrent long-tems
dans l'atonie , à raison de la pression qu'avaient
exercée sur eux les parois musculaires du bas-
ventre.

Cependant , vers la fin du mois de frimaire
suivant , cet officier sortit de l'hôpital , parfaitement guéri , commençant à marcher sur sa
jambe de bois. Peu de tems après , il partit pour
France , avec une évacuation d'aveugles. Il doit
être à l'hôtel des Invalides , à Paris.

La bataille du 30 ventôse an 9 , me fournit

l'occasion de faire faire l'amputation de la jambe, à un militaire, pour une blessure semblable à celle du citoyen Bonichon. Bien que le tétanos fût déclaré, et fût d'un caractère aigu, l'opération enleva, comme par enchantement, tous les accidens, et sans l'humidité de la salle où se trouvait ce blessé, sans la pénurie de moyens où l'on était pour le garantir de la fraîcheur des nuits, cette opération aurait eu sans doute un succès aussi complet. Il passa environ douze heures dans un calme parfait; mais la fraîcheur de la nuit suivante, plus forte qu'à l'ordinaire, rappela les accidens, qui résistèrent à tous les moyens indiqués, et le malade mourut le troisième jour de l'opération.

Le général de division Destaing, reçut à cette même bataille du 30, un coup de balle qui lui traversa le bras droit à sa partie moyenne, interne et postérieure. Une portion du biceps, du coracobrachial, le nerf radial et le cutané interne furent coupés. Cette plaie laissait un pont de quelques lignes d'épaisseur formé par les tégumens, par le tissu cellulaire et quelques fibres motrices. Les premiers effets de cette blessure, furent la chûte du sabre qu'il avait en main, la paralysie du bras, et un trémoussement douloureux qui se manifesta immédiatement sur toute l'extrémité, accompagné d'angoisses, de faiblesse générale, et de gêne dans les organes de la respiration.

Ce ne fut qu'avec peine que le général put être transporté à Alexandrie, où il reçut les premiers secours qui lui furent administrés par un de mes collaborateurs. Je ne fus appelé que le huitième jour, époque où il commençait à éprouver de très-vives douleurs. Bien que la suppuration fût établie, l'appétit du malade était dérangé, le sommeil interrompu, et il se déclarait vers le soir un mouvement fébrile. Je sentis d'abord la nécessité de couper le pont dans lequel se trouvaient des rameaux nerveux du cutané interne; mais le blessé s'étant refusé à cette légère opération, je fus obligé de m'en tenir à l'application des émolliens, et à l'usage interne des remèdes indiqués. Je pansai moi-même la plaie, et continuai de le faire jusqu'à sa guérison. Le lendemain, les douleurs locales étaient plus vives. Il y avait des mouvemens convulsifs dans la main et l'avant-bras, chaleur dans tout le système, et serrement des mâchoires. Le blessé était fort inquiet et dans une agitation continuelle. Les progrès rapides que fesaient les accidens, me déterminèrent à couper ce pont, et à inciser le fond de la plaie où je trouvai quelques brides nerveuses ou aponévrotiques.

Cette opération fut douloureuse; mais deux

heures après le blessé fut très-soulagé. A l'aide des émulsions anodines, des lavemens émolliens, du repos et de la diète, tous les accidens disparurent dans l'espace de deux jours. La suppuration devint belle, la plaie se détergea promptement, les bords s'affaissèrent, et la cicatrice se forma vers la fin du siége d'Alexandrie.

Cette blessure a laissé l'avant-bras et la main paralysés; les deux derniers doigts ont été privés aussi, pendant long-tems, du sentiment.

Quoique j'aie à regretter de n'avoir pas un plus grand nombre d'exemples de guérison à présenter, résultant de cette opération, j'en ai assez pour conclure:

1°. Que, de tous les remèdes indiqués par les praticiens habiles, l'expérience m'a prouvé que l'opium gommeux combiné avec le camphre et le nitre, dissous dans une petite quantité d'émulsions, faites avec les semences froides, ou les amandes douces, produisent de très-bons effets, d'autant plus que les malades qui ont de la répugnance pour les autres liquides, prennent avec plaisir ces médicamens, qu'on secondera d'ailleurs par la saignée si elle est indiquée, et par les vésicatoires dans les circonstances dont nous avons parlé.

2°. Que l'amputation faite à propos, est le moyen le plus certain pour arrêter et détruire les effets du tétanos, lorsqu'il dépend d'une blessure qui a son siége aux extrémités.

Je desire que ces observations puissent fixer l'opinion des chirurgiens des armées sur le traitement du tétanos traumatique; que le succès d'une opération, dont je ne connaissais pas d'exemple, les encourage à la pratiquer, et, en les éloignant d'une route où l'on doit craindre à chaque pas de rencontrer la mort, leur fasse suivre désormais celle où il est encore possible de sauver la vie à quelque digne citoyen.

Le résultat de ces maladies terribles, et celui des combats, nous laissa environ cent cinquante estropiés ou aveugles, que le général en chef jugea convenable de faire passer en France. Ils étaient sous les auspices de l'ordonnateur en chef Sucy, invalide lui-même. Je les fis accompagner par trois chirurgiens, qui avaient perdu en partie l'organe de la vue. Une fatale destinée les poussa sur les côtes de Sicile, où ces honorables victimes furent égorgées.

A peine avais-je organisé cette évacuation, que je reçus, le 15 frimaire, l'ordre de suivre le général Bonaparte, avec son état-major, à Suez, où nous arrivâmes le troisième jour, après avoir traversé une plaine immense, aride, et où l'on ne découvre qu'un seul arbre (c'est un if d'une odeur désagréable et d'un lugubre aspect);

c'était à notre deuxième station. Le chemin de ce désert était tracé, sans interruption, par des ossemens d'hommes et d'animaux de toute espèce. Si les cadavres y échappent aux aigles ou vautours qui les dissèquent très-promptement, et les convertissent en squelettes, les sables et les chaleurs brûlantes les dessèchent en quelques heures, et les réduisent à l'état de momie.

Ces ossemens, dont ce désert est parsemé, inspirent les idées les plus tristes au voyageur; car s'il vient à manquer d'eau ou de vivres, il voit d'avance toute l'horreur du sort qui lui est réservé, au milieu d'un désert dont il ne peut découvrir les limites.

Nous sentîmes, dans cette courte traversée, l'extrême différence de la température du jour d'avec celle de la nuit. Le froid de la nuit était si vif, que pas un de nous ne put reposer un seul instant. Il fallut se promener ou s'agiter sans cesse; car à peine goûtions-nous un moment de repos, que nous étions engourdis et comme gelés. Cependant, le besoin donnant de l'industrie, nous imaginâmes de faire de grands tas de ces ossemens, et d'y mettre le feu. Nous eûmes d'abord quelque peine à les allumer, mais nous parvînmes à nous en chauffer toute la nuit.

Près de Suez, nous vîmes les ruines de deux châteaux, avec des puits d'une eau saumâtre, qui ne peut servir qu'à désaltérer les animaux.

On prit possession de Suez, ville célèbre dans l'antiquité, et qui n'est presque plus rien aujourd'hui. La mer se prolonge à trois lieues au-delà vers l'Isthme, en se divisant en deux canaux assez profonds.

J'établis à Suez un hôpital de cinquante lits, pour la garnison. Le général, après avoir parcouru le port et la ville, et désigné les lieux des fortifications, voulut passer en Asie, visiter les sources de Moïse, et reconnaître la rive orientale de la mer rouge, du côté des montagnes du Torn, par où arrivent les vaisseaux. Afin d'éviter un contour de sept à huit lieues, et des déserts fatigans, il nous fit traverser la mer devant Suez, au moment du reflux. Protégés dans notre marche par un banc de sable et de roche, où nous étions précédés par des Arabes montés sur des dromadaires, nous arrivâmes sans accident sur l'autre rive, distante d'environ cinq quarts de lieue. Plusieurs de nos chevaux traversaient à la nage, et les autres avaient de l'eau jusqu'au ventre. On croit que c'est l'endroit où Moïse passa avec les Israélites, pour échapper à l'armée de Pharaon. Après quelques heures de marche sur des sables mouvans, nous atteignîmes les sources de Moïse, qui sont situées à très-peu de distance de la mer, et près des montagnes du Torn. L'eau en est bonne et potable, elle sert aux habitans de Suez, aux voyageurs, et les vaisseaux fesaient autrefois de l'eau à ces sources, au moyen d'un aqueduc qui les conduisait sur le rivage, et dont il existe encore des vestiges.

On revint à Suez la même nuit. Une partie des voyageurs prit la route de terre, et l'autre s'embarqua. La traversée par mer ne fut pas aussi heureuse qu'elle l'avait été la veille, et plusieurs personnes faillirent y périr.

Après nous être reposés à Suez, nous entrâmes dans l'Isthme, voulant visiter l'ancien canal qui établissait une communication entre les deux mers. Le général Bonaparte en suivit les traces jusqu'à l'ancienne Peluse, d'où nous revînmes au Kaire. Nous rencontrâmes sur notre route, dans l'Isthme, quelques petites tribus d'Arabes Bédouins presque nuds, couchés dans le sable, offrant le tableau de la plus affreuse misère.

De retour au Kaire, je perfectionnai, dans les hôpitaux, la partie du service qui m'était confiée; et en vertu d'un ordre du général, j'établis un nouveau mode d'organisation, nécessité par les circonstances et les localités, suivi d'une instruction préliminaire aux chirurgiens des corps armés. Elle portait pour base essentielle, que la surveillance du service des régimens ou demi-brigades, serait, provisoirement, confiée aux plus anciens en grade et en service, afin de préciser les opérations, et de faciliter la correspondance avec le chirurgien en chef.

La correspondance d'Alexandrie, Damiette et Mansoura, m'annonçait qu'une fièvre maligne, avec charbons ou bubons aux aines et aux aisselles s'était manifestée dans ces villes, et qu'elle fesait de grands ravages, sur-tout à Alexandrie, où beaucoup d'officiers de santé de la marine, moururent cette première année. Deux ou trois accidens de cette nature s'étaient déjà déclarés au Kaire. L'un de ces accidens se déclara sur un militaire de la 32e demi-brigade, qui entra à l'hôpital des blessés, avec un bouton noirâtre à la lèvre, qui prit, deux ou trois heures après, le caractère du charbon, et fit périr le malade dès le lendemain.

Je fis enlever avec précaution le cadavre, qui portait l'empreinte de la peste, brûler ses effets, les fournitures de son lit, et parfumer la chambre où j'avais eu le soin de le placer isolément. Je ne communiquai cet événement qu'à mon collègue le médecin en chef, déjà convaincu, par tous ces faits, le récit des habitans, et mon expérience, de l'existence de la peste. J'adressai une circulaire (1) à tous les chirurgiens de première classe, dont l'objet était de les inviter à

____

(1) 28 nivôse, n°. 248 *bis*, 1er registre de ma correspondance.

continuer avec le même zèle, leurs soins à ces
malades, en prenant toutefois les précautions
qui pouvaient les garantir de la contagion.

Bientôt les préparatifs pour la campagne de
Syrie furent ordonnés.

Les officiers de santé en chef se réunirent, à
l'effet de se concerter sur les dispositions générales du service de santé de l'armée, destinée à
faire cette campagne; je m'occupai particulièrement de tout ce qui m'était nécessaire pour
assurer des secours aux blessés, qu'une expédition aussi périlleuse et aussi pénible devait
nous donner.

Les moyens de transport furent le premier
objet de mon attention; car il ne suffisait pas
de panser les blessés au champ de bataille, il
fallait encore les mettre hors de l'atteinte des
Arabes, et les soustraire aux horreurs de la faim
et de la soif, si l'on n'avait été prompt à les enlever; il fallait utiliser les chameaux, seules
montures du pays, et rendre les moyens de
transport aussi commodes pour les blessés, que
légers pour les animaux. En conséquence, je
fis construire cent paniers, deux par chameau,
disposés en forme de berceau, que l'animal portait de chaque côté de sa bosse, suspendus par
les courroies élastiques. Leur construction était
telle, qu'ils ne gênaient ni sa marche, ni ses
mouvemens, et ils avaient pourtant assez d'é-

tendue, au moyen d'un prolongement à bascule, pour porter un blessé dans toute sa longueur. Tous ces chameaux arrivés aux frontières de Syrie, me furent malheureusement pris par les agens de transport pour leur service particulier, en sorte que nous fûmes très-embarrassés, par la suite, de transporter nos blessés.

Je disposai les autres parties de mon service; j'organisai les ambulances actives qui devaient suivre les divisions, et après avoir confié la surveillance de mon service en Egypte au citoyen Casabianca, chirurgien de première classe, je partis avec le général Bonaparte et son état-major. C'est le général Dugua qui fut chargé, par intérim, du commandement de l'Egypte et de la place du Kaire.

SECTION III.

LE 21 pluviôse, les divisions marchèrent successivement, et traversèrent avec assez de rapidité la province de Charqyéh. L'avant-garde, commandée par le général Reynier, essuya en arrivant à El-A'rich, dans la reconnaissance qu'elle voulut faire du village et du fort, un combat très-vif, où près de trois cents hommes furent blessés. Le quartier-général en apprit la nouvelle à Ssalahhiéh. Aussitôt, je demandai au général en chef la permission de me détacher du corps d'armée pour me rendre auprès d'eux. Je profitai du départ d'une compagnie de cavaliers-dromadaires, pour être escorté dans les déserts que nous traversâmes en trois jours et trois nuits. Je fis cette route pénible, monté moi-même sur un dromadaire, accompagné du citoyen Galli, un de mes plus estimables élèves, qui mourut de la peste, à Caïffa en Syrie. Nous eûmes beaucoup à souffrir de la soif et de la fatigue. En passant à Cathiéh, où l'armée avait un de ses magasins, et où il y a plusieurs puits

d'eau saumâtre , j'établis sous une cabane de
dattiers , dans ce poste , une ambulance d'environ vingt lits , qui fut confiée aux soins du
citoyen André , chirurgien de deuxième classe.
On y reçut , pendant le peu de momens que je
m'arrêtai dans cette place , cinq à six malades ,
provenant de la division de Damiette , parmi
lesquels il y en eut un attaqué d'un charbon
pestilentiel à la jambe gauche. Je le fis isoler ,
et le recommandai particulièrement au chirurgien André. La correspondance de ce dernier ,
m'apprit , par la suite , que ce malade était
mort avec trois autres soldats , attaqués comme
lui de charbons. J'arrivai à El-A'rich , le 27 au
soir. Le tems était pluvieux et froid ; la terre
fort humide. Les blessés étaient couchés sur
des feuilles de palmier , au milieu du camp de
la division Reynier , couverts par quelques mauvaises tentes , ou des branches du même arbre ,
sans être à l'abri de la pluie ni de l'humidité.
Les blessures étaient graves , et exigèrent presque toutes des opérations , auxquelles je procédai , assisté du chirurgien-major de la division , et des officiers de santé des bataillons que
j'avais invités à partager le service des chirurgiens de l'ambulance. Quelques-unes de ces opérations , à raison de la complication des plaies ,
furent laborieuses et délicates : j'en parlerai dans
un autre tems ; mais , en général , elles furent

toutes suivies de succès. Nous étions au dépourvu d'alimens légers, et de viande pour la confection du bouillon. Cette dernière nourriture était néanmoins indispensable à l'existence de ces blessés. Quoique les Français n'eussent pas encore usé de la viande de chameau, j'en demandai au général Reynier, pour avoir du bouillon. Ma demande fut accueillie, et le général donna l'ordre que les chameaux, hors d'état de servir par leurs blessures, fussent consacrés à la nourriture des malades. Le bouillon et la viande de ces animaux étaient nourrissans et assez agréables au goût. Malheureusement cette ressource ne dura pas long-tems, car nous fûmes obligés de remplacer la viande de chameau par celle de cheval, qui lui est inférieure en qualité, pour alimenter les blessés que nous laissâmes dans le fort d'El-A'rich.

Le 28, le général en chef Bonaparte arriva, devant El-A'rich, avec son quartier-général, et le parc d'artillerie. On forma le siége du fort ; on établit une tranchée, et on battit en brèche. Les assiégés ne tardèrent pas à capituler, et après deux jours de négociations, ils demandèrent à se retirer avec les honneurs de la guerre, ce qui leur fut accordé.

Ce siége nous fournit quelques blessés graves ; plusieurs furent attaqués du tétanos, qui les fit périr sans exception, malgré les soins qu'on put leur donner : la pluie n'ayant pas discontinué pendant le séjour devant le fort, il nous fut impossible de les garantir de l'humidité dans laquelle ils étaient plongés depuis long-tems.

À la reddition du fort, le général en chef me donna l'ordre d'en visiter l'intérieur, et de prendre les mesures que je croirais nécessaires pour le désinfecter, et sanifier les salles. Un officier de l'état-major qui eut trente prisonniers turcs à sa disposition, fut chargé de se concerter avec moi pour l'exécution de cette mesure. Je cherchai d'abord les blessés ou malades que les assiégés avaient laissés ; j'en découvris une quinzaine dans des souterrains, privés de lumière et d'air vital, couchés sur de mauvaises nattes presque pourries, sans fournitures de lit, et couverts de vermine. Ces malheureux n'avaient reçu de la médecine aucun secours. Plusieurs des plaies étaient dépourvues de toute espèce d'appareils, toutes affectées de gangrène et remplies de vers. Quelques-uns de ces individus présentaient tous les symptômes de la fièvre maligne, et je remarquai sur l'un d'eux un bubon pestilentiel à l'aine droite, et un charbon à la jambe du même côté.

Tous ces signes étaient suffisans pour me prouver l'existence de la peste parmi les troupes de cette garnison ennemie. J'en rendis compte au général et à l'ordonnateur en chef. Après avoir fait placer et isoler sous le fort ces infortunés, afin qu'ils n'eussent avec nos troupes aucune espèce de communication, je les pansai moi-même, ou les fis panser sous mes yeux, et je m'occupai de suite de la seconde partie de la mission dont j'étais chargé. Les cours de ce fort étaient remplies de cadavres d'hommes et d'animaux, sur-tout de chevaux qui étaient déjà en putréfaction; les chambres des soldats étaient parsemées de haillons, et de toutes sortes d'objets infects et insalubres. Je commençai par faire traîner, hors du château, et le plus loin possible, tous ces cadavres qu'on ensevelit dans un des boyaux de la tranchée. Je fis ramasser ensuite tous les effets contaminables en grand tas, dans chaque cour, pour les brûler: je fis allumer aussi de petits feux dans les différens appartemens, pour purifier l'air et brûler les effets, ainsi que les insectes nombreux qui y étaient répandus. Tout le fort fut nettoyé, et avant d'y laisser établir nos troupes, on y fit les réparations nécessaires, et on le blanchit à l'eau de chaux.

Un local convenable fut préparé pour y recevoir et traiter nos blessés. Le citoyen Valet, à qui j'en confiai les soins, les conduisit à la guérison, et ces blessés rejoignirent l'armée, peu de tems après, à l'exception de quelques-uns qui moururent de la peste.

L'armée ne trouva dans le fort que pour un ou deux jours au plus de provisions de bouche, avec lesquelles elle s'engagea de nouveau dans les déserts.

La première journée de marche fut totalement perdue pour nous. Les guides Arabes jetèrent l'avant-garde de Kléber, et l'armée qui la suivait, dans des routes contraires, de sorte qu'après une marche forcée d'environ huit à neuf lieues, nous nous trouvâmes sur des sables mouvans, à une lieue de la mer, et à deux lieues au plus de El-A'rich. Ce fut encore là une de ces circonstances, où le courage et la patience de nos valeureux soldats furent mis à l'épreuve. Quelques-uns, cependant, épuisés par la soif, la faim et la marche, montraient un peu de découragement ; mais Bonaparte partageant leurs privations et leurs fatigues, parut à peine dans les bataillons, monté sur son dromadaire, qu'ils furent animés de nouvelles forces, et continuèrent leur marche avec la plus grande fermeté.

Nous vîmes bientôt les portes de Syrie ; ce sont deux colonnes de granit qui indiquent la séparation de l'Afrique d'avec l'Asie, près desquelles s'observent encore des fragmens d'antiquités, et le profond et très-beau puits de Reffa, rempli d'eau douce, où nous pûmes nous désaltérer à notre aise. Le lendemain, nous entrâmes dans les belles et riches campagnes de la Palestine.

Kânyounès fut le premier endroit où nos troupes prirent des vivres, et quelques rafraîchissemens. De Kânyounès à Gaza, la distance n'est que de sept à huit lieues ; mais la route en fut pénible et difficile, à cause des torrens et des rivières qu'il fallut traverser.

L'armée, arrivée à la hauteur de cette ville, se vit en présence des Mamlouks d'Ybrahim-Bey, rangés en bataille sur la colline qui borde cette cité. Une suite d'opérations militaires sont ordonnées, et au moment où notre cavalerie allait les atteindre et se mesurer avec eux, ces superbes orientaux prirent la fuite, et ne s'arrêtèrent qu'au milieu de la nuit, à une distance très-éloignée de Gaza. On ne les revit plus qu'à la bataille du mont Tabor.

Cette journée ne nous donnaqu'un seul blessé.

Gaza vint offrir les clefs de ses portes et de ses tours au général en chef. Cette ville, si célèbre dans l'antiquité, est entourée de campagnes riantes, bien cultivées, et de forêts immenses d'oliviers.

Mon premier soin fut d'y reconnaître un local convenable pour y recevoir nos malades, et le peu de blessés que nous avions. Les pluies continuelles et les bivouacs humides, avaient déjà rendu le nombre des premiers assez considérable. Parmi ces maladies, je distinguai une ou deux fièvres ataxiques, qui tenaient du caractère pestilentiel. Le citoyen Dewevre, chirurgien déjà très-instruit, une des premières victimes de la peste, fut d'abord chargé de la direction de cet hôpital. Peu de jours après, il eut pour collègue le médecin Bruant. Celui-ci fut chargé des fiévreux, et Dewevre des blessés.

Après deux ou trois jours de station dans cette ville, le général Bonaparte dirigea sa marche vers Ramléh. On coucha à Ezdoúd, et le lendemain à Ramléh, petite ville ancienne, assez régulièrement bâtie, où se trouvent deux couvens de catholiques, dont un de capucins, dans lequel nous établîmes un hôpital. Cette ville est entourée de plaines couvertes d'oliviers, et de quelques portions de terrain marécageux : je confiai la direction du service de l'hôpital, au citoyen Boussenard, chirurgien-major de la division Reynier, qui commandait l'arrière-garde.

Le 13 au soir, nous arrivâmes sur les hauteurs de Yàfa, et on en forma le siége. J'établis une ambulance pour la tranchée, dans une maison de campagne, placée au revers d'un monticule qui la protégeait du feu des remparts, et dans un hôpital voisin à une lieue de la ville, un hôpital de retraite. Des subdivisions d'ambulance furent placées dans les principaux points de la tranchée. Pendant le siége, nous eûmes un assez grand nombre de malades, et une trentaine de blessés plus ou moins graves. Parmi les premiers, fournis par la 32ᵉ demi-brigade, il en périt plusieurs de mort très-prompte. Nous trouvâmes le citoyen St.-Ours, chirurgien-major de cette demi-brigade, et moi, des tumeurs bleuâtres aux aines, sur les cadavres de ces individus, et à quelques-uns des pétéchies gangreneuses, ce qui nous fit croire à l'existence d'une fièvre pestilentielle que j'avais déjà reconnue. J'en fis mon rapport à l'ordonnateur en chef, et j'en rendis compte verbalement au général Bonaparte.

Je me dispenserai de parler des suites horribles qu'entraîne ordinairement l'assaut d'une place. J'ai été le triste témoin de celui de Yàfa, où l'on entra le 17 ventôse, après un combat violent de plusieurs heures.

La prise de cette ville nous donna deux cent quarante-deux blessés, non compris ceux du siége. Je les opérai et les fis panser derrière la batterie de brèche ; plusieurs subirent de grandes opérations, qui eurent toutes le succès qu'on pouvait en attendre, et sur lesquelles je donnerai des détails dans un autre endroit de mon ouvrage. Je fis transporter tous ces blessés dans un couvent très-vaste, qui forma l'hôpital nᵒ. 1 ; j'en confiai la direction au citoyen Rozel, chirurgien de première classe , qui me seconda dans cette circonstance avec beaucoup de zèle. Un second hôpital pour les fiévreux , fut établi le surlendemain dans un autre couvent.

Je donnai aussi mes soins à une vingtaine de femmes qui avaient été blessées dans le sac de Yâfa : elles se rendaient journellement à l'hôpital pour y être pansées.

Pendant le peu de jours que l'armée séjourna dans cette ville, il se déclara plusieurs accidens de peste à l'hôpital des blessés , et déjà une bonne partie des fiévreux en etaient atteints. On prit toutes les précautions possibles pour éviter les trop grandes communications , et se préserver de cette maladie. Toute la troupe bivouaquait , ou était campée sous la ville , et on lui recommanda de ne point se vêtir des habillemens turcs.

Yâfa assez régulièrement bâtie en amphithéâtre , est placée sur une colline près de la mer , fermée par un simple rempart , et flanquée à ses angles par des tours. Elle était entourée par de magnifiques jardins , et par des vergers remplis d'orangers , de cédrats et de tous les arbres fruitiers connus en Europe.

L'armée prit des vivres dans cette place , et se mit en marche pour St.-Jean-d'Acre , le 24 au matin. En traversant les montagnes de la Palestine , on rencontra plusieurs légions de Naplouzins et de Damasquins, avec lesquelles la division du général Lasnes engagea quelques combats qui nous donnèrent cinquante-cinq blessés, que nous portâmes à l'aide de quelques montures disponibles, jusqu'à St.-Jean-d'Acre, où nous n'arrivâmes qu'avec beaucoup de peine à cause des chemins difficiles, des montagnes escarpées et des vallons marécageux où il nous fallut passer. Cependant le 28 au soir, nous bivouaquâmes au pied des ruines d'un château, à l'entrée de la plaine d'Acre, d'où l'on découvre en ligne directe la ville et sa rade, à gauche le mont Carmel, à droite la fameuse plaine d'Esdrelon, le mont Tabor et les montagnes de Chefamer.

Les troupes étaient extrêmement fatiguées, dépourvues de vivres de toute espèce et sans espérance d'en trouver le lendemain. Les habitans fuyaient à notre approche et se réfugiaient dans les montagnes; cependant nous avions des blessés et des malades dont les besoins étaient urgens, et quelques-uns avaient péri, en route, de la peste, d'une manière extrêmement prompte et effrayante.

On s'avança dans la plaine en côtoyant le mont Carmel, jusqu'à Caiffa, petite ville placée sur le bord de la mer, à l'angle occidental de cette montagne. On y trouva une petite quantité de vivres qui furent distribués à l'armée et aux malades. De-là les troupes rétrogradèrent pour suivre la chaîne des montagnes qui bordent la plaine dans une grande partie de sa circonférence, afin d'éviter le sol fangeux de cette même plaine que la saison rendait impraticable, et l'on ne parvint sur les hauteurs d'Acre, qu'après avoir surmonté les plus grands obstacles. Une rivière qui descend du lac de Cherdan, coupant les chemins de la place, en rendit l'approche difficile. Il fallut y jeter des ponts pour faire passer l'artillerie et l'infanterie. Après en avoir fait la reconnaissance, le général en chef fit camper son armée sur le revers d'une colline qui la protégeait des batteries des remparts et des vaisseaux de la rade. Le 30 ventôse on en forma le siége et la tranchée s'ouvrit le même jour.

Acre paraît être une ville médiocrement grande, et d'une construction solide; elle est fermée par un double rempart, fortifiée de distance en distance par des bastions et des tours de différentes grandeurs, dont les plus fortes flanquent ses angles. Cette ville est située dans une presqu'île, ensorte que la mer mouille ses remparts dans les trois quarts de sa circonférence : la partie correspondant à la terre en est séparée par un fossé très-profond, rempli d'eau.

A cent toises environ de la place, on remarque les fossés et les ruines de l'ancienne Acre, parsemés de nombreux fragmens de colonnes, d'en-

tablemens de marbre, et d'autres débris précieux.
On rencontre une grande quantité de boules gra-
nitiques d'un ou plusieurs pieds de diamètre
que les anciens lançaient sur les murs à l'aide
des catapultes, pour les abattre. Entre Caiffa et
Acre, qui sont en ligne parallèle, se trouve une
profonde rade de forme demi-circulaire, d'un
très-bon fond pour le mouillage des vaisseaux,
laquelle s'avance dans la plaine à une demi-lieue.
Cette plaine se présente sous la forme d'un bassin
elliptique, ayant environ cinq lieues dans sa
longueur et trois et demie dans sa largeur ; elle
est bornée à l'ouest et au sud par la rade et
le mont Carmel, à l'est par les montagnes de
Chefamer et Nazareth, au nord par la mer, dont
la sépare une crête inégale sur laquelle notre
armée était campée, et elle se prolonge en pointe
sur le chemin de Sour, l'ancienne Tyr, peu éloignée d'Acre, où l'on voit encore des ruines de
cette antique et fameuse ville.

Les torrens des montagnes et les pluies abondantes inondent cette plaine pendant l'hyver :
elles y croupissent long-tems et forment des lacs
qui ne tarissent jamais, d'où naissent deux ou
trois petites rivières, dont les eaux paraissent
tenir en dissolution une assez grande quantité
de silice qui les rend très-insalubres. Elles causent en effet des coliques violentes, des diarrhées opiniâtres et disposent aux fièvres putrides

nerveuses. Beaucoup de nos soldats en furent
d'abord très-incommodés ; mais on coupa l'aqueduc qui portait de l'eau très-bonne à Acre , pour
le faire servir à l'usage de l'armée et des malades.
Les fortes chaleurs de l'été mettent les eaux en
évaporation , il en résulte des brouillards épais
et très-mal sains , à raison de la décomposition
qui s'y fait de substances animales et végétales ;
l'homme respire difficilement au milieu de cet air,
et sans doute que ces brouillards infects , plus
abondans , lorsque les vents de sud-est y règnent,
n'ont pas peu contribué au développement des
maladies contagieuses.

La plaine d'Acre offre en été des pâturages
abondans , mais de mauvaise qualité.

L'armée ayant pris des positions militaires ,
nous nous occupâmes , le médecin en chef et
moi , de l'emplacement des hôpitaux. La principale ambulance fut établie dans les étables de
Djezzar , le seul local des environs d'Acre où l'on
pût mettre les blessés et les malades les plus
graves à l'abri des injures du temps. Un profond ruisseau qui le contournait du côté du
camp , et un petit bras de mer qui le séparait
de la ville , pouvaient le défendre contre les incursions des assiégés , seul avantage que cet
emplacement nous présentait. Les blessés , d'ailleurs , étaient couchés sur des feuilles de joncs,
qu'on ne pouvait changer à volonté , la plupart

sans couvertures, et dépourvus de toutes autres fournitures de lit. Nous étions aussi en pénurie de vin, de vinaigre et de médicamens.

On établit par la suite deux hôpitaux de retraite et de convalescens, l'un dans le château de Chefamer, et l'autre dans l'hermitage du mont Carmel; un troisième d'évacuation fut placé à Caiffa.

On ouvrit la tranchée le premier germinal, et on en continua les travaux avec la plus grande activité jusqu'à l'approche des remparts.

Je plaçai dans le point le plus favorable, à trente toises environ de la ville, une ambulance pour donner les premiers secours aux blessés. Plusieurs chirurgiens des corps armés et des hôpitaux y fesaient constamment et tour-à-tour le service. Je le dirigeai moi-même pendant les assauts de la place, ou les combats qui résultaient des sorties fréquentes des troupes assiégées. Les premiers jours, l'armée eut à souffrir de la faim; mais bientôt les Druses et les Maouâlis, peuples belliqueux, humains et officieux, ayant reconnu nos bonnes intentions, nous apportèrent des provisions de toute espèce, et l'on établit dans le camp un four avec une manutention pour la confection du pain.

Les accidens fréquens de fièvre contagieuse qui survinrent d'abord dans les bataillons, et les méthodes diverses que les chirurgiens de ces

corps employaient pour la traiter, m'engagèrent,
avec d'autres raisons relatives au service chirurgical des avant-postes, à leur écrire, le 2 germinal, la lettre suivante (1) :

Au quartier-général devant Acre, le 2 germinal an 7.

Circulaire aux Chirurgiens des Corps armés.

« JE vous prie, citoyens, de vouloir bien me
» rendre compte, tous les cinq jours, du nombre
» des malades qui se trouvent dans vos corps res-
» pectifs, du caractère de la maladie régnante, de
» sa marche et de sa terminaison : ce bulletin
» m'est nécessaire pour motiver le rapport que
» les officiers de santé en chef de l'armée sont
» tenus de faire au général Bonaparte ; veuillez y
» mettre la plus scrupuleuse exactitude.

» L'expérience m'a appris que les vomitifs, ad-
» ministrés dès l'invasion de la maladie, lorsqu'il
» n'y a point de turgescence sanguine, produisent
» de très-bons effets. Dans la première supposition,
» ils doivent être précédés de l'application des
» ventouses scarifiées à la nuque, ou sur les côtés
» de la poitrine, qu'on fera saigner plus ou moins
» selon l'état de pléthore du sujet ; mais remar-
» quez bien que presque toujours la saignée gé-

____

(1) Extrait de ma correspondance, n°. 313.

» nérale est mortelle dans cette maladie. Lorsque
» les premières voies sont évacuées, il faut mettre
» le malade à l'usage d'une tisanne acidulée avec
» le citron ou le vinaigre, entretenir le ventre
» libre, et insister pendant les premières vingt-
» quatre heures sur les boissons acidulées.

» J'ai remarqué que le quinquina et les amers
» en décoction, que vous trouverez en grande
» quantité dans cette contrée, pris à des doses
» plus ou moins fortes, après l'administration des
» premiers remèdes suivis des topiques convena-
» bles, conduisaient ordinairement les malades à
» la guérison, lorsqu'ils en étaient susceptibles.

» Les topiques doivent être relatifs et différem-
» ment appliqués, selon la nature des symptômes
» extérieurs. Si ce sont des bubons, il faut se-
» conder la nature par tous les moyens connus,
» pour en accélérer la suppuration, tels que les
» excitans, les rubéfians ou les caustiques; les
» cataplasmes d'oignons de scilles, abondans dans
» ce pays et appliqués très-chauds, ceux de tithy-
» male ou d'euphorbe frais, non moins communs,
» sont très-efficaces, et on peut, par ce moyen,
» économiser les vésicatoires, dont nous sommes
» au dépourvu.

» Lorsque l'inflammation se développe diffici-
» lement dans les bubons, il faut y appliquer le
» cautère actuel ou potentiel, et si la collection
» des matières a lieu, il faut se hâter de lui donner

» issue par une large incision, et panser la plaie
» qui en résulte avec le stirax ou la thériaque;
» il faut aussi soutenir les forces du malade, et
» favoriser la formation de la crise qui se fait
» ordinairement le cinquième, sixième ou sep-
» tième jour, par l'usage du café et de la tisanne
» dont j'ai parlé.

» Si au lieu des bubons il se manifestait des
» charbons pestilentiels, qu'il vous sera facile de
» distinguer des autres tumeurs, il faut les sca-
» rifier profondément, emporter les escarres
» autant que possible, et appliquer immédiate-
» ment, dans les incisions, quelques acides con-
» centrés, ou à leur défaut le suc de tithymale.

» Cette maladie, parvenue à un certain degré,
« est contagieuse; ainsi il est prudent de prendre
» les précautions nécessaires pour s'en garantir; il
» faut également les faire observer sans en faire
» connaître le motif, aux militaires dont la santé
» vous est confiée : les plus importantes de ces
» précautions, sont la propreté, les lotions fré-
» quentes d'eau froide, de vinaigre, sur toute
» l'habitude du corps, le blanchissage du linge
» et des vêtemens, le grand exercice, le régime;
» il faut aussi proscrire l'usage des pelisses pro-
» venant des Turcs, et sur-tout faire sentir aux
» soldats que les trous qu'ils pratiquent dans la
» terre, pour s'y coucher, sont très-pernicieux.

» Cette maladie cesse pendant les vents frais du

» nord, et se reproduit pendant ceux du sud ou
» kamsim.

» Vous sentez tous, citoyens, l'importance d'ar-
» rêter les effets de cette maladie régnante, et qui
» a déjà enlevé plusieurs de nos braves compa-
» gnons. J'espère que, pénétrés de cette vérité,
» vous ne négligerez rien pour seconder mes ef-
» forts, afin d'arriver ensemble au but que nous
» voulons atteindre.

» Je vous invite à vous réunir, lors des combats
» ou assauts, aux chirurgiens de l'ambulance,
» pour panser d'un commun accord, et avec le
» zèle que vous avez montré à la prise de Yâfa,
» les blessés que pourra produire le siége ou la
« prise d'Acre ».

Lorsque les travaux de la tranchée furent
amenés au degré nécessaire, on battit en brèche
sur la grande tour, et on bombarda la ville.
Cette attaque fut terrible pour les assiégés, et
si la brèche eût été praticable, on se serait facilement emparé de la place; mais les premiers
grenadiers qui entrèrent dans la tour n'ayant
point trouvé de débouché du côté de la ville,
furent assaillis par une grêle de balles ou de
pierres, et ne revirent plus leurs compagnons.

La non réussite de ce premier assaut fut d'un
présage malheureux pour tous les autres; les assiégés s'enhardirent, nos munitions s'épuisèrent,

et il fallut faire de nouveaux préparatifs. Dans
cet intervalle, l'ennemi nous prit, sur mer, la
grosse artillerie venant de Yâfa.

Pendant les premiers jours du siége, un détachement de troupes anglaises effectua une descente à Caiffa, d'où elles furent vigoureusement
repoussées; on leur fit même, dans cette affaire,
cinquante prisonniers, dont dix blessés, à qui
nous donnâmes tous les secours nécessaires. Le
général Kléber défendait, avec les troupes de sa
division, les défilés et les gorges des montagnes
qui correspondent à Nazareth. Son général d'a-
vant-garde, Junot, arrêta dans le défilé près de
cette ville, chemin de passage pour arriver dans
la plaine d'Acre, l'armée de l'ennemi, et la re-
poussa avec trois cents braves : le choc fut très-
vif, mais très-heureux de notre côté.

Le général Kléber qui observait ces mouvemens, fut bientôt certain que ces troupes rassemblées dans la plaine d'Esdrelon, près le
mont Tabor, prenaient un aspect imposant, et
cherchaient à tourner les montagnes pour venir
au secours des assiégés d'Acre. Leur nombre
était considérable; c'était presque tous cavaliers
fort agiles à la tête desquels marchaient les
Mamlouks d'Ybrahim-Bey. Kléber, pour prévenir cette réunion, descendit les montagnes avec
sa phalange, et fut les attaquer au milieu de la
plaine. Cependant, comme il se sentait très-in-

férieur en nombre, il réclama des secours auprès du général en chef, en l'avertissant du
projet de ce nouvel ennemi. Bonaparte s'y transporta lui-même avec une partie de ses troupes,
et après deux jours de marche forcée, nous arrivâmes le soir à quatre heures, à la hauteur de
la division Kléber, qui se trouvait aux prises
avec ses adversaires depuis le matin. Serré de
tous côtés par des nuées de soldats des différentes tribus de la Syrie, ses munitions presqu'épuisées, il était sur le point de succomber
sous le nombre; mais le général Bonaparte ayant
donné le signal de la charge, les troupes légères
et la cavalerie s'élancèrent avec impétuosité sur
ces hordes nombreuses, qui se dispersèrent
aussitôt et s'enfuirent vers les montagnes : quelques-unes furent taillées en pièces, et la nuit dé-
roba à nos soldats la fuite du reste de cette
grande armée : cependant le général Murat,
avec un détachement de cavalerie, en atteignit
une partie au passage du Jourdain, où la plupart
furent engloutis.

Cette bataille nous donna environ cent blessés,
que nous fîmes transporter à Nazareth, dans
le couvent de la Terre-Sainte, où l'on avait établi
un hôpital. Parmi les blessures graves, il s'en
présenta quelques-unes de remarquables, dont
je ferai mention à l'article des plaies. Je confiai
au citoyen Millios, chirurgien de première classe,

chargé de l'ambulance de la division Kléber, la direction de cet hôpital. Les troupes retournèrent à Saint-Jean-d'Acre. Après avoir visité le mont Tabor, au pied duquel s'était donnée la bataille, le général en chef s'écarta de la grande route pour passer à Nazareth, où je l'accompagnai. Nous eûmes à traverser des chemins escarpés et pénibles. Arrivé dans cette ville, je visitai le couvent des Capucins, et quelques antiquités qui se conservent encore de l'ancienne Nazareth. L'église de ce couvent, quoique moderne, est remarquable par sa belle architecture et la sculpture de son autel en marbre de Paros, derrière lequel se trouve une grotte pratiquée dans le roc, qu'on nous a assuré être celle où fut cachée pendant vingt-un mois la vierge, mère du Christ.

Nazareth est favorablement située dans le défilé d'une chaîne de montagnes, qui sépare la plaine d'Esdrelon de celle de Saint-Jean-d'Acre; elle est assez bien bâtie et entourée de sites magnifiques, arrosés par des ruisseaux tortueux, provenant d'une source de bonne eau claire et limpide. Nous y trouvâmes d'excellens alimens et de bon vin. Les habitans en sont doux et très hospitaliers. Le général Bonaparte y était attendu comme un nouveau messie, et y fut reçu avec les transports les plus vifs. De cette ville nous descendîmes les montagnes, et après avoir passé par des villages très-peuplés et entourés de campagnes variées et très-fertiles, nous arrivâmes devant Acre le surlendemain de notre départ de Nazareth.

J'étais impatient de rejoindre le camp pour revoir les blessés que j'y avais laissés, et dont plusieurs m'intéressaient vivement par la gravité de leurs blessures, sur-tout le général Cafarelli, auquel j'avais coupé le bras quelques jours avant notre départ pour le mont Tabor. Je fus satisfait de son état, sa plaie commençait même à se cicatriser, et tout me fesait espérer sa guérison; mais des événemens malheureux vinrent troubler le travail de la nature, et rendirent mes soins inutiles (1). Je rendrai compte plus bas de ce fâcheux accident.

Le général en chef ordonna de continuer les préparatifs du siége, et résolut un troisième assaut qui se donna deux ou trois jours après. Celui-ci devait être précédé de l'explosion d'une mine qui aurait fait sauter la grande tour déjà criblée; mais cette mine fut éventée, et l'ennemi poussa ses travaux jusqu'à notre première ligne, de manière qu'il s'engageait tous les jours, entre les assiégés et nos troupes, des combats très-vifs et souvent opiniâtres. Il fallut changer de mesures, et multiplier les opérations, ce qui

____

(1) Je conserve le bras où l'on voit que l'articulation du coude était fracassée.

augmentait le nombre des blessés et les fatigues du soldat. La maladie, dont nous avons déjà parlé, fesait des progrès ; néanmoins, comme il était important de prendre la ville, on tenta de nouveaux assauts, et l'on alla successivement jusqu'au onzième. On peut, en conséquence, sans considérer les vicissitudes de l'atmosphère et l'insalubrité du sol de la plaine d'Acre, se figurer tout ce que nous avons eu à souffrir pendant le siége de cette ville. Je n'y ai jamais goûté un instant de calme et de parfait repos. Il fallait être sans cesse à l'ambulance, ou en marche du camp à la tranchée, de la tranchée à l'hôpital, ou à parcourir les divisions où nous avions presqu'autant de blessés ou malades qu'à l'ambulance. Ce siége nous a produit environ deux mille blessés. En général toutes les blessures étaient graves, doubles ou triples, et reçues de fort près. Il fut fait soixante-dix amputations, dont deux à l'articulation du femur avec l'os des hanches ; la première, dont il sera parlé ailleurs, sur un officier de la 18e, qui me donnait les plus belles espérances de guérison, lorsque la peste vint le frapper de mort ; la seconde, sur un militaire qui mourut des suites de la forte commotion du boulet.

De six amputations de bras à l'articulation scapulaire, quatre sont parfaitement guéries ; les deux autres ont été suivies de la mort, causée par les effets de la commotion.

Sur sept trépanés, cinq sont guéris, deux ont été trépanés aux sinus frontaux.

Le général Caffarelli reçut, avant le troisième assaut, un coup de balle de fusil de rempart presqu'à bout portant, qui lui fracassa l'articulation du coude gauche. Toutes les surfaces articulaires furent brisées, les condyles de l'humerus séparés par une fracture en long, l'olécrane entièrement détaché, tous les ligamens rompus, les attaches des tendons, et les aponévroses arrachées ou déchirées. Il y eut, outre cela, commotion dans tout le membre, dans les organes du bas-ventre et de la poitrine, par l'effet de la percussion violente du coup de feu, et de la chute du blessé qui eut lieu au même instant.

Un tel désordre nécessitait l'amputation du bras; le général la réclamait lui-même; aussi la supporta-t-il avec un extrême courage, et peut-être avec trop de concentration, car il ne proféra pas une seule parole. Vivement attaché à ce brave général, je l'opérai avec toute la dextérité possible pour abréger ses douleurs; je dissipai les premiers orages, et la plaie marchait à grands pas vers la guérison, lorsque le treizième jour de l'opération, il fut atteint de tous les accidens d'une fièvre nerveuse et de résorption, que déterminèrent ses passions vives, ainsi que la fraîcheur et l'humidité des nuits. Le reflux des matières purulentes qui suintaient encore de la

8

plaie du moignon, s'opéra insensiblement, les organes en furent affectés, et le malade mourut le dix-neuvième jour des accidens qui furent la suite de cette résorption.

A l'ouverture de son cadavre, faite en présence du médecin en chef Desgenettes, qui avait assisté au traitement de sa maladie, on trouva un dépôt purulent dans la propre substance du foie, et un autre très-considérable, dans le poumon gauche, avec épanchement dans la poitrine. Il est vraisemblable que ce désordre intérieur fut préparé par la commotion que ces organes avaient d'abord éprouvée. Toute l'armée versa des larmes sur la tombe de ce digne compagnon de Bonaparte, et mes regrets pour lui sont ineffaçables. Il m'honorait de son estime et de son amitié; il avait même conçu le projet de faire améliorer le sort de la chirurgie militaire.

Le chef de brigade de génie, Sanson, échappa heureusement au tétanos, dont il fut menacé par suite d'un coup de balle reçu au doigt: la section parfaite des nerfs lésés et des portions aponévrotiques, dissipa les accidens, et rétablit le calme dans les organes.

Le citoyen Duroc, premier aide-de-camp du général en chef, faillit périr d'une blessure énorme à la cuisse droite, faite par un éclat de bombe, qui lui emporta un très-grand lambeau des tégumens du pli de la cuisse, vers son côté externe, l'aponévrose, et le muscle fascialata ; plusieurs rameaux nerveux furent rompus ou déchirés, et les vaisseaux cruraux étaient mis à découvert. L'excision des lambeaux désorganisés, le débridement et la section des parties étranglées ou distendues, des pansemens doux et les soins les plus assidus, prévinrent les accidens mortels qui paraissaient devoir survenir, et conduisirent le blessé à une parfaite guérison.

L'aide-de-camp Beauharnais courut le plus grand risque. Une balle qu'il reçut à côté de son général, lui effleura l'orbite, et lui coupa la peau du front. Sa plaie fut promptement guérie.

Le général Bon, moins heureux, mourut des suites d'un coup de balle qui, en lui traversant le bassin, avait lésé la vessie, et blessé les nerfs sacrés.

Le général Lasnes reçut à la face, devant la brèche de la courtine, une balle qui fut se cacher derrière l'oreille. Je remédiai aux premiers accidens. La suppuration l'ayant détachée par la suite de la surface de l'os, elle fit saillie sous les tégumens, et il fut aisé de l'extraire. Sa sortie termina la guérison.

Le citoyen Arrighi, aide-de-camp du général Berthier, reçut un coup de balle à la batterie de brèche, qui lui coupa la carotide externe à sa séparation de l'interne. La chute du blessé, et un jet de sang considérable qui se fesait par ces deux ouvertures, appelèrent l'attention des canonniers. L'un d'eux, fort intelligent, eut la présence d'esprit de porter promptement ses doigts dans ces mêmes ouvertures, et il arrêta ainsi l'hémorragie. On me fit appeler aussitôt, et je courus lui porter des secours au milieu des balles et des boulets. Un bandage compressif et méthodiquement appliqué, arrêta, à mon grand étonnement, la marche rapide de la mort et sauva la vie à cet officier. C'est le seul exemple de guérison bien constaté d'une semblable blessure. Combien d'autres blessés remarquables, ne se présenta-t-il pas dans ce malheureux siége ! Cependant, malgré la pénurie des moyens, sur-tout des médicamens, malgré l'insalubrité des camps, les blessures parcoururent en général toutes leurs périodes jusqu'à la cicatrisation, sans accident notable. Pendant le travail de la suppuration, les blessés furent seulement incommodés des vers, ou larves de la mouche bleue, commune en Syrie.

L'incubation des œufs que cette mouche déposait sans cesse dans les plaies, ou dans les appareils, était favorisée par la chaleur de la saison, l'humidité de l'atmosphère, et la qualité de la toile à pansement (elle était de coton), la seule qu'on ait pu se procurer dans cette contrée.

La présence de ces vers dans les plaies, paraissait en accélérer la suppuration, causait des démangeaisons incommodes aux blessés, et nous forçait de les panser trois ou quatre fois le jour. Ces insectes, formés en quelques heures, se développaient avec une telle rapidité, que du jour au lendemain, ils étaient de la grosseur d'un tuyau de plume de poulet. On faisait à chaque pansement des lotions d'une forte décoction de rhue et de petite sauge, qui suffisaient pour les détruire; mais ils se reproduisaient bientôt après, par le défaut des moyens propres à écarter l'approche des mouches, et à prévenir l'incubation de leurs œufs.

Tous ces blessés furent évacués en Egypte, pendant le siége, ou à l'époque du départ de l'armée. Huit cents passèrent par les déserts, et douze cents par mer, dont la plupart s'embarquèrent à Yâfa. L'une et l'autre traversée furent extrêmement heureuses, car nous n'en perdîmes qu'un très-petit nombre.

C'est au général Bonaparte que ces honorables victimes durent principalement leur salut, et la postérité ne verra pas sans admiration, parmi les vertus héroïques de ce grand homme, l'acte de la plus sensible humanité qu'il a exercé à leur égard.

Le manque absolu de moyens de transport, réduisait tous les blessés à la cruelle alternative, ou d'être abandonnés dans nos ambulances, et même dans les déserts, exposés à y périr de soif

ou de faim, ou d'être égorgés par les Arabes.
Bonaparte ordonna que tous les chevaux qui se
trouvaient à l'armée, sans en excepter les
siens (1), fussent employés au transport de ces
blessés : en conséquence, chaque demi-brigade
ayant été chargée de la conduite de ceux qui
lui appartenaient, tous ces braves arrivèrent en
Égypte, et j'eus la satisfaction de n'en pas laisser
un seul en Syrie.

On s'étonnera sans doute d'apprendre qu'avec
quelques galettes de biscuit, un peu d'eau douce
qu'on portait avec chaque blessé, et l'usage seul
de l'eau saumâtre pour leur pansement, un
très-grand nombre de ces individus affectés de
blessures graves à la tête, à la poitrine, au
bas-ventre, ou privés de quelques membres,
ont passé les déserts d'une étendue d'environ
soixante lieues, qui séparent la Syrie de l'Égypte,
sans nul accident, et avec de tels avantages,
que la plupart se sont trouvés guéris lorsqu'ils
ont revu cette dernière contrée. Le changement de climat, l'exercice direct ou indirect,
les chaleurs sèches du désert, et la joie que
chacun d'eux éprouvait de son retour dans un
pays qui, par les circonstances et ses grandes
ressources, nous était devenu aussi cher que

-----

(1) Le général Bonaparte marcha long-temps à pied,
comme toute l'armée.

notre propre patrie, me paraissent être les causes qu'on peut assigner à ce phénomène.

Le tribun Costaz, membre de l'Institut d'E-gypte, ayant fait la campagne de Syrie avec nous, et témoin de nos opérations, publia, par la voie de son journal, n°. 3o, cet événement qui tenait en quelque sorte du prodige.

L'ordonnateur en chef Daure, administrateur aussi zélé qu'habile, m'aida beaucoup dans toutes les opérations de mon service, sur-tout dans l'évacuation pénible de Yâfa, où son zèle et son humanité se sont signalés.

Les avis et les sages conseils des citoyens Monge et Berthollet m'ont été très-utiles dans plusieurs de ces circonstances, pour des mesures particulières de salubrité.

Mais je dois les plus grands éloges à tous mes collaborateurs, pour les soins qu'ils ont prodigués aux blessés pendant le siége d'Acre, et pendant leur évacuation en Egypte. Ils ont tous acquis des droits à la reconnaissance nationale par leur zèle, leur courage et leur dévouement. Plusieurs ont achevé glorieusement leur carrière dans cette mémorable campagne ; les uns ont été tués à mes côtés, les autres ont péri de la peste qu'ils avaient contractée dans les hôpitaux (1).

____

(1) Je citerai, comme s'étant particulièrement distingués, les citoyens Millios, Boussenard, Valet, Galand, chirur-

Avant notre départ de Syrie, un grand nombre de blessés furent attaqués de cette cruelle maladie, au moment où ils touchaient à leur guérison par la cicatrisation de leurs plaies, tandis qu'il n'est presque jamais arrivé qu'aucun d'eux en fût atteint pendant qu'elles étaient en pleine suppuration, ainsi que cela a été observé par d'autres chirurgiens de cette armée qui ont écrit sur cette maladie (1).

J'ai remarqué aussi que les Européens établis en Égypte et en Syrie se garantissaient de ce fléau, ou qu'ils y étaient moins disposés, au moyen d'exutoires qu'ils portaient habituellement. Les personnes affectées de dartres ou autres éruptions cutanées de cette nature et habituelles, ont été aussi généralement exemptes de la peste.

Bien que cette maladie ait été décrite très-au long par les médecins de l'armée d'Orient, je répéterai ici ce que j'en ai dit au conseil de santé des armées, dans un rapport que je lui adressai du Kaire, en date du 10 messidor an 7, après l'avoir communiqué à plusieurs de nos médecins. Cet écrit, le premier qui ait paru sur la

---

giens de première classe; Zink, Renauld, Doueil, Latil, de deuxième classe, et Dièche, chirurgien - major des guides, qui sont revenus en France avec moi.

(1) Voyez Essai sur la Peste, par le citoyen Boussenard, chirurgien de première classe.

peste observée en Egypte, se trouve dans les archives de ce conseil.

L'expérience m'ayant appris, depuis cette époque, que les phénomènes succinctement tracés dans ce rapport, se sont constamment présentés sous le même caractère, et que les moyens que je conseille ont été employés avec le même succès, je le retracerai ici, en y fesant de légères additions, pour les observations que j'ai eu occasion de faire de nouveau. Je m'appliquerai sur-tout à exposer, dans le plus grand détail, les moyens que la chirurgie a mis en usage pour combattre les effets de cette maladie. On pourra consulter, pour l'Histoire et la Théorie raisonnée de la peste, les ouvrages intéressans du médecin en chef Desgenettes, des citoyens Pugnet, Savaresy, Sotira et Boussenard, médecins, de l'armée d'Orient.

PRÉCIS *de la maladie qui a régné dans l'armée d'Egypte, pendant son expédition en Syrie, envoyé au conseil de santé le 10 messidor an 7.*

La peste avait déjà attaqué quelques militaires à Cathieh, à El-A'rich et à Gaza, lors du passage de l'armée dans ces endroits pour se rendre en Syrie ; mais elle ne se déclara d'une manière bien marquée qu'à Ramléh. Pendant le siége de

Yâfa, plusieurs soldats, bien portans en apparence, périrent subitement de cette maladie;
et après la prise de cette ville, elle se développa
avec une telle intensité, que durant le séjour
que nous y fîmes, le nombre des morts était
depuis six jusqu'à douze et quinze, par jour. Cette
maladie s'appaisa pendant quelque temps; mais
ce ne fut que pour reparaître avec plus de violence, et elle ne quitta point l'armée jusqu'au
siége de Saint-Jean-d'Acre, où elle exerça le plus
de ravages.

Voici les principaux phénomènes qu'elle m'a
présentés, à des degrés différens, chez tous les
malades que j'ai vus ou traités.

On languit quelque temps dans un état d'inquiétude, de mal-aise général, qui empêche de
rester un seul instant dans la même position.
Tout devient indifférent; l'appétit, pour les
alimens ordinaires, disparaît; on conserve, dans
les premiers momens, le desir de prendre quelques liqueurs stomachiques, telles que du vin
ou du café : on éprouve une difficulté de respirer, et on cherche en vain de l'air pur. A
cette anxiété succède une faiblesse générale; il
survient des douleurs sourdes à la tête, principalement au-dessus des *sinus frontaux*, et aux
articulations; toutes les cicatrices deviennent
douloureuses; il y a souvent des coliques; des
frissons irréguliers se font sentir dans toute

l'habitude du corps, et particulièrement aux extrémités inférieures ; le visage se décolore, les yeux sont ternes, larmoyans et sans expression ; les excrétions sont suspendues, il se déclare des nausées, des envies de vomir, et même des vomissemens de matières d'abord glaireuses, ensuite bilieuses. Dans les premiers momens le pouls est petit et prompt ; quelques heures après l'invasion de ces symptômes, il se manifeste une chaleur universelle, qui paraît se concentrer dans la région précordiale ; le pouls s'élève et devient accéléré ; la surface de la peau est brûlante, et se couvre d'un enduit gommeux. Les douleurs de tête augmentent et produisent des vertiges ; les yeux sont hagards, la vue se trouble, la voix s'affaiblit ; le malade s'assoupit et éprouve, par intervalles, des contractions involontaires dans les muscles des extrémités et de la face. Alors la fièvre est allumée ; le délire arrive plus ou moins vîte, et devient furieux chez quelques-uns. J'en ai vu, sous Acre, sortir de l'hôpital ou de la tente, courir dans les champs, entrer dans la mer jusqu'à mi-corps, et après les plus violens exercices, revenir à leur place ; ou bien ils tombaient de faiblesse au premier endroit, et y périssaient immédiatement. Le délire se déclare souvent en même temps que la fièvre ; sa durée est relative à la force du sujet : quelquefois il finit avec la vie, en quelques heures; chez d'autres il se soutient vingt-quatre heures, deux jours, rarement va-t-il jusqu'au cinquième, à moins que le délire ne soit léger. Toutes les excrétions s'ouvrent, sur-tout les selles, qui dégénèrent en diarrhée, ou flux dyssenterique : le sang que rend le malade est noir et fétide.

Outre ces symptômes, il survient dans les aines, les aisselles, ou d'autres parties du corps, des tumeurs qu'on désigne sous le nom de bubons : ils n'attaquent jamais le tissu des glandes, et se manifestent presque toujours au-dessous ou dans les environs. Lorsqu'ils se déclarent au commencement de la maladie, et qu'ils se terminent par la suppuration, ils paraissent produire une crise favorable. D'autres fois il se forme des charbons qui se présentent ordinairement à la face ou aux extrémités : leur nombre varie.

Lorsque la maladie se déclare tout-à-coup, et qu'il n'y a ni bubons, ni charbons, on voit paraître des taches de forme lenticulaire; d'abord elles sont rouges, ensuite elles brunissent et deviennent noires (ce sont des pétéchies) : souvent elles s'étendent, communiquent ensemble, et forment des charbons.

Cette maladie offre beaucoup de variétés : quelquefois elle se développe d'une manière subite, produit des symptômes alarmans, et enlève le malade en quelques heures. J'ai vu un sergent-major de la 32e. demi-brigade, âgé de 23 ans, d'une constitution robuste, périr après six heures de maladie seulement. Lorsqu'elle est aussi violente, il ne paraît aucun symptôme extérieur; mais à l'instant de la mort, ou peu de momens après, le corps se couvre de pétéchies gangreneuses.

Chez la plupart des individus que j'ai eu occasion de traiter de la peste, elle a eu une marche moins effrayante. Les douleurs de tête, la faiblesse, les nausées et les vomissemens, avaient lieu pendant les premières vingt-quatre heures; la fièvre s'allumait le second jour; les bubons se montraient aussitôt, et s'ils étaient suivis d'inflammation et de la suppuration, les accidens s'appaisaient vers le quatrième jour, et disparaissaient insensiblement : les bubons s'abcédaient, et les malades pouvaient être regardés comme guéris. Si, au contraire, les bubons ne suppuraient pas, tous les accidens fesaient des progrès rapides, et ils périssaient le troisième ou le cinquième jour.

Dans le cas où la maladie était de courte durée, la mort était devancée par les symptômes les plus affreux. J'ai vu périr plusieurs personnes dans cet état. Si le malade est en marche, il tombe frappé de convulsions et de contorsions violentes; tous les traits de la face se décomposent, les lèvres s'écartent et se contournent

en tous sens ; la langue se tuméfie et sort de la
bouche ; une salive épaisse et fétide coule involontairement ; les narines se dilatent et laissent
fluer en abondance une morve sanieuse et de
mauvaise odeur. Les yeux sont ouverts, semblent
sortir de l'orbite et restent fixes. La peau du
visage se décolore, l'individu se contourne sur
lui-même, jette quelques cris lugubres, et expire tout-à-coup (1).

La mort offre un aspect moins effrayant quand
la maladie a été longue, et que la constitution
primitive du sujet est faible et débile. La peste
a attaqué préférablement les jeunes gens et les
adultes, rarement les personnes avancées en
âge. Les sujets d'un tempérament phlegmatique
et gras y ont été plus exposés ; les tempéramens
secs ont été généralement plus épargnés.

Il paraît que le virus pestilentiel se porte principalement sur le système cérébral et nerveux,
et à raison de son intensité, les organes du sentiment et du mouvement doivent perdre leurs
fonctions. J'ai remarqué que ceux de la digestion étaient les premiers affectés, et le plus gravement. Aussi, il se forme promptement, dans
les premières voies, des saburres qui, par leurs
effets, compliquent la maladie : c'est ainsi qu'à

____

(1) J'ai retrouvé ce passage et quelques autres dans une
thèse, qui vient d'être soutenue à l'Ecole de Médecine de
Paris : ils y ont été insérés d'après la communication que
j'avais faite de mon manuscrit.

cette première cause sédative, se joint la putridité, qui coopère à la destruction de toute la
machine.

Plusieurs observations me portent à croire
que ce virus pestilentiel peut se conserver dans
le système vivant, plus ou moins long-temps,
lorsque la peste ne s'est pas déclarée d'une manière complète, ou que les crises en ont été
imparfaites, sur-tout lorsque les bubons ne se
sont pas abcédés, ou que la suppuration en a
été supprimée par une cause quelconque : il est
probable aussi que ce germe pestilentiel agit à
la manière des autres virus, tels que la petite
vérole, etc.

L'époque la plus favorable au développement
de ce virus, est la saison ou la peste règne en
Egypte, c'est-à-dire celle du kamsim, vents du
sud, qui durent environ cinquante jours, et
ont lieu avant et après l'équinoxe ; tandis que
dans les autres saisons, les personnes qui en sont
affectées, paraissent jouir d'une bonne santé.

J'ai vu plusieurs soldats de l'armée qui, ayant
eu la peste à des degrés plus ou moins forts, ont
éprouvé les années suivantes, pendant cette
saison, des récidives qu'on distingue de la peste
elle-même, par des symptômes qui non - seulement sont plus légers, mais présentent des
nuances différentes. La peste proprement dite
peut aussi se reproduire plusieurs fois, comme
nous en avons vu un grand nombre d'exemples.

Dans les récidives, les cicatrices des bubons s'ulcéraient, et prenaient un caractère gangreneux chez quelques individus ; et cette altération locale était accompagnée de la perte de l'appétit, de nausées, et quelquefois de vomissemens de bile d'un vert foncé, de pesanteur à la tête, de vertiges et de lassitude générale ; chez d'autres, les bubons qui n'avaient point suppuré, se gonflaient à la même époque, et formaient des tumeurs bleuâtres, indolentes, qui restaient dans un état squirreux, ou bien elles suppuraient, et dans ce dernier cas, la fluctuation était précédée d'une phlyctaine gangreneuse, qui indiquait la nécessité d'ouvrir promptement l'abcès. Ces symptômes locaux étaient également accompagnés de lassitude, de pesanteur à la tête, etc. J'en ai encore vu chez qui les cicatrices des charbons prenaient une teinte noirâtre, causaient au malade des tiraillemens douloureux dans les parties subjacentes, et de la gêne dans les mouvemens.

De légers vomitifs, et l'usage des stomachiques pendant quelques jours, suffisaient ordinairement pour faire disparaître ces affections ; mais elles se reproduisaient souvent aux époques indiquées, avec les mêmes phénomènes. J'ai remarqué que dans ces récidives il n'y a point de contagion, sans doute parce que la maladie dégénère, et perd de son vrai caractère, d'autant qu'on s'éloigne plus de l'époque où la peste,

proprement dite, a eu lieu, et des climats où
elle est endémique. La plupart des soldats qui
en étaient attaqués, couchaient avec leurs camarades, dans les casernes, sans leur communiquer la maladie.

Parmi le grand nombre de personnes qui se
sont trouvées dans le cas de ces récidives, le
citoyen Leclerc, chirurgien de deuxième classe,
qui avait contracté la peste en Syrie, en produit un exemple frappant. Depuis cette campagne, il a éprouvé tous les ans, pendant la saison où cette maladie règne, de légers retours;
les bubons qui s'étaient terminés chez lui par
la résolution, se tuméfiaient prodigieusement,
sur-tout celui du côté gauche, qui gênait alors
les mouvemens de la cuisse, et entretenait la
totalité du membre dans un état de maigreur et
de faiblesse. La première année, étant à Gyzéh,
près le Kaire, il lui survint à la face une éruption lépreuse, d'un caractère très-malin, qui
résista à tous les moyens que je mis en usage
pour la combattre, et qui disparut par le seul
travail de la nature, à l'époque où la saison de
la peste finissait. Cet officier de santé se trouvant à Paris dans la même saison, vit également
ses bubons s'engorger; mais il ne parut point
d'autre symptôme.

Je lui avais conseillé l'application de la potasse caustique; il s'y refusa, et malgré mou

avis il voulut partir pour Saint-Domingue. J'é-
tais persuadé d'avance qu'à raison de cette affection pestilentielle, il contracterait facilement
la fièvre jaune, endémique dans ce climat, et avec
laquelle la peste m'a paru avoir beaucoup d'analogie; en effet à peine fut-il arrivé dans cette
contrée qu'il fournit une victime de plus à cette
fièvre meurtrière.

Je me dispenserai de citer à l'appui de mon
opinion, plusieurs autres observations remarquables; je les crois superflues.

Pendant la campagne de Syrie j'ai voulu rechercher jusque dans les entrailles des morts les
causes de cette maladie : le premier cadavre
dont je fis l'ouverture fut celui d'un volontaire
âgé d'environ 25 ans qui mourut quelques heures
après son entrée à l'hôpital des blessés à Yàfa,
ayant pour principal symptôme un charbon au
bras gauche.

Son corps était parsémé de pétéchies; il ex-
halait une odeur nauséabonde que je supportais
avec la plus grande peine. Le bas-ventre était
météorisé, le grand épiploon jaunâtre et parsemé de taches gangreneuses, les intestins étaient
boursoufflés et de couleur brunâtre; l'estomac
affaissé et gangrené dans plusieurs points correspondans au pylore, le foie d'un volume plus
considérable que dans l'état ordinaire, la vésicule pleine d'une bile noire et fétide; les pou-

mons d'un blanc terne, entrecoupés de lignes noirâtres, le cœur d'un rouge pâle, son tissu presque macéré, se déchirant facilement, les oreillettes et les ventricules pleines d'un sang noir et liquide, les bronches remplies d'une liqueur roussâtre et écumeuse (1).

Le second cadavre était celui d'un sergent-major, dont j'ai déjà parlé ; je trouvai à-peu-près les mêmes désordres dans les viscères du bas-ventre et de la poitrine. Le foie était plus engorgé, la vésicule extraordinairement distendue ; le péricarde rempli d'une humeur sanguinolente, et le tissu cellulaire parsemé d'un lacis de vaisseaux variqueux, pleins d'un sang noir liquéfié. J'ai ouvert en Egypte plusieurs autres cadavres de personnes mortes de la peste, et j'ai remarqué les mêmes résultats. Les circonstances ne m'ont jamais permis de faire l'ouverture du crâne.

Cette maladie a fait de grands ravages parmi les habitans de Gaza, Yâfa et Acre. Elle n'a pas épargné les Arabes du désert voisin de la mer ; elle ne s'est fait sentir qu'à peine dans les villages des montagnes de Naplouze et Canaan, mais elle a régné dans les lieux bas, marécageux, et dans ceux qui bordent la mer.

De tous les habitans qui ont été frappés de

---

(1) Le cit. Betheil, Chirurgien de deuxième classe, jeune homme instruit et plein de zèle, qui mourut de la peste dans cette ville, m'aida à faire l'ouverture de ce corps.

la peste dans ces endroits, il n'y en a eu qu'un
petit nombre qui en soit échappé : le mauvais
traitement que leurs médecins leur font subir
et le préjugé funeste qu'ils ont de ne pas croire à
la contagion, ne coopèrent pas peu sans doute à
la destruction. Je n'ai pu avoir de données certaines sur le nombre des personnes mortes de cette
maladie parmi les habitans de ces contrées.

Je considère la peste comme endémique non-
seulement sur la côte de Syrie, mais même
dans les villes d'Alexandrie, Rosette, Damiette
et le reste de l'Egypte.

En effet, elle me paraît dépendre de causes
propres à chacun de ces pays (1), et l'on sera
convaincu de ce que j'avance, si l'on examine
d'abord la construction des villes dont les rues
sont étroites, tortueuses, point pavées, les maisons mal percées et remplies la plupart de décombres; chaque carrefour formant autant de
cloaques d'immondices où les eaux des pluies
croupissent pendant l'hyver, sur-tout dans les
villes maritimes, à raison de la disposition du
sol de ces villes, dont le centre est toujours au-
dessous du niveau de la circonférence et même
de la mer, ou des lacs environnans, ou des
rizières marécageuses et très-infectes, principalement à Damiette; si l'on observe que pendant

____

(1) Je me trouve d'accord en ce point avec tous les médecins de notre armée qui ont écrit sur cette maladie.

la même saison les vents du sud régnent dans ces contrées et se soutiennent jusqu'à la fin de mai, ce qui rend l'atmosphère toujours chaude et humide ; si l'on réfléchit à la mal-propreté des habitans, à leur mauvais régime, et à l'état d'inaction où ils sont presque continuellement ; si l'on ajoute enfin à toutes ces causes la putréfaction de beaucoup de cadavres d'animaux, délaissés dans les carrefours, surtout de chiens dont le nombre était prodigieux avant notre arrivée dans ce pays ; la position des cimetières dans le voisinage des villes, lesquels consistent dans des tombes de mauvaise maçonnerie où les Turcs ménagent un soupirail dirigé à l'orient, qui communique avec le cadavre, de sorte que lorsqu'il se décompose, les gaz s'échappent par cette ouverture et augmentent l'infection de l'air (1).

Ainsi à Alexandrie où la peste a régné la première année avec beaucoup d'intensité, la prise de cette place ayant donné un assez grand nombre de cadavres d'hommes et d'animaux qui furent délaissés ou mal enterrés sous ses remparts, les corps entrèrent bientôt en putréfaction et contribuèrent au développement de cette maladie.

---

(1) D'ailleurs, toutes communications avec Constantinople et le Levant ont été presque toujours interrompues en Egypte, pendant notre séjour dans cette contrée.

Il en fut à-peu-près de même à El-A'rich où nous perdîmes soixante-dix hommes de la peste sur trois cents de garnison, et où beaucoup d'animaux déjà putréfiés, provenant du siége de cette place, furent enterrés près du fort avec trop peu de précautions;

A Gaza où les Mamlouks laissèrent dans plusieurs endroits de la ville un grand nombre de chevaux morts par l'effet d'une épizootie qui précéda la peste, laquelle d'après le récit des habitans de cette ville fit de grands ravages parmi eux et chez les Mamlouks.

Il suffit de savoir que Yâfa fut prise d'assaut pour se faire une idée du désordre qui dut y régner sous le rapport de l'insalubrité, et pour se convaincre qu'il en résulta une infinité de causes d'infection, lesquelles, de concert avec les divers objets contaminés, laissés dans cette ville par les Turcs, produisirent un foyer pestilentiel, dont l'influence fut très-funeste aux troupes de la garnison et aux habitans. Ceux-ci assuraient n'avoir pas vu depuis trente ans, cette maladie se montrer avec des effets aussi graves, quoiqu'elle parût toutes les années.

J'ai remarqué que la peste, lorsque les vents du sud soufflaient, prenait une intensité plus grande que pendant les vents du nord ou nord-est, qui en diminuaient les effets, et les fesaient même disparaître s'ils régnaient long-tems : elle reparaissait avec autant de violence au retour des vents du sud (Kampsim).

Lorsqu'elle commence par la fièvre et le délire, il est rare que le malade guérisse. Malgré l'usage de tous les remèdes indiqués, il meurt dans les premières vingt-quatre heures, ou le troisième jour au plus tard : cependant j'ai eu occasion de traiter un sous-officier de la trente-deuxième demi-brigade, qui ayant sept charbons, fut pendant trois jours dans un délire violent avec lequel la maladie avait commencé; néanmoins la suppuration s'établit dans ces charbons, les escarres se détachèrent, les accidens se calmèrent, et le malade guérit parfaitement après une convalescence fort longue. La femme de ce militaire, enceinte de six mois, contracta la maladie qui ne fut pas aussi intense et dont elle guérit également, sans fausse couche : mais deux autres femmes enceintes, auxquelles je donnai aussi mes soins, avortèrent dans les premières vingt-quatre heures et moururent immédiatement.

Si la fièvre ne survient que le deuxième jour de l'invasion de la maladie, il y a moins de danger, et on a le tems de prévenir les accidens consécutifs. J'ai observé, comme je l'ai dit ailleurs, que la peste attaquait rarement les blessés dont les plaies étaient en pleine suppuration, tandis que lorsqu'elles étaient cicatrisées, plusieurs s'en trouvaient frappés et peu échappaient à la mort. Nous avons fait la même remarque sur les habitans du pays qui portaient des cautères (1).

J'ai remarqué que l'affection morale aggravait cette maladie, en facilitait aussi le développement chez les personnes qui en possédaient le germe, et la fesait contracter par les causes les plus légères; mais quelque forte qu'ait été cette affection, les effets n'ont pu être comparés à ceux résultant de la communication des individus sains avec les malades, ou aux effets du contact des objets contaminués. On a pu se convaincre de cette vérité, par les ravages que la peste a faits, en l'an 8, chez les fatalistes musulmans.

Que l'on ne croie pourtant pas que le mot de *peste* ait beaucoup effrayé nos soldats. Ils étaient trop accoutumés à recevoir sans émotion toutes sortes d'impressions. Leur sensibilité morale et physique était, pour ainsi dire, émoussée par les chocs divers qu'elle avait reçue dans les pénibles campagnes qu'ils avaient déjà faites : il eût donc été à désirer, que, dès les premiers jours de l'invasion de la peste, on

____

(1) Fabrice de Hilden, Galien, Plater, Ingrassias, Paré et autres auteurs célèbres, assurent que dans les contrées qu'ils ont vu ravagées par la peste, cette maladie respectait tous ceux qui portaient des cautères bien établis.

eût présenté au militaire, cependant sous les couleurs les moins défavorables, le vrai caratère de cette maladie : on eût diminué le nombre des victimes, et rassuré bien plus vîte le soldat, tandis qu'imbu de l'opinion qui fut d'abord répandue, que cette maladie n'était pas pestilentielle, il n'hésitait pas, dans le besoin, de s'emparer et de se couvrir des effets de ses compagnons morts de la peste : le germe pestilentiel ne tardait pas alors à se développer chez ces individus, qui subissaient souvent le même sort. Ce ne fut que lorsqu'ils eurent une connaissance parfaite de cette maladie, que beaucoup s'en préservèrent par les précautions qui leur furent indiquées.

C'est sans doute à l'ignorance de cette vérité, comme l'a très-judicieusement observé le professeur Pinel, qu'on doit attribuer les ravages que la peste fit à Marseille en 1720. Cet auteur s'exprime ainsi dans sa nosographie philosophique, tome Ier, page 338, dernière édition :

« Les médecins Chicoineau, Verny et Didier,
» sont entraînés par l'ascendaut de la célébrité
» de Chirac, premier médecin du régent; ils
» n'osent le contredire, et vont encore plus
» loin, en répétant avec lui, que la prétendue
» fièvre maligne n'est point contagieuse, ou
» plutôt qu'elle n'a d'autre contagion que celle
» de la terreur qu'elle inspire; mais leurs opi-

» nions sont un peu chancelantes, lorsqu'ils
» voient les rues jonchées de morts et de mou-
» rans, etc. ».

J'ajouterai ces derniers mots : « et puisque la
» vérité tardive peut se faire entendre, continue
» le professeur Pinel, on peut dire qu'il ne reste
» de bien précis, sur la peste de Marseille,
» que l'écrit modeste d'un médecin ignoré qui
» l'a observée dans le silence, et qui ne paraît
» avoir eu d'autre ambition, que celle d'être
» utile et de s'instruire ».

C'est dans cette relation médicale que son
estimable auteur, Bertrand, s'accordant avec les
principes du chirurgien des forçats de Marseille,
a prouvé combien il était dangereux de cacher
une vérité aussi importante.

Dans le premier tems, sur quatre individus
attaqués de la peste, il en périssait deux et
souvent trois ; mais ensuite plus des deux tiers
guérissaient (2).

La première indication qui se présente est
d'évacuer les premières voies à l'aide de vomitifs plus ou moins forts. Le tartrite antimonié
de potasse, a le double avantage de donner à tout
le système, une secousse relative à la dose,

---

(1) Ces succès sont principalement dus, au courage et au
zèle du médecin en chef Desgenettes, qui a dirigé lui-
même le traitement des pestiférés placés dans le départe-
ment des fiévreux.

de faire cesser le spasme des petits vaisseaux, et d'ouvrir les voies de la transpiration.

La seconde indication est de soutenir les forces du malade, de prévenir la désorganisation de la machine, et de faciliter l'issue au-dehors de l'humeur délétère et de la matière des bubons.

Il faut continuer l'usage du tartrite antimonié de potasse à petites doses, combiné avec les boissons acides, sur-tout l'eau de tamarin, administrer le soir quelques potions de camphre et de thériaque, auxquelles on ajoutera la liqueur minérale d'Hoffman, à des doses plus ou moins fortes, selon le degré de prostration où se trouve le malade. On pourrait vers la fin de la maladie, seconder ces remèdes par les apozèmes amers, unis au quinquina, et donner une infusion de sauge pour boisson. On fera faire sur toute l'habitude du corps des lotions d'eau pure et de vinaigre à parties égales. Le traitement doit être accompagné du régime convenable.

Il est rare que la saignée soit indiquée ; ainsi il faut être très-circonspect sur son usage. Les frictions huileuses dont le citoyen Villepreux, chirurgien de première classe, s'est servi à l'hôpital de Belbeys, n'ont paru rien produire. Elles peuvent cependant être employées comme préservatives.

Lorsque les bubons parcourent toutes les périodes de l'inflammation et qu'ils s'abcèdent, il

faut aider la nature dans cette terminaison
qui est la plus favorable : dès le principe on
appliquera des cataplasmes très - chauds d'oignons de scilles , cuits sous la cendre. Ils accé-
lèrent l'inflammation et facilitent la formation
du pus. Je m'en suis servi utilement en Syrie
où les plantes pulpeuses abondent. Il ne faut
pas attendre la parfaite maturité de l'abcès
pour l'ouvrir , et l'on doit préférer l'instrument
tranchant. Si le bubon est indolent , sans changement de couleur à la peau , et que la faiblesse de l'individu soit grande , il est pressant
d'y appliquer un bouton de feu et le cataplasme immédiatement. Souvent ce moyen pro-
voque l'inflammation , qui est suivie de la suppuration et de la guérison du malade. Le cautère potentiel a des effets plus lents et n'offre
pas les mêmes avantages ; les pansemens doivent
être simples , mais toniques et suppuratifs.

Le traitement des charbons consiste à exciter
dans les parties subjacentes , une légère inflammation qui fera détacher les escarres : les cataplasmes chauds et rubéfians conviennent dans
ce cas , ainsi que les caustiques fluides précédés
de scarifications et de l'excision des parties gangrenées.

On ne peut contester que la peste ne soit
épidémique et contagieuse ; les progrès rapides
qu'elle a faits , et une suite d'expériences trop

malheureuses chez les musulmans (1), ne laissent pas le moindre doute sur les effets de la contagion; mais elle ne paraît pas avoir lieu dans toutes les périodes de la maladie, et elle doit se faire de différentes manières. Je ne pense pas, par exemple, que la peste se communique lorsqu'elle est légère, et dans la première période. Je ne crois pas non plus qu'on ait à la craindre, en touchant du bout des doigts le pouls du malade, en lui ouvrant et en lui cautérisant ses bubons ou charbons, en lui appliquant rapidement divers topiques, ou en touchant, par de petites surfaces, son corps ou ses vêtemens, de quelque nature qu'ils soient, et en passant dans son appartement, pourvu qu'il y ait des courans d'air. Les convalescens de cette maladie, ou ceux qui ont de simples récidives, ne la communiquent point.

Il faut éviter le trop long séjour dans les salles peu aérées des pestiférés, les exhalaisons des corps morts, ou des personnes qui sont au troisième ou quatrième degré de la maladie, ne point les toucher par de grandes surfaces, et ne point se couvrir de vêtemens qui ont servi aux individus atteints de la peste.

---

(1) L'épidémie de l'an 9, qui régna au Kaire et dans la Haute-Egypte, enleva 150,000 Egyptiens, tandis qu'il ne périt qu'un petit nombre de Français.

Je pense que la matière des charbons et des bubons, communique la maladie lorsqu'elle est en contact avec les parties sensibles et intérieures du corps, au moment où ces charbons font des progrès : ainsi, le citoyen Charroy, officier des guides à cheval, frappé, dans l'an 9, d'une peste violente, avec bubon à l'aine droite, ayant négligé de le faire ouvrir, il se forma, avant qu'il s'abcédât, une fusée inflammatoire, qui descendit intérieurement le long de la cuisse jusqu'au genou, où il se manifesta un charbon. De celui-ci partaient deux autres fusées, qui, en s'écartant, se terminaient l'une à la malléole interne, et l'autre sur le trajet du tendon d'achille, où elles produisirent deux autres charbons de la même nature. On employa contre eux la méthode curative désignée plus haut, et le malade fut conduit à la guérison après trois mois de traitement

Mais ce qu'il y a de très-remarquable, c'est que pendant les paroxismes de la maladie, qui durèrent environ six semaines, toute la moitié droite du corps fut paralysée. Ainsi, ce militaire fut privé, tout ce temps, de la vue de l'œil droit, de l'ouïe, de l'odorat, d'une partie du goût, des mouvemens du bras, de l'avant-bras, de la fesse, de la cuisse et de la jambe du même côté, lesquels se trouvaient presqu'atrophiés : cependant, tous ces accidens cessèrent avec la maladie, à la fin de la saison où elle règne, et le malade recouvra bientôt l'usage de toutes ses facultés. (1). Ce phénomène prouve, d'une manière évidente, que le virus pestilentiel porte principalement ses effets sur le système nerveux.

Avant notre départ d'Alexandrie, le général en chef Menou fut attaqué de tous les symptômes de la peste, qui se développèrent chez lui d'une manière lente et graduée. Il se plaignit d'abord de pesanteur à la tête, de gêne dans la respiration, de lassitude, de faiblesse générale, avec engourdissement dans les extrémités inférieures, sur-tout à la gauche, de tiraillemens dans l'aine du même côté. Il était agité la nuit par des somnolences, et lorsqu'il s'assoupissait, il faisait des rêves sinistres; il avait le pouls petit et accéléré.

Le général était dans cet état depuis trois jours; il avait déjà fait usage de quelques amers, lorsqu'il me fit appeler pour la première fois: c'était le 22 vendémiaire au soir. Il me fit appeler de nouveau le 23, à cinq heures du matin, pour me montrer trois charbons de la grandeur d'un centime, qui s'étaient formés,

---

(1) Le citoyen Boussenard, qui me remplaçait au Kaire, m'a communiqué cette observation.

pendant la nuit, à la partie interne et supérieure de la jambe gauche. Il n'était point effrayé de cet accident, car étant à Rosette en l'an 7, au moment où il devait aller prendre le commandement de la Palestine, il avait été affecté d'un semblable charbon au bras gauche. Néanmoins il était inquiet et dans un état de morosité et de tristesse. La prostration de ses forces, son regard fixe, les douleurs de tête qui avaient augmenté, l'irrégularité du pouls et la chaleur vive qu'il ressentait dans la région précordiale, me fesaient craindre des suites funestes. Le Kampsim, ou les vents du sud commençaient à régner, et toute l'armée était déjà partie, ou mettait à la voile. Nous étions par conséquent dans l'alternative de voir sa maladie faire des progrès rapides, et de nous trouver dans une ville infectée par mille causes différentes, au milieu des ennemis, et peut-être sans secours, ou bien de transporter dans le vaisseau, le germe de la peste. Cependant je crus ce dernier parti le plus sage et le moins désavantageux; car j'avais fait isoler dans la frégate l'appartement du général; je devais m'y isoler moi-même pour pouvoir lui donner mes soins sans communiquer avec le reste de l'équipage, dans la supposition que le mal vint à empirer; d'ailleurs j'avais tout lieu de croire que l'éloignement du sol égyptien, le changement d'air et le mouvement du vaisseau donneraient une issue favorable à la maladie. D'ailleurs, nous rentrions en France dans une saison où la peste ne peut se développer, surtout lorsque le froid est vif et sec, comme au tems où nous y sommes arrivés; et j'avais, outre cela, formé le projet de nous faire relâcher dans une des îles de la Grèce, en cas que la maladie prît un mauvais caractère. En conséquence, je pressai le général de partir, en lui fesant connaître les dangers qu'il avait à courir, s'il mettait le moindre délai à son départ : il suivit mon conseil, et s'embarqua le 25 vendémiaire au soir. Le vaisseau mit à la voile le 26, à la pointe du jour. Les charbons s'étaient étendus pendant la nuit, et le lendemain tous les autres accidens se trouvèrent aggravés.

Des premiers charbons qui s'étaient formés naissaient des lignes rougeâtres, érysipélateuses, qui marchaient flexueusement en différens sens, de manière à parcourir toute la surface interne et antérieure de la jambe jusqu'aux malléoles. Ces fusées morbifiques déterminèrent de distance en distance d'autres petits charbons d'un caractère semblable aux premiers. J'ai généralement remarqué que les charbons se manifestaient dans les régions du corps où le tissu cellulaire est plus serré, tandis que les bubons avaient leur siége aux endroits pourvus d'un

tissu plus lâche, tels que les aines, les aisselles, etc. On peut se rappeler que les charbons
dont fut affecté le cit. Charrois, lui étaient aussi
survenus précisément aux endroits que nous
désignons.

Je me disposais à faire passer quelques grains
de tartrite de potasse antimonié au général
Menou, et à remplir les autres indications, lorsque tout-à-coup les vents du sud qui nous avaient
éloignés de la côte d'Afrique, passèrent au nord
nord-ouest, et devinrent très-forts. Le général fut aussitôt frappé du mal de mer; il eut
des vomissemens copieux de matières bilieuses,
et de fortes évacuations alvines, qui furent
suivies de sueurs abondantes. Ces violentes secousses me firent craindre un instant pour sa
vie; cependant le calme s'établit chez le malade
après la cessation de l'ouragan; les douleurs de
tête disparurent, le sommeil se rétablit et le général fut en état de recevoir quelques stomachiques. L'affection gangreneuse des charbons s'était
bornée, et un cercle rougeâtre, qui les cernait,
m'annonçait la suppuration prochaine et le retour des forces vitales.

J'appliquai sur les charbons comme je l'avais
déjà fait, l'onguent de stirax, saupoudré de camphre et de quinquina rouge, et sur toute la
jambe, des compresses de vin de Bordeaux camphré et ammoniacé. Je faisais faire usage inté-

rieurement des amers, du camphre, de l'opium, de la liqueur anodine d'Hoffman, et du quinquina aux doses convenables et différemment variées selon les circonstances. Peu de jours après la suppuration fut établie dans les charbons, et les escarres ne tardèrent point à se détacher. Je pansai ensuite avec le vin miellé, les ulcères que la chute des escarres mit à découvert : ce moyen fut continué jusqu'à la cicatrisation, qui eut lieu avant notre arrivée en France.

Les forces et les fonctions du général en chef se réparèrent graduellement par la continuation de ce traitement, et à notre arrivée à la quarantaine de Toulon, il était parfaitement guéri. Là, je fis parfumer et seréiner tous ses effets, comme ceux de tous les individus du bord. Les premiers froids, que le général Menou essuya en arrivant à Marseille, lui causèrent une dyssenterie opiniâtre, qui le retint dans cette ville le reste de l'hiver ; mais le retour de la belle saison et les soins que les médecins de Marseille lui prodiguèrent, le rendirent à Paris bien portant.

Il résulte de tous ces faits, selon moi, que l'inoculation de la peste est dangereuse.

Pour se garantir de cette maladie, il importe de prendre beaucoup de précautions : les plus efficaces sont le grand exercice, la propreté, le régime; il faut aussi éviter l'usage immodéré des liqueurs spiritueuses, des viandes et du laitage; boire beaucoup de café, et une infusion de sauge le matin à jeun, se laver souvent le corps avec l'eau et le vinaigre; ne point se baigner pendant la saison *morbide*; changer souvent de linge et d'habits; coucher dans des lieux secs et aérés; éloigner les affections morales, et prendre, aux plus légers symptômes de saburre, un vomitif léger et en grand lavage. Ainsi il est prudent d'apporter avec soi quelques grains d'émétique dans les climats où la peste est endémique.

En même tems on diminuerait et l'on ferait disparaître insensiblement les causes qui la produisent, en prévenant la stagnation des eaux du Nil, lors de leur retraite dans les bassins placés près des habitations; en creusant des canaux d'irrigation bien dirigés; en fesant des plantations dans tous les endroits humides, et marécageux; en écartant les rizières des endroits habités; en fesant transporter au loin dans les déserts, et toujours à l'occident des villes et villages, tous les cimetières; raser les tombes qu'on serait obligé de laisser dans les cités, et les couvrir du moins d'une couche de chaux vive. On aurait l'attention d'exhausser le sol des habitations, de manière à les mettre à l'abri des plus fortes inondations, de sabler les rues, afin d'empêcher les cloaques que les pluies y forment; de construire des aqueducs à pente facile dans les villes maritimes où la pluie est plus fréquente. Il serait nécessaire de changer la construction des maisons de la classe indigente du peuple égyptien. On ferait sentir aux habitans la possibilité de se garantir de la contagion, et de s'en guérir, en leur citant l'exemple des Européens qui savent, au moyen des précautions, se préserver de la maladie et qui trouvent souvent le salut dans la médecine, lorsqu'ils tombent malades à leurs côtés. Enfin un grand moyen de salubrité serait de leur faire connaître les savantes et sages dispositions que la commission de salubrité française avait arrêtées et mises avec succès en pratique, et dont on lit un extrait précis dans l'ouvrage du médecin en chef Desgenettes.

L'armée leva le camp dans la nuit du 1er au 2 prairial, et prit le chemin de l'Egypte. Cette mesure était d'autant plus pressante, que nous étions menacés dans ce pays de l'arrivée très-prochaine de troupes innombrables venant de plusieurs contrées de l'Orient. Ce dernier voyage fut aussi pénible que le premier. Les troupes, toutes affaiblies par les maladies, les fatigues et les privations, furent obligées de porter tour-à-tour leurs frères d'armes blessés. La chaleur

était déjà très-forte , et augmentait progressivement , à mesure que nous approchions de
l'Egypte. Nous suivîmes le rivage de la mer , et
passâmes par Césarée , nom qui rappelle une
ville d'une antique splendeur. La Césarée d'aujourd'hui , formant une place forte de forme
carrée , qui se conserve en bon état , a été bâtie
par les Croisés. On trouve au pied de ses murs ,
et à quelques pas de la mer , une source d'eau
limpide , fraîche et excellente. Derrière Césarée
sont les ruines de la ville bâtie par César , qui
sont fort curieuses.

Notre passage à Yâfa fut moins agréable ; la
ville était délabrée , et abandonnée d'une grande
partie de ses habitans. Tous nos malades et
blessés qui avaient voyagé le long de la côte ,
en remplissaient les hôpitaux , le port et les
rues voisines. Jamais je n'ai vu un tableau plus
déchirant. Nous passâmes trois jours et trois
nuits à les panser ; ensuite j'embarquai les plus
graves pour Damiette , et fis passer les autres
par les déserts en Egypte. Il est difficile de se
faire une idée des fatigues que les chirurgiens
de l'armée essuyèrent dans cette circonstance.

Après cette opération , nous nous remîmes en
route ; on entra dans les déserts sans s'arrêter
à Gaza. Nous laissâmes en passant à El-A'rich ,
les pestiférés qui nous avaient suivis , et ceux
qui tombaient malades en chemin. Cette tra-

versée fut extrêmement pénible ; mais elle le devint encore plus, lorsqu'arrivés dans la plaine de sable qui s'étend du pont des Romains à Ssalahhieh, nous fûmes surpris par des vents empoisonnés. Ce fut là que pour la première fois, nous éprouvâmes les effets terribles du Kamsim (vents brûlans du sud ou du désert) : j'emprunterai de Volney la description qu'il en a faite, parce qu'elle est exacte et fidelle.

« On peut comparer, dit Volney, l'impres-
» sion que produisent ces vents sur nos organes,
» à celle d'un four banal, au moment où l'on
» en tire le pain. Le ciel, toujours si pur en
» ces climats, devient trouble, le soleil perd son
» éclat, et n'offre plus qu'un disque violacé ; l'air
» est plein d'une poussière déliée qui ne se dé-
» pose pas, mais pénètre par-tout. Ce vent,
» toujours léger et rapide, n'est pas d'abord
» très-chaud ; mais à mesure qu'il prend de la
» durée, il croît en intensité. Les corps ani-
» més le reconnaissent promptement au chan-
» gement qu'ils éprouvent. Le poumon, irrité
» par la présence de cet air, se contracte ou
» se crispe ; la respiration devient courte, la-
» borieuse, la peau est sèche, et l'on est dé-
» voré par une chaleur interne ; on a beau se
» gorger d'eau, rien ne rétablit la respira-
» tion ; on cherche envain la fraîcheur ; les

» corps qui avaient coutume de la donner, trom-
» pent la main qui les touche ; le marbre, les
» métaux et l'eau, quoique le soleil soit voilé,
» sont chauds : dans ces momens, les habitans
» des villes et villages s'enferment dans leurs
» maisons, et ceux du désert dans leurs tentes,
» ou dans des puits creusés en terre, où ils
» attendent la fin de ce genre de tempête. Com-
» munément, elle dure deux ou trois jours ;
» si elle passe, elle devient insupportable. Mal-
» heur aux voyageurs qu'un tel vent surprend
» en route ! loin de tout asile, ils en subissent
» tout l'effet, qui est quelquefois porté jusqu'à
» la mort. Le danger existe sur-tout au mo-
» ment des rafales ; alors la vîtesse accroît sa
» chaleur au point de tuer subitement. Cette
» mort est une vraie suffocation ; la circulation
» est dérangée, et le sang chassé par les der-
» nières contractions du cœur, afflue vers la
» tête et la poitrine ; de-là les hémorragies qui
» se manifestent par le nez ou la bouche, à
» l'instant de mourir ou après la mort. Ce vent
» attaque sur-tout les gens replets, et ceux en
» qui la fatigue a brisé le ressort des muscles
» et des vaisseaux. Les cadavres s'enflent pro-
» digieusement, et se putréfient très-vite.

» On en modère un peu les effets en se cou-
» vrant la face d'une manière quelconque, ou
» comme les chameaux, en mettant le nez dans

» le sable, jusqu'à la fin de la tempête, qui dure
» ordinairement deux ou trois heures. Ce vent
» crispe la peau, pompe avec avidité les éma-
» nations aqueuses des animaux, ferme les pores
» et cause cette chaleur fébrile qui accompagne
» toute transpiration supprimée ».

Je ressentis si fortement tous ces effets, qu'ils
faillirent me faire périr ; car, quelques minutes
après cette espèce de tourmente, je tombai en
syncope, et n'espérai plus pouvoir arriver à
Ssalahhiéh. Beaucoup d'animaux furent suffo-
qués, sur-tout des chevaux ; enfin toute l'armée
en fut considérablement incommodée. Cette journée fut, pour quelques convalescens de la peste
qui nous suivaient, le terme fatal de leur carrière.

La vue des campagnes fertiles de Ssalahhiéh,
ombragées par des forêts immenses de palmiers,
l'eau du Nil, les bons alimens que nous trouvâmes, l'air pur que nous respirions, nous rendirent nos forces. Le passage de la province de
Charqyéh alors couverte de moissons et d'un
aspect magnifique, ne fut plus qu'une agréable
promenade.

Nous laissâmes dans les hôpitaux de El-A'rich,
Cathiéh, Ssalahhiéh et Belbeys les blessés et malades qui nous suivaient. Ils y restèrent jusqu'à
leur parfaite guérison ; un assez grand nombre
s'embarqua sur le lac Menzaléh, pour aller à

Damiette rejoindre les blessés qu'on y avait envoyés directement de la Syrie. De cette ville, nous les fîmes tous remonter au Kaire, où nous terminâmes leur guérison.

Avant notre arrivée à Ssalahhiéh, on avait rencontré, de distance en distance, quelques bassins d'eau douce et bourbeuse, comme nous en avons vu depuis dans les déserts qui bordent la Libye, remplis de petits insectes, parmi lesquels il existe une espèce de sangsue, qui paraît avoir quelque rapport avec celle qu'on trouve dans l'île de Ceylan (1). Elle a quelques lignes de longueur. Quoiqu'elle ne soit pas naturellement plus grosse qu'un crin de cheval, elle est susceptible d'acquérir le volume d'une sangsue ordinaire, gorgée de sang. Sa couleur est noirâtre, et sa forme ne m'a rien offert de particulier.

Nos soldats, pressés par la soif, se jetaient à plat ventre sur le bord de ces lacs, et sans penser au nouvel ennemi qui les attendait, buvaient avec avidité; bientôt plusieurs d'entre eux ne tardèrent point à ressentir la piqûre des sangsues qu'ils avaient avalées. Les premiers effets de cette piqûre, étaient un picotement douloureux qu'ils

---

(1) Voyez les voyages de Knorr. Elle paraît avoir encore des rapports, quant à la forme, avec l'*hirudo Alpina Nigricans* de M. Dana. (Voyez Valmont de Bomare).

éprouvaient vers l'arrière-bouche, une toux fréquente suivie de crachats glaireux, légèrement teints de sang, et d'envies de vomir. A cette irritation, que déterminait la sangsue dans les parties sensibles de la gorge, succédaient bientôt l'engorgement de ces mêmes parties, et des hémorragies fréquentes. Dès-lors la déglutition devenait difficile, la respiration laborieuse, et les secousses produites, par la toux, sur les poumons et le diaphragme, causaient au malade des douleurs vives dans toute la poitrine. La toux augmentait en raison des attouchemens que fesait la sangsue avec l'extrémité de sa queue sur l'épiglotte, ou sur les bords de la glotte; (le sang qui se porte sur cette ouverture, peut produire les mêmes effets). Les sujets maigrissaient à vue d'œil, perdaient l'appétit et le sommeil; ils étaient inquiets, agités, et si on ne leur administrait pas à tems les secours nécessaires, ces accidens les mettaient en danger, et pouvaient les conduire à la mort, comme on en a vu des exemples.

Zacutus Luzitanus (1), cite une personne qui mourut au bout de deux jours de la piqûre d'une sangsue qu'on avait laissé s'introduire, par mégarde, dans les fosses nasales (2).

____

(1) *De medicinæ principiis historia. Lib. I*, pag. 5.
(2) On a vu nombre d'exemples de personnes qui sont

Les Egyptiens savent que les chevaux en reçoivent par les narines, lorsqu'ils boivent dans
ces étangs particuliers ; ils en sont avertis par
les inquiétudes de l'animal, et par les hémorragies nasales qui se déclarent dès le même jour,
ou le lendemain.

Les maréchaux du pays en font l'extraction
avec autant d'adresse que de dextérité, à l'aide de
pinces fabriquées pour cet usage; et lorsqu'elles
sont hors de la portée de l'instrument, ils font
des injections d'eau salée dans les fosses nasales du
cheval. Mais on n'avait encore aucune connaissance d'un pareil accident arrivé chez l'homme.
Le premier individu chez lequel il se manifesta,
était un soldat de la 69e. demi-brigade, qui, en
arrivant à Ssalahhiéh, au retour de la Syrie,
fut atteint de douleurs piquantes dans la gorge,
de toux et de crachemens de sang. La quantité
qu'il en avait perdue, l'avait considérablement
affaibli. Je le fis entrer à l'hôpital de cette place ;
je questionnai le malade, et cherchai, par tous
les moyens, à connaître la cause de ces accidens. En abaissant la langue avec une cuiller,
je découvris la sangsue, dont la queue se présentait à l'isthme du gosier; elle était de la
grosseur du petit doigt. J'introduisis de suite

---

mortes des effets de sangsues introduites dans l'urètre,
dans le vagin, ou dans l'intestin rectum.

ma pince à pansement pour la saisir ; mais au premier attouchement, elle se rétracta, et remonta derrière le voile du palais. Il fallut attendre une rechute pour la découvrir, et alors, avec une pince à polype recourbée sur sa longueur, je l'arrachai du premier coup. Son extraction fut suivie d'une légère hémorragie, qui s'arrêta en quelques minutes, et très-peu de jours après, ce militaire fut parfaitement rétabli.

Pendant le passage de l'armée de Syrie à Belbeys, il entra à l'hôpital de cette place une vingtaine de soldats attaqués du même accident. Chez presque tous, les sangsues étaient placées près des narines postérieures, derrière le voile du palais ; chez quelques-uns, pourtant elles pénétraient dans les fosses nasales, ou elles s'introduisaient dans l'œsophage, et de-là descendaient dans l'estomac, où elles restaient plus ou moins long-tems, et incommodaient beaucoup les soldats jusqu'au moment où elles se détachaient par l'effet des médicamens, ou par l'action de ce viscère.

Les gargarismes de vinaigre et d'eau salée, suffisaient pour faire détacher celles qui s'étaient placées dans l'arrière-bouche. Il fallut se servir tantôt de la pince à polype, de fumigation de tabac et d'oignons de scilles, d'autres fois d'injections d'eau salée ; deux de ces malades n'étant entrés à l'hôpital que quelques

jours après avoir avalé ces sangsues, se trouvaient considérablement affaiblis et en danger.

Le citoyen Latour-Maubourg, chef de brigade, commandant le 22e. régiment des chasseurs à cheval, partit d'Alexandrie, pendant le
blocus de cette place, pour rejoindre son régiment au Kaire. Il passa dans les déserts de Saint-
Makaire qui bordent la Libye. Ses moyens de
transport ne lui ayant pas permis de porter
une suffisante quantité d'eau pure, il puisa de
l'eau bourbeuse, qu'il trouva dans de petits
lacs d'eau douce à une journée des Pyramides.
Les soldats de son escorte ayant conservé de
l'eau fraîche dans leurs outres, ne burent point
de celle de ces lacs, et évitèrent ainsi l'accident qui survint au citoyen Latour. Deux
sangsues qu'il avait avalées, le tourmentèrent
tout le reste de la marche, et le réduisirent au
dernier degré d'épuisement et de maigreur. La
toux et le crachement de sang continuèrent,
même pendant les premiers jours de son arrivée au Kaire, car on n'en reconnut pas d'a-
bord la cause. Les médicamens dont on avait
fait usage, avaient aggravé les accidens, et
mis cet officier en danger, lorsque l'une des
sangsues montra sa queue gorgée de sang, à
l'entrée de l'arrière-bouche. Le malade lui-même
l'indiqua à son médecin ; on la saisit avec de
fortes pinces à pansement, et on fit détacher

la seconde qui s'était engagée dans les fosses nasales, au moyen d'injections d'eau salée faites par cette voie.

La convalescence du citoyen Latour fut longue et pénible, à cause de la perte considérable de sang qu'il avait éprouvée, et des fatigues qu'il avait essuyées dans cette caravanne.

Pierre Blanquet, guide à pied, maintenant attaché à la garde des consuls, étant à la découverte des Arabes pendant le blocus d'Alexandrie, dans les déserts voisins de cette ville, avala une de ces petites sangsues en se désaltérant dans un des lacs dont j'ai parlé. Elle passa de l'arrière-bouche dans les fosses nasales où elle s'accrut insensiblement. Ce militaire ne porta d'abord aucune attention aux légers symptômes qui se manifestèrent dès les premiers jours : cependant il lui survint des hémorragies nasales, des picotemens incommodes dans les narines, des douleurs vives vers les sinus frontaux, des vertiges et souvent de légers accès de délire. Toutes ses fonctions étaient dérangées, et il avait considérablement maigri. Après avoir langui dans cet état pendant environ un mois, il fut transporté à l'hôpital d'Alexandrie. L'embarras qu'il éprouvait dans le nez, la difficulté de respirer par cette voie, et les hémorragies fréquentes qui se déclaraient, me portèrent à soupçonner un corps étranger dans les fosses nasales ; en effet ,

mes premières recherches me firent découvrir
dans la narine gauche l'extrémité d'une sangsue.
Je la pris d'abord pour un polype, mais l'ayant
touchée avec une sonde, je la reconnus à sa rétraction subite, je la laissai se développer de
nouveau, et après avoir écarté avec précaution
l'entrée de la narine, je la saisis avec ma pince
à polype, et en fis l'extraction au même instant.

Dès le même moment les accidens disparurent, l'hémorragie cessa, et le malade put bientôt reprendre son service.

Lorsque les circonstances forcent les voyageurs
ou les troupes qui traversent les déserts, à boire
de ces eaux où l'on pourrait soupçonner la présence de quelques insectes, il faut passer les eaux
à travers un linge épais et y ajouter quelques
gouttes d'un acide quelconque, si l'on peut s'en
procurer : en conséquence chaque individu devrait porter avec lui une outre, un verre, et
un flacon de vinaigre.

Arrivée à Mathariéh, l'armée se reposa deux
jours : on donna l'ordre aux soldat de laver leur
linge, leurs habits, et de brûler les effets hors
d'état d'être purifiés ; ensuite de cette mesure,
il fut arrêté que les troupes entreraient dans
le Kaire sans être soumises à la quarantaine.

Le général Dugua sortit du Kaire à la tête

des troupes qui étaient restées sous son commandement en Egypte, pour venir à notre rencontre. Avec quel plaisir nous revîmes nos braves et anciens compagnons ! Fatigués des travaux d'une longue campagne ; le corps affaibli par de continuelles privations, noircis depuis long-tems par le soleil brûlant du désert, nous embrassions des frères et des amis réunis à nous d'intérêt et de gloire, dans les mêmes lieux où nous nous étions créé une nouvelle patrie, d'un même sentiment d'affection, et au milieu d'un peuple étranger.

Le général Bonaparte entra au Kaire par la porte Bab-el-Nasser, à la tête de son armée; les habitans se portaient en foule dans les rues, les cris de joie et les plus vives acclamations l'accompagnèrent jusqu'à son palais. Ils le desiraient avec d'autant plus d'ardeur, que leur pays était menacé de toutes parts par des ennemis nombreux, et sur-tout par les Turcs, que ce peuple paisible et docile a toujours redoutés. La présence de Bonaparte les rassurait, et dès ce moment ils se virent en pleine sécurité.

SECTION IV.

A mon arrivée au Kaire, le cit. Casabianca, qui m'avait remplacé en Egypte, me rendit compte du résultat de ses opérations.

Il m'informa d'abord que le citoyen Renoult, chirurgien de première classe, chargé de la direction des ambulances actives de la division Desaix dans la Haute-Egypte, lui avait fait passer à différentes époques des blessés qui provenaient de plusieurs combats que cette division avait essuyés contre les Mamlouks de Mourad-Bey, et les pélerins de la Mecque venant de l'intérieur de l'Afrique. Parmi ces blessés, quelques-uns avaient subi de grandes opérations, dont les suites avaient été heureuses. Le plus grand nombre fut peu de tems après renvoyé bien portant à cette division. Ce chirurgien annonçait aussi que le traitement qui avait été tracé sur l'ophtalmie y était employé avec le plus grand succès.

La correspondance d'Alexandrie, Rosette et Damiette m'apprenait qu'une maladie analogue à celle qui avait régné en Syrie, venait d'affliger les troupes des garnisons de ces trois villes, sur-tout à Damiette et à Alexandrie, où nous avions perdu plusieurs dignes et très-estimables collaborateurs.

Celle du Delta annonçait quelques blessés dans les différentes actions que l'on avait engagées avec les Arabes, en les poursuivant : celle de Suez m'apprit la mort du citoyen Jourdan, chirurgien de deuxième classe, jeune homme d'un rare mérite, et qui donnait les plus grandes espérances : il avait été enlevé par l'explosion d'un bâtiment destiné à l'expédition de Qosséyr (l'ancienne Bérénice).

Je venais d'organiser mon service dans les hôpitaux, quand je reçus l'ordre du général en chef de suivre le quartier-général aux pyramides, au pied desquelles on établit un camp d'observation.

Voulant me renfermer dans mon sujet, je ne m'étendrai point sur ces prodigieux monumens dont la construction paraît remonter aux tems les plus reculés. Je parcourus tous les souterrains labyrinthiques de la grande pyramide, et gravai, comme tant d'autres, mon nom sur la pierre qui en termine extérieurement le sommet. L'ascension en est pénible, à raison de la haute élévation, autant que la visite intérieure en est difficile. Je parcourus aussi les nombreuses catacombes qui se voyent aux environs.

Après quelques heures de séjour dans le camp qu'on venait d'établir, le général en chef reçut la nouvelle qu'une armée d'environ vingt mille ottomans avait effectué une descente sur la presqu'île d'Aboukir. Il se porta aussitôt avec son armée vers Alexandrie.

Nous traversâmes encore la lisière des déserts de la Libye, en côtoyant les terres cultivées de la province de Bahhyréh; et nous arrivâmes, le troisième jour d'une marche forcée, à Rahhmaniéh, où les divisions parties de divers points de l'Egypte, se réunirent. De-là on marcha sur Alexandrie; l'armée prit position à l'entrée de la presqu'île, et le quartier-général entra dans la ville. En suite des instructions que j'avais reçues de l'ordonnateur en chef et du général Berthier, chef de l'état-major, je fis préparer dans Alexandrie deux hôpitaux, pour environ six cents malades. J'ordonnai la confection d'une grande quantité d'appareils à pansement, j'invitai le citoyen Mauban, chirurgien de première classe, chargé des hôpitaux d'Alexandrie, à se disposer à recevoir les blessés que je pourrais lui envoyer d'Aboukir. Je priai en même-tems les chirurgiens disponibles de la marine de se rendre dans nos hôpitaux, pour aider au pansement des blessés. Ces dispositions prises, je me rendis près de l'armée qui s'était avancée dans la presqu'île (1). On

s'approcha pendant la nuit du camp des ennemis ;
on reconnut la position qu'ils avaient prise , les
redoutes et les retranchemens qu'ils avaient déjà
faits. En débarquant , ils s'étaient emparés du
fort et de la grande redoute qui le protégeait ,
et y avaient égorgé une quarantaine de nos soldats.

Le 7 thermidor , à la pointe du jour , notre armée se trouva en présence de celle des turcs , et à
une très-courte distance. Bientôt le signal d'attaque fut donné ; on marcha au pas de charge sur
la ligne de l'ennemi , et malgré son feu redoublé
et non interrompu , malgré la vigoureuse résistance des musulmans , nos intrépides soldats
franchirent les retranchemens , gravirent les
redoutes et les emportèrent d'assaut. Le premier
choc fut terrible , et la victoire quelques momens incertaine ; mais la présence et l'activité
de Bonaparte redoublèrent le courage de nos
guerriers , et après un nouvel effort , la victoire
se rangea de notre côté , et fut complète ; les
troupes ennemies furent culbutées , et toute l'armée fut mise en déroute. Ceux qui échappèrent au

____

(1) Le général , chef de l'état-major , avait donné l'ordre
de faire marcher à la hauteur de l'armée , dans la rade du
port neuf , un petit convoi de barques pour le transport
des blessés : elles étaient pourvues de brancards flexibles ,
de vin , de vinaigre et d'eau-de-vie , de sorte qu'elles nous
fournirent les secours nécessaires.

fer de nos soldats s'enfuirent vers le fort d'Aboukir, ou vers le rivage, dans l'espoir de rejoindre leurs vaisseaux, qui étaient à la rade ; la cavalerie, habilement dirigée par le général Murat et le citoyen Roise, les chargea avec une telle impétuosité, que la plupart avaient perdu la vie avant d'avoir touché le rivage, et que le reste se noya. D'autres qui s'étaient réfugiés dans le fort, levèrent le pont levis, et s'y défendirent pendant six jours. Mutilés par le bombardement, et dévorés par la soif et la faim ils se rendirent le septième à la discrétion des français. Au sortir de la citadelle, ces malheureux prisonniers se jetaient dans les citernes qu'ils trouvaient en chemin. Beaucoup moururent le ventre météorisé des premiers effets de la soif, et de la trop grande quantité d'eau qu'ils avaient avalée.

Cette bataille mémorable causa la perte de l'armée ennemie ; plus de dix mille de ses soldats restèrent sur la place, et l'on fit trois cents prisonniers, parmi lesquels était leur général en chef Moustapha, pacha, qui fut blessé à la main. Je lui administrai les premiers secours, et lui fis donner des soins assidus jusqu'à sa parfaite guérison.

L'armée française eut huit cents blessés, sans y comprendre les généraux Lasnes, Murat, Fugières, et plusieurs chefs de brigade et de bataillon.

Le brave Cretin , chef de brigade du génie ,
et l'aide-de-camp du général en chef , Guibert ,
blessés mortellement , ne vécurent que quelques
heures. Le premier eut la tête traversée d'une
balle qui lui avait lésé le cervelet. Guibert
avait reçu , près de son général , un biscayen ,
qui , après lui avoir traversé l'os scapulum
gauche , entra dans la poitrine et dilacéra la
propre substance du poumon. Le général Le-
turc , que j'avais lieu de regretter , pour les
services qu'il nous avait rendus dans l'évacuation des blessés de Syrie , avait terminé glorieusement sa carrière quelques momens avant ses deux
honorables compagnons. Le citoyen Bertrand ,
chef de brigade du génie courut de grands dangers , par une balle qui lui effleura les os du
crâne et coupa les tégumens.

Pendant la bataille , nos ambulances , distribuées sur les trois points principaux de la
ligne , donnèrent les premiers secours aux blessés ; je les réunis ensuite à celle du centre ,
que je plaçai le plus près possible du fort. Toutes
les blessures graves passèrent par cette ambulance ; je les y pansai moi - même , et fis les
opérations nécessaires. Il se présenta quarante
et quelques cas d'amputation , qu'on pratiqua
immédiatement , et avec un succès étonnant.
Il s'en est offert , dans ce nombre , plusieurs de
remarquables , que je ferai connaître ailleurs.

Les blessés reçurent, dans cette affaire, de la part de tous les chirurgiens des corps et de l'ambulance, les secours les plus prompts et les plus efficaces ; pas un ne resta plus d'un quart d'heure, sans être pansé. Lorsqu'on eut administré les premiers soins à tous ces guerriers, ils furent portés, sur des brancards flexibles, à bord des barques qu'on avait placées très - à - propos dans une anse, hors de la vue de l'escadre ennemie, et qui les transportèrent à Alexandrie sans aucun accident. Je m'y rendis moi-même, accompagnant le général Fugières, qui était le plus gravement blessé. Je les fis convenablement placer dans les hôpitaux qu'on avait préparés à cet effet, et je dirigeai leur traitement pendant les deux premières périodes des blessures, c'est-à-dire, pendant les quinze premiers jours : il fut continué par mes collaborateurs jusqu'à leur arrivée au Kaire, où ils furent successivement évacués.

La flotte turque ne tarda pas à lever l'ancre, et fit voile vers l'orient. Notre armée remonta au Kaire avec le général en chef, où je la rejoignis, peu de jours après. Je m'empressai de faire disposer le grand hôpital de la ferme d'Ybrahim-Bey, pour y recevoir les blessés de la bataille. Je m'occupai en même-tems du rétablissement de l'école d'anatomie et de chirurgie pratique, dont l'enseignement avait été suspendu pendant la campagne de Syrie.

Le général Bonaparte, après avoir célébré la victoire d'Aboukir, dans une fête qu'il donna à tous les généraux, aux chefs de corps et des différens services, annonça qu'il allait faire l'inspection des côtes maritimes qui s'étendent du lac Burlos à Alexandrie; il s'embarqua pour France le 5 fructidor de la même année, en donnant le commandement de l'armée au général Kléber. Malgré la confiance que ce général inspirait aux soldats, ils regrettèrent vivement Bonaparte, et les Egyptiens ne se consolèrent de son départ, que par l'espérance qu'il leur avait donnée, dans sa dernière proclamation, qu'ils le reverraient un jour.

Le général Kleber, en suivant le plan du général en chef Bonaparte, forma d'utiles institutions. La commission de salubrité publique surtout fait honneur à son commandement. On doit aux sages règlemens et aux dispositions de cette commission le salut de beaucoup d'individus de l'armée, et la non-translation de la peste en Europe. Elle était composée du général du génie, du général commandant la place du Kaire, de l'ordonnateur en chef, et des officiers de santé en chef de l'armée. Chacun de ses membres la présidait tour-à-tour. Le général Kléber ordonna

aussi la visite de tous les militaires infirmes,
pour en faire un corps d'invalides qui devaient
être renvoyés en France, et que les circonstances
n'ont jamais permis d'y faire passer.

Nous espérions jouir de la tranquillité que
nous promettait la bataille d'Aboukir, lorsqu'on
apprit que le Grand-Visir fesait avancer une
armée sonsidérable vers les frontières de l'Egypte.
Notre garnison d'El-A'rich, serrée de toutes parts,
et éloigné de secours, fut bientôt forcée de se
rendre. Elle proposa une capitulation que l'ennemi accepta, mais qu'il viola immédiatement.
La plus grande partie de nos soldats fut égorgée ;
on ne respecta pas même l'officier de santé (1),
à qui ces barbares tranchèrent la tête au moment
où il pansait un blessé.

Le général en chef, à cette nouvelle inatten-
due, se mit en marche le 19 nivôse, pour Ssalahhiéh, avec toutes les troupes disponibles. Il y
établit un camp d'observation, passa la revue de
son armée, et lui annonça son prochain retour
en France. Le général Desaix et le citoyen Pou-
sielgue furent chargés de négocier la paix auprès
du Grand-Visir, et des commissaires des puissances coalisées.

Pendant ces négociations, nous reçumes,
par l'intermède des Anglais, des gazettes qui

____

(1) Le citoyen Barbier, chirurgien de 2ᵉ classe.

nous annonçaient l'arrivée de Bonaparte en France, sa nomination au premier consulat, et les succès que nos armées avaient obtenus. Ces nouvelles, et sur-tout celle de l'heureuse arrivée du général qu'elle chérissait, fit sur toute l'armée la plus grande impression; chaque soldat se sentait animé d'un nouveau courage, et tous desiraient le combat. Mais une convention fut conclue à El-A'rich, et ratifiée par les représentans des puissances contractantes, en sorte qu'on se disposa à évacuer l'Egypte, et on y procéda activement. Bientôt toutes nos troupes furent réunies au Kaire et dans les environs; une partie était déjà passée sur la rive occidentale du fleuve, et on n'attendait que l'entière évacuation de la citadelle, pour y faire passer toute l'armée. Un assez grand nombre de vaisseaux turcs s'étaient rendus à Alexandrie et à Aboukir, et devaient nous transporter en France.

Au moment où la citadelle et les autres fortifications allaient être remises entre les mains des ennemis, et où le reste de l'armée allait franchir le fleuve, le général en chef reçut une lettre de l'amiral Keit, commandant la flotte anglaise, dans laquelle celui-ci déclarait qu'en vertu des ordres de son gouvernement, il ne pouvait laisser passer l'armée française que comme prisonnière de guerre. Cette nouvelle qui fut publiée le lendemain par l'ordre du jour , excita la plus grande indignation , et toute l'armée n'aspirait qu'au moment de pouvoir se venger d'un tel affront.

Les ordres les plus prompts furent donnés de faire rentrer, dans les forts du Kaire, l'artillerie, les munitions de guerre et de bouche, afin de se mettre en état de défense. On rappela aussi les demi-brigades qui avaient eu ordre de descendre le fleuve pour se rendre à Alexandrie. Toutes ces dispositions furent exécutées avec la plus grande activité, et les troupes étant réunies au Kaire, le général en chef envoya au Grand-Visir, qui s'était avancé avec son armée jusqu'à Matharieh , un de ses officiers, pour lui donner connaissance du contenu de la lettre du lord Keit, et lui déclarer qu'en suite de cet événement, il ne pouvait quitter l'Egypte sans être assuré de son passage en France ; à cet effet, il lui demandait des ôtages de marque, et l'éloignement de son armée à dix lieues de la ville , jusqu'à l'époque de notre départ. Ces conditions ne convinrent point au Grand-Visir, et il répondit qu'il ne pouvait rétrograder, ses queues étant aux portes de la sainte ville où il était attendu. Toutes ces circonstances ne laissaient aucun doute sur l'intention des ennemis. Le général Kléber ordonna tous les préparatifs nécessaires à une attaque vigoureuse, dès le moment que la convention serait rompue. Nous étions de plus menacés d'une nouvelle révolte de la part des habitans du Kaire, ou plutôt des turcs qui s'y étaient introduits furtivement ; déjà un de nos grenadiers avait été assassiné, et les français commerçans avaient éprouvé des vexations. Il était donc instant de détourner l'orage qui allait éclater sur nos têtes.

On accéléra les préparatifs de guerre ; je me hâtai de disposer un nombre suffisant d'ambulances actives, et donnai l'ordre à tous mes collaborateurs de se tenir prêts à marcher.

Le 29 brumaire au soir le signal du départ est donné ; le général en chef, après s'être assuré de Moustapha-Pacha, commandant du Kaire, et avoir fait rentrer dans les forts, et la citadelle, tous les français répandus dans cette ville, se mit en marche pendant la nuit, avec son armée, forte d'environ treize mille hommes ; elle se trouva sur la plaine déserte de la Qoubbéh avant le jour. On eut le soin, en passant devant le fort Sulkouski, d'y laisser les équipages qui auraient embarrassé l'armée.

La marche et l'attitude de nos soldats étaient imposantes et terribles, tous brûlaient du desir d'en venir aux mains. Ils ne tardèrent pas à être en présence de l'ennemi. Celui-ci était campé auprès d'Héliopolis et du village de Mathariéh, qui lui servait de retranchement.

Après quelques mouvemens militaires de notre part, et une décharge d'artillerie, les troupes du Grand-Visir furent épouvantées, et prirent la fuite. Les Mamlouks et une partie des cavaliers musulmans rétrogradèrent vers le Kaire, et y entrèrent sans résistance.

Le corps de troupes où se trouvait le Grand-Visir et ses principaux généraux, fut vigoureusement attaqué dans ses retranchemens; il en résulta une action très-vive, mais de courte durée, surnommée la bataille d'Héliopolis, parce qu'elle se donna sur les ruines de cette ville antique.

Le reste des ennemis, et même leur général en chef, prirent la fuite et ne s'arrêtèrent qu'en Syrie.

Cette bataille nous donna cinquante blessés de tout genre, que je fis transporter, lorsqu'ils eurent reçu les premiers secours, au fort Berket-el-Hadj, où ils furent soignés jusqu'à notre retour. Ces blessures n'offrirent rien de particulier.

Le fort de Belbeys fit peu de résistance; nous y eûmes trois ou quatre blessés, et quelques-uns de la garnison ennemie que nous y trouvâmes, auxquels je fis donner les mêmes soins. Parmi ces derniers, était un Mamlouk de Mourad-Bey, qui avait eu le bras gauche emporté par un boulet de canon; déjà les accidens primitifs s'étaient déclarés, et le bras qui ne tenait que par quelques portions de tégumens, était menacé de gangrène. Je lui fis l'extirpation du reste du bras, à l'articulation scapulaire, d'après la méthode qui sera décrite. Ce mamlouk fut guéri dans l'espace de vingt-cinq jours, et rendu à Mourad-Bey peu de tems après.

On poursuivit l'ennemi, mais sans pouvoir l'atteindre ; le quartier-général où j'étais, marchant isolément et composé de deux cent cinquante hommes d'escorte au plus, fut surpris à notre passage devant le village de Coraïm, par un corps ennemi d'environ deux mille cavaliers qui s'élancèrent sur nous avec la plus grande rapidité. A peine une vigoureuse résistance opposée par notre artillerie volante, et le détachement de cavalerie, donnèrent-ils le tems au général en chef et aux officiers de l'état-major, de rejoindre, par une marche rapide, la division Reynier à une petite lieue de distance. Je fus heureusement du nombre de ceux qui furent épargnés dans ce combat. Mon domestique eut la tête tranchée à mes côtés ; elle fut enlevée avec celles d'une vingtaine de canonniers ou hussards qu'on nous avait tués dans cette affaire, et nous les vîmes le lendemain exposées à Ssalahhiéh, au camp du Grand-Visir, où elles avaient été apportées.

Nous eûmes aussi sept à huit blessés fort graves, parmi lesquels était le citoyen Paultre, aide-de-camp du général en chef. Il avait reçu, outre plusieurs coups de sabre, un coup de lance, qui, après avoir traversé l'os scapulum, était entré dans la poitrine, et avait lésé le poumon. Cet officier fut parfaitement guéri au bout de six semaines.

Il nous fut assuré qu'une grande partie des troupes qui suivirent le Grand-Visir en Syrie, périrent de soif et de faim dans les déserts brûlans et arides qui la séparent de l'Egypte. Ils n'avaient pas eu le tems, en partant de Ssalahhiéh, où ils avaient abandonné leur camp, de se pourvoir de vivres et d'eau.

Tel fut le sort de cette grande armée, qui couvrait d'abord toute la plaine de Mathariéh. Une autre partie de ses troupes s'étant portée sur Damiette, le général Belliard les y poursuivit, les détruisit ou les fit prisonnières, sans perdre un seul homme.

De Ssalahhiéh nous revenions au Kaire à marche forcée, pressés par la faim qui nous assiégeait depuis plusieurs jours, le manque d'équipages ne nous ayant pas permis de nous pourvoir de vivres; quelle fut notre surprise, lorsqu'arrivés devant cette ville, nous la trouvâmes défendue par plus de vingt mille Turcs, et par les habitans, qui s'étaient associés à leur parti ! ils avaient fortifié les avenues du Kaire, en avaient fermé les issues par de fortes stacades et des batteries bien armées.

Boulàq s'était également révolté , et mis dans le même état de défense que la capitale; de sorte qu'il fallut en faire le siége en forme : il fut long et pénible (1). Après plusieurs attaques , le général Belliard enleva d'assaut cette petite ville , placée comme un faubourg du Kaire , sur le bord du Nil. Il n'y eut qu'une vingtaine d'hommes blessés , du nombre desquels était le général Alméras. Ce général avait été grièvement blessé , et il ne dut son salut qu'aux soins habiles et assidus du chirurgien qui le traita. La balle , en traversant la cuisse, lui avait lésé le nerf sciatique, coupé le petit trocanter , et déterminé , par sa commotion ou la lésion des nerfs , la paralysie de la vessie; d'où était résultés rétention d'urine , dépôts au périnée , et d'autres accidens graves ; néanmoins le blessé fut conduit à la guérison , après six mois d'un traitement difficile et très-assidu.

Immédiatement après la prise de Boulàq, on livra un assaut à la ville du Kaire ; mais il fut

______

(1) Avant notre arrivée , les ennemis avaient fait plusieurs tentatives pour s'emparer de la ferme où étaient nos malades, et du quartier-général , où se trouvaient le pacha prisonnier de guerre et les équipages du général en chef. Mon collègue Desgenettes , qui était resté au Kaire, reçut dans l'une de ces attaques, en fesant porter des secours aux blessés , une balle qui lui effleura les os du crane. Heureusement cette blessure n'eut point de suites.

sans succès. On perdit un assez grand nombre de soldats, et nous eûmes plus de deux cents blessés, dont quelques-uns de fort graves ; de ce nombre était le général Belliard, qui reçut un coup de feu au bas-ventre ; la balle traversa le côté gauche du bassin, en pénétrant dans la cavité abdominale, l'S romaine du colon fut lésée ; cependant il n'y eut point d'accidens sérieux, et le blessé fut guéri le quarante-sixième jour du traitement.

Je ferai mention à l'article *plaies*, de plusieurs autres blessures remarquables.

Les assiégés, qu'on serrait de très-près et qu'on ne cessait de bombarder, demandèrent à capituler. Les négociations furent ouvertes, le premier floréal ils sortirent de la ville avec les honneurs de la guerre, et passèrent immédiatement en Syrie.

Pendant le siége de cette place, où nous eûmes encore à souffrir beaucoup de privations, j'eus l'occasion de remarquer, pour la première fois, les effets d'une espèce de fièvre jaune, dont je vais parler dans cette notice.

FIÈVRE JAUNE, *considérée comme complication des plaies d'armes à feu.*

LES accidens mortels qui survinrent à une grande partie de nos blessés de la bataille d'Héliopolis et du siége du Caire de l'an 8, avaient fait craindre à nos soldats que les balles des ennemis ne fussent empoisonnées; il ne fut pas difficile de les détromper, mais il ne fut pas aussi aisé d'arrêter les effets de la maladie (1).

Elle présenta tous les symptômes de la fièvre jaune observée en Amérique lors de l'avant-dernière guerre, et qui, d'après le rapport de mon ancien collègue Gilbert, médecin en chef de l'armée de Saint-Domingue, s'est renouvelée dans la dernière conquête de cette colonie, parmi les troupes françaises, avec un caractère analogue. En Egypte elle n'a guère attaqué que les blessés, et particulièrement ceux qui avaient été atteints aux articulations, ou avaient eu les os fracturés, les nerfs, la tête, le bas-ventre, ou la poitrine lésés. Les blessures simples de la face et des extrémités ne furent généralement suivies d'aucun accident. La maladie se déclara vers le 15 germinal de la même année, et finit au commencement de prairial suivant. Je vais exposer succinctement les principaux symptômes qu'elle nous a présentés.

Les blessés avaient à peine reçu les premiers

---

(1) Nous étions au dépourvu de médicamens, d'alimens légers, de fournitures de lit et de linge à pansement : l'hôpital de la ferme d'Ybrahim-Bey, où étaient les blessés, regorgeait de troupes et de malades.

secours, ou subi l'opération, qu'ils tombaient
dans un état d'abattement et d'inquiétude ; de
légers frissons se fesaient sentir sur toute l'habitude du corps et principalement aux extrémités inférieures. Dans l'invasion, les yeux étaient
tristes, la conjonctive était jaunâtre, le visage
cuivré, et le pouls lent et comprimé. Le malade ressentait des douleurs à l'hypocondre droit,
et les plaies restaient sèches ou ne donnaient
qu'une sérosité roussâtre. Ces symptômes étaient
suivis d'une chaleur vive et générale, d'une soif
ardente, de violentes douleurs d'entrailles et de
tête, accompagnées chez quelques-uns de délire, de phrénésie, d'oppression et de fréquens
soupirs. Une hémorragie nasale qui survenait
quelquefois, calmait ces derniers accidens, et favorisait les vomissemens bilieux qui s'établissaient
avec peine avant cette première évacuation. Quelquefois aussi les hémorragies suivies de vomissemens copieux et de déjections alvines, fai-
saient avorter la maladie, et produisaient une
crise salutaire ; mais le plus souvent la fièvre
qui se déclarait en même tems devenait plus
intense et était accompagnée d'exacerbation vers
le soir : la soif augmentait, la langue était sèche
et comme brûlée, les yeux étaient rouges, les
urines rares et enflammées, quelquefois totalement supprimées ou retenues dans la vessie.
La peau devenait jaune, les douleurs de l'hypo-

condre devenaient plus fortes. Le bas-ventre était douloureux et tuméfié ; enfin le malade jetait des cris lugubres , était privé de sommeil , s'agitait sans cesse , sans pouvoir goûter un instant de calme et de repos.

Si les accidens suivaient cette marche , la maladie avait ordinairement une terminaison funeste. Dès le second jour , et quelquefois le premier , la plaie était frappée de gangrène , et tous les symptômes mortels se déclaraient dans les premières douze heures qui suivaient l'accident , et les malades périssaient le premier , le deuxième ou le troisième jour. C'est l'invasion subite de la mortification et ses progrès effrayans qui avaient fait croire à quelques personnes , et sur-tout aux soldats , que les causes vulnérantes étaient empoisonnées.

L'ouverture des cadavres nous a fait reconnaître les effets de la maladie : sérosité roussâtre dans les cavités du ventre et de la poitrine ; météorisme et phlogose aux intestins ; le foie dur et très-engorgé, la vessicule contenant très-peu de bile de couleur noirâtre et épaisse ; la rate engorgée , des affections gangreneuses dans différentes parties du corps, sur-tout dans les substances adipeuses. Les organes de la poitrine ne nous ont offert rien de remarquable. Toutes les parties molles du membre blessé se trouvaient gangrenées et répandaient une odeur nauséabonde et fétide. Deux cent soixante blessés , de tout genre, ont péri de cette complication , sur six cents environ que le siège du Kaire et la prise de Boulâq , nous avaient donnés.

La fièvre jaune ne s'est pas montrée chez tous les blessés avec la même intensité. Les symptômes que je viens d'esquisser , prenaient chez quelques-uns une marche plus lente et plus variée ; l'érétisme , l'insomnie, et la tension nerveuse étaient remplacés par un état d'atonie générale et d'assoupissement ; la constipation et les douleurs de l'hypocondre , par des évacuations alvines , bilieuses ou sanguines. Les types de la fièvre étaient moins violens , et la jaunisse d'autant plus forte ; la maladie se prolongeait jusqu'au quinzième jour, et si elle passait cette époque , nos blessés étaient ordinairement sauvés. Il se fesait alors une espèce de crise par les selles , les urines et la transpiration qui changeait en bien l'état de l'individu ; tous les symptômes diminuaient promptement ; une bonne suppuration s'établissait dans les plaies , et elles marchaient sans obstacle à la guérison.

La manière prompte dont la maladie se déclarait chez les individus qui , avec de légères blessures , passaient dans les lits de ceux qui étaient morts , me persuade qu'elle était contagieuse ; et la contagion avait lieu d'autant plus facilement que la maladie était plus avancée et la gangrène déclarée dans les plaies.

J'ai vu des hommes affectés de blessures très-simples, qui couchés dans des lits dont on n'a-vait pu changer que les draps, contracter la maladie en couchant près des blessés qui en étaient attaqués au troisième degré. Le mal pre-nait tout-à-coup un caractère grave, et mettait la vie dans le plus grand danger.

Plusieurs causes m'ont paru déterminer la fièvre jaune.

1°. La première tenait à l'encombrement de l'hôpital, que les difficultés insurmontables de former d'autres établissemens, ne purent faire éviter. Ajoutez à cela que les blessés occupaient les salles du rez-de-chaussée, dont l'humidité favorisait le développement de la maladie.

2°. Les troupes qui fournirent ces blessés étaient campées à l'ouest du Kaire, entre cette ville et Boulâq, dans des lieux bas et humides, sur-tout après la retraite des eaux du Nil, qui s'y décomposant par leur séjour et la chaleur, exhalaient des émanations putrides. Le passage subit de la chaleur brûlante du jour à l'humi-dité que les troupes éprouvaient pendant la nuit, devait nécessairement les affaiblir et les disposer à la maladie. L'atmosphère dans cette saison, celle du Kampsim, est chaude et hu-mide, et par conséquent pernicieuse à la santé des individus. C'est aussi alors que règne la peste, et l'on peut dire que la fièvre jaune, sous le rapport de ses effets et de sa prompte terminaison, a quelque analogie avec ce fléau.

A ces causes on peut ajouter les fatigues excessives du soldat, la pénurie de bons alimens, sur-tout de rafraîchissans, le défaut des boissons acides, et le manque de capotes pour se couvrir la nuit.

La reddition du Kaire ayant rétabli toutes les communications, nous mit en état de former de nouveaux hôpitaux, de nous procurer de bons alimens, des médicamens, du linge et des fournitures de lit ; nous évacuâmes une grande partie de nos malades sur d'autres établissemens ; ces circonstances et le retour des vents du nord, firent disparaître presqu'entièrement la maladie.

Lorsque la fièvre jaune était aiguë et présentait les symptômes d'une fièvre inflammatoire avec ictère, vomissemens spasmodiques, délire, etc., etc., les ventouses scarifiées à la nuque et sur les hypocondres, et à leur défaut, une petite saignée du bras, produisaient de très-bons effets (1) : mais les saignées copieuses sont mortelles, et même l'on ne doit pratiquer la première qu'avec beaucoup de circonspection.

____

(1) Les sangsues, à la marge de l'anus, auraient sans doute été employées avec le même avantage, si l'on avait pu s'en procurer.

L'eau de tamarin nitrée et édulcorée avec le sucre ou le miel, quelques verres d'émulsions camphrées, nitrées et anodines, prises la nuit, calmaient la soif et appaisaient l'irritation intestinale. Si la détente s'opérait dans les premières vingt-quatre heures à l'aide de ces moyens, on avait beaucoup à espérer ; dans cette circonstances on continuait l'usage des rafraîchissans, des anodins, des anti-spasmodiques, suivis de laxatifs, des toniques et anti-putrides par degrés. Les émétiques auraient été pernicieux, mais si malgré tous ces moyens, les accidens persistaient, la maladie avait une issue funeste.

Lorsqu'au contraire la maladie commençait par des symptômes ataxiques, tels que la prostration, l'assoupissement, les frissons, la teinte noirâtre de la langue et la constipation, les émétiques en lavage dissipaient le spasme, rétablissaient les forces de l'estomac et facilitaient l'action des toniques et anti-septiques : nous employions ensuite ces derniers avec quelque succès, tels que le quina, le camphre combiné avec l'opium, la liqueur minérale d'Hoffmann, et les amers aux doses convenables ; on insistait sur ces moyens, dont on modifiait l'usage tout le tems de la maladie. Le garou, et la moutarde pilée avec le vinaigre, appliqués sur les hypocondres ou sur le dos, secondaient efficacement ces remèdes. C'est dans cette maladie que j'ai remarqué le mauvais effet des cantharides, aussi me suis-je fort peu servi de vésicatoires.

Les plaies compliquées de ces fièvres bilieuses, étaient pansées suivant l'indication particulière ; on les saupoudrait de camphre et de quinquina, lorsqu'elles étaient menacées de gangrène ; on employait les acides végétaux, sur-tout les citrons, abondans dans cette contrée, lorsqu'elles prenaient un caractère de putridité.

Tous ceux qui échappèrent à cette maladie, eurent une convalescence longue et pénible : quelques-uns même éprouvèrent des rechutes, et périrent en fort peu de jours. La fièvre jaune n'épargna point les blessés des Turcs. Invité par le général en chef, après la reddition du Kaire, à leur donner des soins, je les fis réunir dans une grande mosquée, pour les panser plus commodément.

Une partie de ces blessés qui étaient attaqués de cette maladie, en furent les victimes. Il est possible que le mauvais traitement qu'on leur avoit fait suivre, et les privations qu'ils avaient supportées pendant le siége, y eussent contribué.

SECTION V.

On avait tout lieu de croire que la bataille d'Héliopolis nous feroit jouir long-tems de la tranquillité, mais on ne tarda pas à être attaqué de nouveau. Un corps choisi de troupes turques, dirigé par le commodore Smith, effectua une descente sur la plage de Damiètte, voisine du Boghasse, et sans l'active surveillance du général Verdier, commandant la division, elles auraient pu se répandre dans l'intérieur. Ce général donna aux soldats des deuxième et trente-deuxième demi-brigades le signal du combat; ces braves s'élancèrent avec une telle ardeur sur les turcs, quoique plus nombreux, que bientôt la confusion et la terreur se jetèrent dans les rangs de l'ennemi, les colonnes se rompirent, et après un combat très-vif, une partie mordit la poussière, et une autre fut faite prisonnière; le reste se jeta à la nage pour regagner les vaisseaux. Le résultat de cette affaire fut parfaitement heureux; il y eut peu de blessés, et en général les blessures étaient sans complication, les opérations qu'elles nécessitèrent furent suivies de succès.

Les campagnes pénibles que nous venions de faire, les privations et les chaleurs brûlantes que nous avions essuyées dans les déserts, causèrent aux individus d'un embonpoint plus ou moins considérable, une altération notable sur la substance adipeuse des omentums et du tissu cellulaire, altération dont les effets portaient immédiatement sur l'organe hépatique; bientôt, son appareil vasculaire et glanduleux, dont l'extrême divisibilité affaiblit le ressort et l'éloigne du mouvement systaltique général, s'engorgeait et s'enflammait; et l'inflammation, à raison de son intensité et de sa marche rapide, se terminait presque toujours par la suppuration, sur-tout si le malade ne recevait pas à tems les secours nécessaires. L'irrégularité des symptômes de cette affection, et l'insuffisance des remèdes que conseillent les auteurs, portèrent à faire des recherches plus exactes, afin d'en découvrir les causes et les effets, et en arrêter les progrès; il fallut plonger l'instrument tranchant dans le bas-ventre, pour parvenir jusqu'aux abcès produits par cette maladie. Ces abcès, et l'inflammation qui les prépare, font le sujet d'un mémoire que j'ai rédigé d'après les leçons cliniques que je faisais à l'hôpital de la ferme d'Ibrahim-bey. Voici le tableau de cette maladie, telle que je l'ai observée.

DE L'HÉPATITIS.

ELLE se déclare par un mouvement de fièvre que détermine la chaleur brûlante du climat et de la saison, accompagné de douleurs vagues, d'une sorte de dyspnée passagère, de la perte de l'appétit, et de l'assoupissement.

Ces premiers symptômes ont une marche plus ou moins lente; on leur voit succéder une maigreur générale, dont les progrès sont assez rapides. La peau se sèche, le teint du sujet prend une couleur jaunâtre; le bas-ventre se tuméfie, et les digestions sont lentes et difficiles. Le malade éprouve bientôt un point douloureux dans les hypocondres, sur-tout dans l'hypocondre droit. Cette douleur est accompagnée, dans cette dernière région, d'un sentiment de pesanteur, qui augmente lorsque le sujet se couche sur le côté opposé, ou qu'il est debout. La douleur devient plus intense par la pression exercée sur la même région, et elle se propage souvent, sur-tout si l'inflammation a son siége dans la face convexe du foie, le long du nerf diaphragmatique, et le nerf accessoire du pneumogastrique, du même côté, à raison de leurs communications réciproques. C'est par cette sympathie qu'on explique les douleurs de l'épaule, qui ne sont pas toujours constantes, et qui existent rare-

ment lorsque l'inflammation se borne à un
des points du bord libre du foie ou de sa face
concave. La fièvre s'allume avec chaleur intérieure, gêne dans la respiration, angoisses, et
souvent envies de vomir ; le foie acquiert un
volume si considérable, qu'il dépasse le rebord des fausses côtes, et proémine au-dessous
de l'hypocondre. Les parties extérieures sont
douloureuses, et il se fait ordinairement rétention de la bile, à cause de la grande quantité
qui s'en est secrétée dans les premiers instans
des accidens, et du spasme qui survient aux
intestins et au canal colédoque, effet de la
chaleur et de la fièvre.

Il en résulte quelquefois une tumeur avec
fluctuation au-dessous des fausses côtes, qu'on
pourrait confondre avec un dépôt hépatique.
Cette tumeur symptômatique cède ordinairement à l'emploi des moyens indiqués contre
l'inflammation. Si celle-ci fait des progrès, tous
les accidens augmentent successivement jusqu'au
huitième, neuvième ou dixième jour au plus
tard. Les douleurs deviennent pungitives ; la
fièvre est forte, et présente des rémissions vers
le soir Les urines se colorent d'une teinte roussâtre, et coulent avec difficulté : quelquefois il
y a diarrhée, et les selles sont teintes d'une bile
peu colorée. La secrétion de cette humeur est
suspendue ; il ne saurait y avoir jaunisse géné-

rale, puisque la bile ne peut être absorbée par les vaisseaux lymphatiques, et répandue à l'extérieur. La rate participe à cette maladie ; car j'ai remarqué chez plusieurs sujets qu'elle s'engorgeait comme le foie ; il est vrai que cet engorgement cède à l'emploi des plus légers remèdes.

Dans le cas où l'inflammation se termine par suppuration, les symptômes de l'inflammation diminuent sensiblement et finissent par disparaître ; mais ils sont remplacés par ceux de la suppuration. La fièvre prend un caractère intermittent ; des frissons se font sentir dans les extrémités : la gêne et la pesanteur augmentent, les douleurs sont moins aiguës et plus pulsatives. La langue se couvre d'un enduit blanchâtre, et lorsque le dépôt s'est formé dans un point du bord libre du foie, ou vers sa face concave, il fait ordinairement saillie sous les fausses côtes, de manière à ce que l'on peut sentir la fluctuation à travers les parois musculeuses du bas-ventre.

Si le dépôt s'est formé à la face convexe du foie, il se développe vers la cavité de la poitrine ; il amincit et perfore le diaphragme, et distend la plèvre qu'il pousse vers l'intervalle des côtes où les deux feuillets correspondans contractent des adhérences. Le pus ensuite fuse

à travers les muscles intercostaux, sort de la cavité et se prononce sous les tégumens.

Là, le dépôt se manifeste par une tumeur plus
ou moins sensible, profonde ou superficielle;
il y a fluctuation au centre, et la circonférence
reste dure; le changement de couleur à la peau,
ne survient que par la quantité du pus accumulé, ou par sa mauvaise qualité, qui altère
les tégumens. En pressant cette tumeur, sur-
tout si le sujet est irritable, l'on y sent des pulsations qui augmentent suivant le degré de
pression qu'on exerce. Ce fait, que j'ai observé
plusieurs fois, pourrait faire prendre cette tumeur pour un anévrisme; mais il sera facile
de l'en distinguer, si l'on fait attention d'abord
que les vaisseaux des parois du bas-ventre et de
la poitrine, sont fort petits et disposés de ma-
niére à ne pouvoir devenir anévrismatiques,
ensuite que les principales artéres répandues
dans les cavités, ne pourraient former des tumeurs assez considérables pour proéminer dans
les régions où ces dépôts se prononcent. Lorsque ces pulsations sont légéres et permanentes,
elles dépendent des artéres qui sont en rapport
avec les parois du kyste, mais celles qui sont
excitées par une cause irritante quelconque,
ou par la pression dépendent d'un mouvement
spasmodique, qui s'établit dans le kyste et

dans les membranes voisines, où la sensibilité est très-forte, à cause de l'état de maladie dans lequel se trouvent ces parties : cela est si vrai, que lorsqu'on cesse de comprimer la tumeur, les pulsations disparaissent, et se reproduisent alternativement par les mêmes causes. Il suffit d'ailleurs d'étudier la marche des abcès au foie, pour distinguer cette maladie de l'anévrisme qui présente des symptômes d'un tout autre caractère.

Les dépôts qui communiquent dans la poitrine, conservent un kyste particulier qui s'oppose ordinairement à l'épanchement du pus dans cette cavité ; quelquefois le lobe inférieur du poumon contracte des adhérences avec le diaphragme dans les points correspondans au dépôt, et lorsque la matière purulente a détruit les cloisons qui séparent le tissu lobulaire de ce viscère, du foyer purulent, la matière passe dans le système bronchique, et peut être expulsée par l'expectoration. Ce cas est assez rare : il est moins rare d'observer que le pus, après avoir franchi la cloison du diaphragme, s'épanche dans la cavité de la poitrine, et forme un empyème purulent. Ces accidens particuliers sont accompagnés des signes communs à la phthisie et à l'empyème.

Les dépôts du bas-ventre, lorsqu'ils ont même dépassé la périphérie du foie, conservent également un kyste qui augmente en étendue et en épaisseur, à raison de l'accumulation des fluides qui les forment. Cependant, lorsque cette accumulation est portée à un très-haut degré, les parois du kyste se rompent, et le pus s'épanche dans la cavité supérieure du bas-ventre. La mort suit de près cet accident que j'ai vu arriver plusieurs fois : c'est pourquoi il faut se hâter de faire l'ouverture du dépôt.

Mais il arrive aussi quelquefois que les parois du dépôt, contractant des adhérences avec l'estomac, plus souvent avec l'intestin colon transverse, le pus passe dans leur cavité, et s'évacue par les selles ; on en a vu plusieurs exemples. L'observation de la maladie de la femme d'un sapeur, est sur-tout remarquable par son heureuse terminaison. Il en sera parlé plus bas.

Les différentes causes qui ont produit l'hépatitis en Egypte, n'ont pu être long-tems ignorées des gens de l'art ; car il était trop important de les connaître.

La chaleur brûlante du jour, attaquant avec plus de force les personnes grasses, transmet une grande quantité de calorique dans la graisse qui se liquéfie, et s'hydrogénifie, pour ainsi dire. Le mouvement spasmodique et de rétraction qui survient dans le tissu adipeux et dans la peau, détermine une compression uniforme, plus ou moins forte, sur cette humeur, renfermée

dans les cellules de son tissu. Il s'y opère un
mouvement spontané ; elle cherche à s'échapper par les voies qui lui offrent le moins de résistance. La graisse, principalement celle dont
les omentums sont chargés, se dissipe, comme
il le paraît par l'amaigrissement subit du sujet.
Le foie est le premier à se ressentir de ce changement du système adipeux. Il semble que les
principes de cette graisse, reportés dans la circulation du sang, se déposent dans le foie, aux
fonctions duquel celles des omentums se rapportent. Ce viscère s'embarrasse par l'abord extraordinaire de ces fluides où l'hydrogène et le car-
bone sont en excès ; il en résulte un foyer de
chaleur et d'irritation, qui produisent l'engorgement et l'inflammation du foie.

C'est ainsi que pour se procurer de grands
foies d'oie, destinés à la confection des pâtés,
on enferme ces volatiles engraissés dans des cages
étroites ; on les expose ensuite à une chaleur
graduée, les privant de toute espèce d'alimens,
et même d'eau. Il se déclare un mouvement fébrile ; la graisse éprouve une espèce de fusion,
le foie s'engorge et acquiert un volume énorme ;
on estime qu'il est au degré que l'on desire,
lorsque l'animal est réduit à une extrême maigreur, et que la fièvre augmente.

Le vin pris en quantité, et les liqueurs spiritueuses, sont généralement le fléau de la santé

en Egypte : aussi est-ce à juste raison que la
loi du Qôran en défend l'usage. Ces liqueurs
ont encore beaucoup coopéré, avec la chaleur,
à déterminer l'hépatitis ; elles agacent les organes
digestifs, dont la sensibilité est extrême dans
les climats chauds. Le mouvement systaltique
des vaisseaux est augmenté, et il se forme un
point d'irritation dans les divers organes, sur-
tout dans le foie, qui est le plus disposé à
recevoir l'effet des répulsions de l'huile graisseuse ; très-souvent encore l'abus de ces liqueurs produit la diarrhée dont la suppression
subite donne l'hépatitis.

L'eau saumâtre, dont les soldats en garnison
à Suez et à Cathiéh ont fait usage, a pu contribuer au développement de cette maladie; car
la 61e et la 69e demi-brigade qui y ont resté
le plus long-tems, sont celles qui ont fourni le
plus grand nombre de malades attaqués de dépôts hépatiques. Il paraît que ces eaux, fort
insalubres, embarrassent le système biliaire,
et le disposent à l'engorgement.

A ces causes il faut ajouter la suppression de
la transpiration, produite par le passage subit
du chaud au froid, les fatigues excessives des
campagnes que nous avons faites dans les déserts de la Libye ou des frontières de l'Asie,
l'usage immodéré des frictions mercurielles pour
les maladies vénériennes, les saignées faites

mal-à-propos et les forts purgatifs ou émétiques.

Les personnes tempérantes, d'une constitution sèche, ont été généralement exemptes de cette maladie.

Le pronostic varie selon le caractère de l'hépatitis, l'état du sujet et la saison. Celle du Kampsim est contraire à toutes les maladies, sur-tout à celles hépatiques : les progrès en sont rapides et celui qui en est attaqué périt promptement.

Lorsque l'inflammation n'est pas avancée, on peut en obtenir la résolution ; mais si l'abcès est formé, il ne reste plus qu'à attendre la mâturité et à donner issue au pus.

Dans le premier cas, on saigne le malade ; la saignée doit être relative à l'état de pléthore du sujet, à ses forces et à l'intensité de l'inflammation. En général la saignée est moins indiquée dans les climats chauds, que dans les pays froids : ainsi il faut être très-circonspect sur son emploi.

Si le sujet est faible, on peut substituer à la saignée, des sangsues, et à leur défaut l'application des ventouses scarifiées sur l'hypocondre. On calme la douleur et on facilite le dégorgement par les cataplasmes émolliens. On fait succéder à ces premiers moyens des lavemens anodins, des émulsions camphrées et nitrées, l'usage d'une tisanne acidulée et rafraîchissante, et des lotions d'eau chaude animée d'un peu de vinaigre, que l'on fait sur toute l'habitude du corps.

Après deux jours de ce traitement, on fera prendre au malade le matin, du petit-lait clarifié, coupé avec la fumeterre et tartarisé; on rendra les lavemens purgatifs et on ajoutera à la tisanne une petite quantité de tamarin.

Lorsque la résolution se fait, la fièvre s'appaise, la chaleur et la douleur diminuent, le gonflement extérieur, s'il existait, se dissipe graduellement.

Par le relâchement des parties, la bile se secrète, coule dans les intestins et rétablit les excrétions alvines; la continuation de ces moyens et la diète conduisent ordinairement le malade à parfaite guérison.

Si, après la cessation des premiers accidens, la résolution se faisait difficilement, on appliquerait sur l'hypocondre un emplâtre épispastique.

Vers la fin du traitement, j'administrais de légers purgatifs, pris dans la classe des sels neutres, tels que la crême de tartre dissoute dans le petit lait, les sels de Glauber, d'epsom, ou l'eau de tamarin sucrée. Enfin la résolution s'achevait par la continuation de ces moyens différemment administrés, par le repos et le régime. Les épispastiques appliqués sur l'hypocondre, après avoir calmé la douleur et diminué la turgescence, accéléraient la résolution. Ces épispastiques doivent être composés de garou, d'euphorbe ou de toute autre substance qui produise le même effet. Les mouches cantharides en excitant les solides, décomposent les fluides, sur-tout lorsqu'il y a putridité ou diathèse bilieuse ; en effet les malades à qui l'on appliqua les vésicatoires guérirent plus difficilement ; la maladie se compliquait de putridité et la convalescence était longue et pénible. Ceux au contraire à qui nous appliquâmes au défaut de cantharides, l'ammoniaque, de l'eau bouillante ou du garou, étaient exempts de ces accidens et arrivaient plus facilement à la guérison.

M. Dumas, professeur de Montpellier, prouve par une suite d'observations et d'expériences, que les mouches cantharides sont nuisibles dans toutes les affections bilieuses (1).

Si l'inflammation résiste à tous ces moyens sagement administrés, il faut aider la nature à établir promptement la suppuration qui se caractérise par tous les symptômes dont nous avons parlé. A cet effet, on soutient les forces du malade par les médicamens appropriés. On applique des émolliens à l'extérieur, et on entretient le ventre libre par des lavemens.

____

(1) Voyez les travaux de la société Philomatique.

Si l'abcès s'ouvre dans la cavité du bas-ventre, le malade est en danger de périr; il est pourtant possible que le pus communiquant avec la cavité de l'intestin colon par l'effet de l'inflammation, s'écoule au dehors par la voie des selles. Dans ce cas, les lavemens répétés, le régime adoucissant et de légers stomachiques, pourront aider le travail de la nature. Mais s'ouvre-t-il dans la cavité de la poitrine, on fera l'opération de l'empyème et l'on se comportera ensuite comme dans le cas ordinaire.

Si l'abcès se manifeste au-dehors dans un des points de l'hypocondre, et que la fluctuation soit sensible, étant bien assuré que la tumeur n'est point formée par la distension de la vésicule du fiel, effet de la rétention de la bile, on doit procéder à son ouverture. Les anciens craignant de léser les organes, ou d'exposer les malades aux hernies consécutives, employaient le cautère actuel ou potentiel pour ouvrir l'abcès. Ils avaient en vue de produire une grande perte de substance, qui facilitât le passage des matières, et s'opposât néanmoins à l'introduction de l'air extérieur. Ce procédé présente des inconvéniens majeurs; les caustiques n'attaquent que la peau qu'ils détruisent dans une grande étendue, et la perte de substance qui en résulte, expose encore plus les malades aux hernies consécutives. Les portions aponévrotiques, musculeuses, ou les membranes subjacentes sont à peine entamées ; le pus sort avec difficulté, la plaie devient fistuleuse et la cure est incertaine et retardée.

Le procédé le plus convenable est d'ouvrir les abcès avec l'instrument tranchant. On incise d'abord les tégumens dans la direction convenable, c'est-à-dire relative, ou à la rectitude du corps, ou aux principaux mouvemens du tronc. On coupe ensuite les muscles et les membranes parallèlement, et on ouvre dans une étendue proportionnée, le kyste dans le point le plus déclive, ayant soin de ne pas toucher à son adhérence avec la portion correspondante du péritoine, afin de prévenir l'épanchement des matières dans cette cavité et la sortie des intestins. On peut agrandir cette ouverture supérieurement, autant que les circonstances l'exigent. Il faut établir un parallélisme parfait entre l'incision des tégumens, celle des parties subjacentes et les parois du kyste : il ne faut pas craindre de faire une large ouverture, ni de donner issue dès le premier moment, s'il est possible, à toute la matière contenue dans l'abcès. La liqueur qui s'écoule, est ordinairement de consistance et de couleur de lie de vin. Cependant cette couleur n'a pas toujours été la même, mais tantôt plus foncée, tantôt plus claire et plus ou moins consistante. Pour faciliter l'écoulement des matières, il faut mettre le malade dans une position convenable, et comprimer graduellement le bas-ventre, à l'aide d'un bandage de corps.

Les pansemens sont simples, et consistent à mettre une pièce de linge fénétré sur la plaie, de la charpie, des compresses et le bandage convenable. Ces pansemens doivent être renouvelés fréquemment.

Il n'est pas nécessaire de faire des injections, ainsi que le conseillent quelques praticiens ; elles pourroient dilacérer le tissu friable et vasculaire du foie, d'où résulteraient de légères hémorragies, un surcroît d'irritation qui augmenterait les effets de l'inflammation, et tous les accidens qui en sont la suite. Pendant les premiers jours la suppuration est abondante, ensuite la couleur des matières changeant, elle devient louable, et dès-lors on peut considérer l'ulcère du foie comme détergé et en voie de guérison. Les pansemens doivent être faits à sec jusqu'à cette époque. Alors on emploie le vin miellé, et pour empêcher l'adhésion des lèvres de la plaie avant la cicatrisation des parties intérieures, on introduit une bandelette de linge effilé, trempée dans la même liqueur. On fait faire usage au malade des amers, pris intérieurement, et on le conduit à la guérison par des soins assidus.

Je vais citer quelques exemples de guérisons obtenues à l'aide de ces moyens.

Un sergent de la vingt-deuxième demi-brigade d'infanterie légère, entra à l'hôpital de la ferme d'Ybrahim-Bey, avec tous les symptômes d'un hépatitis, douleur fixe dans l'hypocondre, sécheresse de la peau, maigreur générale, fièvre, insomnie, tension des parois abdominales, constipation et évacuation d'urine de couleur orangée.

Le sujet avait été affoibli par l'usage des émétiques et des purgatifs ; la suppuration se forma promptement malgré les moyens que j'employai pour l'empêcher.

Peu de jours après, je trouvai une tumeur fluctuante au-dessous du cartilage de la dernière vraie côte, près du muscle droit. A ce symptôme se joignaient tous ceux qui indiquent la formation de l'abcès hépatique.

On fit usage les deux premiers jours des émolliens appliqués à l'extérieur, et des boissons adoucissantes prises intérieurement. Je procédai ensuite à l'ouverture de l'abcès ; je coupai les tégumens et le tissu cellulaire par une incision oblique qui s'étendait de l'attache du muscle droit au cartilage de la côte, au bas de la tumeur en dehors. Cette première incision mit à découvert le muscle grand oblique que je coupai avec les subjacens parallèlement à ses fibres, et je parvins à découvrir la tumeur qu'on aurait d'abord prise pour un anévrisme, à raison des battemens qu'elle donna pendant l'opération.

Ces battemens m'arrêtèrent un moment ; mais lorsqu'ils furent appaisés , et que j'eus reconnu leur caractère différent de ceux de l'anévrisme , comme je l'ai expliqué plus haut , je me décidai à plonger le bistouri dans la tumeur. L'ouverture qui en résulta , fut suivie de la sortie d'une très-grande quantité de matières de couleur de lie de vin , mêlées de flocons blanchâtres purulens ; j'agrandis cette ouverture haut et bas ; et après avoir porté le doigt dans le foyer de la maladie , je trouvai une érosion profonde et considérable dans le lobe moyen du foie près du ligament suspenseur.

Dès ce moment , le malade se trouva soulagé. La suppuration fut les premiers jours très-abondante et de la même nature ; ensuite sa quantité diminua graduellement et changea de couleur en très-peu de temps. La guérison fut achevée le quarante-septième jour de l'ouverture du dépôt et ce militaire sortit de l'hôpital parfaitement rétabli.

Un soldat de la soixante-neuvième se présenta dans le même hôpital avec une maladie semblable. L'abcès fut ouvert aussitôt que la fluctuation devint sensible. Je suivis les mêmes procédés et le même traitement , qui le conduisirent également à la guérison.

Chez un grenadier de la quatre-vingt-huitième l'abcès hépatique qui s'étoit formé à la face convexe du foie, se manifesta dans l'intervalle des côtes, au bas de l'hypocondre où l'on sentait la fluctuation. J'en fis l'ouverture, et elle me permit de reconnaître le trajet purulent qui passait du foie dans la poitrine, en traversant le diaphragme, que je trouvai perforé vis-à-vis l'intervalle de la septième à la sixième côte.

La marche de cet abcès fut la même que celle du précédent ; les matières étaient de la même couleur, et le malade fut conduit à la guérison par les mêmes moyens.

Dix à douze cas semblables se sont présentés dans le même hôpital, et la maladie a eu chez les individus qui en étoient atteints, la même terminaison.

Je vais rapporter encore un exemple d'une guérison spontanée obtenue par les seuls secours de la nature.

La femme d'un sergent de mineurs me fit appeler pour me consulter sur une tumeur douloureuse qu'elle portait au bas de l'hypocondre droit. Cette tumeur fesait saillie au-dessous du rebord des fausses côtes, du volume du poing ; elle était fluctuante dans le centre, plus ou moins rétinente, et très-douloureuse dans la circonférence. La malade éprouvait depuis quelques jours des douleurs de coliques qui paraissaient partir de cette tumeur, et se propageaient vers le bassin. Elle était constipée, privée du

sommeil, et dans un état d'anxiété continuelle.
Cette irritation générale me fit suspendre l'ouverture de l'abcès, et prescrire seulement l'usage
des lavemens émolliens et anodins, qui la sou-
lageaient beaucoup, de boissons rafraîchissantes
et anodines, et de cataplasmes émolliens à l'extérieur. Après deux jours de ce traitement, la
malade éprouva tout-à-coup de violentes douleurs vers le fond de la tumeur, qui furent
suivies de selles copieuses et fréquentes, composées presqu'entièrement d'une matière analogue
à celle qui était sortie par l'ouverture faite aux
dépôts extérieurs, ce qui procura aussitôt du
soulagement. La tumeur diminua sensiblement,
les douleurs disparurent, et les matières purulentes continuèrent de s'écouler par les selles;
on seconda la nature à l'aide de lavemens émolliens, du régime, et de légers toniques amers
pris intérieurement. Cette circonstance, quoique
très-favorable, ne doit pas éloigner le chirurgien des préceptes que nous avons indiqués pour
l'abcès hépatique, lorsqu'il est à la portée des
secours de l'art; car il est extrêmement rare
qu'il s'établisse des crises aussi avantageuses.

Un caporal de la quatrième demi-brigade d'infanterie légère, affecté d'un dépôt hépatique,
resta long-tems dans les casernes, où cette maladie fut méconnue. Il n'arriva au grand hôpital qu'à la dernière extrémité. Les circons-

tances qui avaient précédé, et les symptômes d'un épanchement purulent dans la poitrine, me déterminèrent à pratiquer l'opération de l'empyème entre la sixième et la septième côte, en comptant de bas en haut. Je rencontrai le foyer purulent ; et à la faveur de cette ouverture, il sortit une grande quantité de pus de couleur brunâtre, mêlé de flocons blanchâtres et celluleux : le malade, qui était près de suffoquer, respira plus librement : l'oppression fut moindre, mais la prostration resta la même : après quelques jours de calme et d'une suppuration abondante, le malade mourut dans un état d'épuisement.

A l'ouverture du cadavre, je trouvai ulcérées la plèvre et une petite portion du poumon réduit à un très-petit volume. Une ouverture de la grandeur d'une pièce de quinze sols environ, se rencontrait au-dessus du trèfle tendineux du diaphragme du côté droit, et communiquait avec la partie moyenne de la face convexe du foie, profondément ulcérée. Si l'on eût fait cette opération dès le moment où le pus s'est épanché dans la poitrine, on aurait pu sauver la vie à ce militaire, d'autant plus que d'après le rapport qu'il nous fit, il s'était manifesté quelques jours avant son entrée à l'hôpital, une tumeur fluctuante de la grosseur d'un œuf de poule , dans l'intervalle des côtes où l'opération fut faite.

Plusieurs individus s'étant refusés à laisser ouvrir ces dépôts hépatiques , sont morts par suite de leurs effets. L'ouverture de leurs cadavres a présenté le pus épanché dans la partie supérieure du ventre , et borné par le mesocolum. Ceux qui ont été opérés à tems sont parfaitement guéris.

Pierre Cinna , canonnier du 4ᵉ régiment d'artillerie à pied, entra à l'hôpital de la ferme d'Ybrahim-Bey , pour y être traité d'une dyssenterie opiniâtre qui avait résisté à plusieurs traitemens qu'il avait subis avant son entrée à l'hôpital. Les astringens dont on lui fit faire immédiatement usage , arrêtèrent tout-à-coup son flux dyssenterique. Il se fit aussitôt métastase sur le foie , caractérisée par des douleurs vives et profondes , qui se déclarèrent dans l'hypocondre , par un mal-aise général , et une difficulté de respirer : il survint constipation , chaleur intérieure , soif ardente , fièvre , insomnie , augmentation de douleur , et en très-peu de jours , parut au-dessous du rebord cartilagineux des fausses-côtes , et très-près du cartilage xiphoïde, une tumeur dure, rénitente, douloureuse , sans changement de couleur à la peau ; mais vingt-quatre heures après elle présentait

un point de fluctuation vers le centre. Les premiers symptômes, propres à l'inflammation qui
s'était emparée de cet organe, firent place à
ceux de la suppuration ; et alors douleurs pulsatives, frissons irréguliers, fièvre lente avec
redoublement le soir, pâleur du visage, abattement des forces, et augmentation de la tumeur.
Tel était l'état dans lequel je vis le malade pour
la première fois. Après avoir reconnu l'existence
du dépôt, je me hâtai d'en faire l'ouverture
pour prévenir la rupture du kyste, du côté de
la cavité abdominale. Les battemens légers qu'offrait la tumeur, ne m'arrêtèrent point, par les
raisons que j'ai données dans ce mémoire ;
je plongeai mon bistouri dans le point le plus
fluctuant, et je prolongeai l'incision à environ
deux pouces et demi d'étendue, haut et bas.
Cette ouverture fut immédiatement suivie de la
sortie d'une grande quantité de matières grisâ-
tres, tirant sur le brun, mêlées de flocons celluleux et blanchâtres. Je parcourus avec le doigt une
partie du foyer de la maladie : il s'étendait supérieurement jusqu'au lobe moyen du foie dont
une portion du bord libre était ulcérée à quelques lignes de profondeur. Dans les premiers pansemens, la suppuration fut très-abondante, et
de même couleur ; mais ensuite elle changea
de nature, et peu-à-peu sa quantité diminua.
On seconda l'action des topiques simples,

dont on fesait usage , par les boissons amères et les stomachiques. Les forces du malade se rétablirent , l'ulcère se détergea , les
parois du kyste s'exfolièrent , le foie se degorgea ,
les bords de la plaie s'affaissèrent , et après six semaines de traitement , le malade se trouva parfaitement guéri , et en état de sortir de l'hôpital.

L'observation suivante détruit toute espèce de
doute sur le vrai siége des dépôts hépatiques.
Des médecins célèbres , tels que Bianchi et autres ,
prétendent que ces dépôts ne se forment jamais
dans la propre substance du foie , sans causer
la mort des individus qui en sont attaqués ,
quels que soient les moyens qu'on mette en usage
pour seconder la nature , et ils ne les regardent
comme susceptibles de guérison , que lorsqu'ils
s'établissent dans les portions membraneuses qui
recouvrent cet organe , ou dans le tissu cellulaire environnant.

Outre les raisons que j'ai données dans mon
mémoire , pour démontrer la possibilité de guérir
les dépôts qui se forment dans la propre substance du foie , chaque observation vient à l'appui
de ces principes , et prouve d'une manière incontestable , que c'était là le véritable siége des
dépôts hépatiques que j'ai opérés.

Joseph Fath , musicien du corps des grenadiers de la garde des Consuls , après avoir fait
toutes les campagnes de l'armée d'Orient en sa

qualité de musicien des guides de ladite armée, fut frappé, avant son passage en France, de tous les symptômes d'un hépatitis chronique qui ne l'empêcha pas d'arriver à Paris; cependant l'état de mal-aise, de faiblesse et de maigreur où l'avait réduit la maladie, le contraignit d'entrer à l'hôpital de la garde. Le médecin en chef Sue, lui administra un traitement approprié, qui le soulagea et le mit dans le cas de jouir de quelques mois de convalescence qu'il passa à Paris; mais son état ayant considérablement empiré, il se fit ramener à l'hôpital le 14 vendémiaire dernier.

Peu de jours après, je fus consulté par mon collègue Sue, pour prendre avec lui connaissance du caractère de la maladie.

La maigreur de ce malade était extrême, le visage terne et cuivré, les yeux étaient caves et tristes, la conjonctive jaunâtre, la langue blanche, les gencives pâles, la peau sèche, terreuse; l'hypocondre droit très-élevé, et les cartilages des fausses côtes fortement courbés.

Dans leur intervalle, se fesait sentir une fluctuation faible et à peine apparente. Au-dessous du rebord cartilagineux des fausses côtes du même côté, se remarquait une tumeur oblongue, suivant la direction de ce rebord cartilagineux, laquelle nous laissait appercevoir une fluctuation profonde et assez étendue, qui nous assurait de la présence d'un fluide accumulé dans un point de la substance du foie, ou dans quelques parties voisines.

Le pouls était faible et lent, les extrémités étaient froides, les urines jaunâtres et assez abondantes, les selles très-rares, inodores et décolorées, mais il y avait des vomissemens fréquens de matières décomposées, de couleur et d'odeur stercorales. Le malade n'avait point d'appétit, prenait peu d'alimens, et les vomissait peu de tems après. Il était dans un état d'insomnie continuel, constamment couché à droite ou sur le dos ; il ressentait quelques douleurs sourdes dans l'hypocondre ; il avait des syncopes fréquentes, et sa respiration était courte et laborieuse ; enfin tout annonçait une mort prochaine.

Malgré la presque certitude de cette terminaison funeste, nous convînmes qu'il était indispensable d'ouvrir le dépôt, qui paraissait exister dans la région du foie, et de l'existence duquel je ne pouvais même douter, par le grand nombre de sujets que j'avais vus attaqués de cette maladie.

En conséquence, je procédai de suite à son ouverture (c'était le 2 novembre), en présence du médecin et des éléves de l'hôpital. Je coupai d'abord les tégumens et les muscles sur le point le plus fluctuant, dans une direction oblique, du cartilage de la huitième côte, en bas et à droite, dans l'étendue d'environ deux pouces. Parvenu à la dernière couche des muscles, je distinguai plus facilement la fluctuation. Une petite ouverture, faite à la paroi externe du dépôt, donna immédiatement issue à un jet de pus assez liquide et d'un gris terne. J'en facilitai la sortie, en agrandissant la plaie, haut et bas, avec un bistouri boutonné. J'eus l'attention de ne point étendre l'incision inférieurement, au-delà des adhérences du kyste; car le pus se serait épanché dans la cavité du bas-ventre. J'évalue à une pinte et demie la quantité qui en sortit. En portant les doigts dans le foyer de la maladie, je trouvai une excavation profonde dans le grand lobe du foie, qui confirma le pronostic que j'avais porté sur la nature et le siége de la maladie. Le malade, malgré son extrême faiblesse et l'état de marasme où il était réduit, supporta très-bien l'opération, et elle lui fit éprouver un bien-être inexprimable. Il fut pansé méthodiquement. On lui fit prendre d'excellent bouillon, avec quelques cuillerées de vin de Bourgogne, qu'il digéra très-bien, on lui prescrivit quelques potions cordiales, et de l'eau de camomille pour boisson; mais l'état d'épuisement où l'avaient amené la gravité et la longueur de sa maladie, qui datait de son départ d'Egypte, le fit périr après avoir joui d'un calme heureux pendant vingt-quatre heures.

Si ce militaire n'eût pas négligé sa maladie aussi long-tems, et qu'on l'eût opéré plutôt, il est probable que l'opération l'eût conduit à la guérison.

A l'ouverture du cadavre, nous avons trouvé, comme je l'avais prédit, une très-grande partie du grand lobe du foie, à sa surface convexe, profondément ulcérée. Du pourtour de cette cavité, naissait une substance membraneuse qui formait les parois du kyste, dont l'inférieure dépassait un peu le rebord des fausses côtes, et se trouvait en rapport avec le colon transverse. La paroi supérieure avait déprimé le diaphragme du côté de la poitrine, et déterminé une adhérence de cette cloison avec le poumon, du même côté. Le pylore était fortement comprimé par la paroi postérieure du kyste, qui gênait le passage des alimens, et déterminait les vomissemens de matières noirâtres qui eurent lieu quelques jours avant la mort.

Le bord libre du foie était de couleur bleuâtre, et comme squirreux. La vésicule du fiel contenait très-peu de bile. Les viscères du bas-ventre étaient appauvris et réduits à un plus petit volume.

J'ai détaché le foie dans son entier, pour le conserver dans l'alcohol. Cette pièce pathologique sera déposée dans le muséum anatomique de l'Ecole de Médecine, à Paris.

On se préserve, en Egypte, de cette maladie, que la plupart des auteurs ont considérée comme mortelle, en évitant, pendant le jour, l'impression du soleil, et la nuit, le contact de l'air froid et humide; en n'usant pas immodérément des femmes, du vin et des liqueurs; en fesant des lotions savoneuses sur l'habitude du corps; en prenant quelques infusions amères le matin, et des boissons acides dans la journée; enfin, en modérant l'exercice à pied, et sur-tout en éloignant de soi les affections morales, dont les effets portent principalement sur les organes biliaires.

Il me serait plus difficile d'expliquer comment les influences du climat d'Egypte ont pu coopérer, avec de très-légères causes locales, à la destruction graduée et presqu'insensible des principaux organes de la génération. Je me contenterai d'en exposer les effets et d'en faire connaitre les phénomènes, dans la notice suivante:

DE L'ATROPHIE DES TESTICULES.

PLUSIEURS soldats de l'armée d'Egypte, au retour des campagnes de l'an 7, se plaiguirent de la disparution presque totale des testicules, sans nulle cause de maladie vénérienne. Surpris de ce phénomène, dont je n'avais pas vu d'exemple, je fis des recherches pour reconnaître la cause et la marche de cette singulière maladie : je vais en présenter les symptômes, tels que je les ai observés.

Les testicules, mais le plus ordinairement l'un des deux, perd de sa sensibilité, s'amollit, diminue de volume d'une manière graduée, et paraît se dessécher.

Le malade ne s'apperçoit de cette destruction, qui s'opère insensiblement, qu'autant que le testicule est réduit à un très-petit volume : on le trouve rapproché de l'anneau, sous la forme et la grandeur d'un haricot blanc. Il est indolent, et d'une consistance assez dure ; le cordon spermatique est lui-même aminci, et participe à l'atrophie.

Lorsque les deux testicules sont atrophiés, l'homme est privé des facultés génératrices, et il en est averti par l'absence des desirs, des sensations amoureuses, et par la laxité des parties génitales. En effet, tous les individus qui ont éprouvé cet accident, n'ont eu depuis aucun desir de l'acte vénérien, et cette perte influe sur tout le système qui s'affaiblit. Les extrémités inférieures maigrissent et chancèlent dans la progression. Le visage se décolore, la barbe s'éclaircit, l'estomac perd son énergie, les digestions sont pénibles et laborieuses, et les facultés intellectuelles dérangées. Plusieurs militaires, par suite de ces infirmités, ont été mis dans le corps des invalides.

J'attribue principalement cette maladie aux fortes chaleurs du climat égyptien, qui, en ramollissant le tissu du testicule, l'ont disposé à la dissolution. Les parties les plus fluides de cet organe sont entraînées au-dehors par la transpiration; une autre portion est absorbée par le système lymphatique, et rapportée dans le torrent de la circulation. Le parenchyme des vaisseaux qui résistent à ces premiers effets, s'affaisse et se rétracte; les tubes s'oblitèrent et se dessèchent; la masse totale du testicule perd plus ou moins de son volume, et s'atrophie.

À cette principale cause, peuvent se joindre les fatigues de la guerre et les privations; mais sur-tout l'usage de l'eau-de-vie de dattes, dans laquelle, pour en augmenter la force et la rendre plus agréable au goût, les habitans du pays font entrer les fruits de plusieurs solanums, tels que le pseudocapsicum, le capsicum, qui sont des espèces de piments.

Peut-être aussi l'expérience ou la tradition a-t-elle appris à ces habitans, que ces substances modifiaient la sensibilité nerveuse qui se développe plus facilement dans les climats chauds, et devient par conséquent susceptible d'une plus grande mobilité.

La physiologie nous démontre qu'il existe une

grande sympathie entre l'estomac et les testicules ; qu'ainsi une irritation portée sur ces derniers organes, détermine fréquemment un mouvement spasmodique sur l'estomac , suivi de douleurs , d'anxiétés , et de vomissemens. De même , les affections de ce viscère font perdre aux testicules leur énergie et leur intégrité. Or , il est possible que les solanums portent indirectement leur effet stupéfiant sur les testicules. Les Anciens parvenaient à les atrophier par l'application long-tems continuée sur les bourses , du suc épaissi de ciguë (1).

J'ai remarqué que le suc de bella donna paralyse à l'instant même l'organe de la vue. Je me suis convaincu de ce fait par plusieurs exemples. Il faut donc être très-circonspect dans les pays chauds sur l'emploi des solanums, qui m'ont paru être pernicieux.

Lorsque l'atrophie des testicules est complète, l'art n'offre contre elle aucune ressource ; mais si elle n'était que commençante, on en préviendrait les suites fâcheuses , à l'aide de quelques bains froids , de frictions sèches sur l'habitude du corps , de l'urtication sur les fesses , de remèdes rafraîchissans et stomachiques , et de bons alimens.

On peut se garantir de cet accident, en évitant

____

(1) Voyez *Marcellum empiricum , experientia* 33.

l'usage des liqueurs spiritueuses, sur - tout de l'eau-de-vie de dattes, faite par les Egyptiens; et sous ce rapport, la confection de cette liqueur exigerait une surveillance particulière, dans la supposition qu'on fût encore dans le cas d'en user : il faut aussi avoir le soin de porter un suspensoire assez serré, faire de fréquentes lotions d'eau fraîche et de vinaigre sur toute l'habitude du corps, et s'abstenir du commerce immodéré des femmes.

SECTION VI.

La reddition du Kaire nous assura, pour la seconde fois, la conquête de toute l'Egypte, à l'exception du Saïd, que le général en chef fut contraint de laisser à Mourad-Bey, moyennant toutefois une rétribution annuelle.

Une forte contribution fut imposée aux habitans du Kaire, ce qui fournit les moyens de payer l'arriéré de la solde, et de remonter toutes les branches du service. Nos hôpitaux, qui étaient en très-mauvais état, furent améliorés, et on prit toutes les mesures de salubrité que les circonstances commandaient, pour diminuer les causes des maladies contagieuses que cette dernière campagne avait augmentées.

Tout paraissait nous assurer le repos pour long-tems, et dans cette espérance, je rouvris mes cours de chirurgie et d'anatomie. Les leçons cliniques étaient toujours pour nous de nouveaux sujets d'instruction.

Plusieurs de nos militaires ayant contracté la lèpre pendant le siége du Kaire, en couchant

sur des matelas qui avaient servi à des habitans
lépreux, et en fesant usage de viandes salées,
j'en étudiai les phénomènes chez ces mêmes individus, et j'en suivis attentivement la marche.
J'eus occasion d'observer aussi l'éléphantiasis
chez plusieurs personnes du pays, et comme les
auteurs confondent ces deux maladies, je m'appliquai sur-tout à en comparer les symptômes,
et à en faire connaître les différences.

DE LA LÈPRE ET DE L'ÉLÉPHANTIASIS.

LES médecins qui ont écrit sur la lèpre et
l'éléphantiasis, tels qu'Arétée, Gallien, Archi-
gène, Aétius, Soranus, Oribase et Hippocrate
lui-même, ne s'accordent point sur le caractère
propre de ces maladies, et les différences qu'elles
présentent entre elles.

Je ne rapporterai point l'opinion particulière
de ces auteurs, cela m'entraînerait dans une
dissertation beaucoup trop longue qui m'écar-
terait du but que je me propose, puisqu'il ne
s'agit ici, comme je l'ai annoncé dans ma pré-
face, que de présenter le tableau précis de ces
maladies, telles que je les ai observées moi-même
en Egypte. Je ne parlerai pas non plus de quelques maladies observées en Europe, ou dans
d'autres climats étrangers à celui de l'Egypte,
auxquelles on a cru trouver le même caractère

que présentent ces premières ; car , d'après mes remarques , je regarde la lèpre et l'éléphantiasis comme des maladies propres aux climats chauds , et particulièrement à l'Egypte ; ou du moins si elles sont transplantées dans d'autres contrées elles dégénèrent et prennent un caractère différent.

L'expérience m'a également appris , que la lèpre différait essentiellement de l'éléphantiasis, bien que ces maladies offrent des symptômes communs : c'est d'après ces principes que j'en ferai l'exposé séparément.

La lèpre des Egyptiens n'attaque que les enveloppes extérieures du corps , sur tout le système dermoïde. Elle s'annonce par des douleurs vagues dans les membres, difficulté de marcher, foiblesse et lassitude générales. Le malade tombe dans un état de mélancolie et de tristesse profonde. Bientôt il se déclare de petites pustules bleuâtres , rugueuses à leur sommet , et rassemblées par plaques plus ou moins larges. Elles se manifestent ordinairement au visage et aux extrémités, rarement à la poitrine et au bas-ventre : les fesses et les articulations du genou en sont le plus affectées. Ces plaques pustuleuses se dessèchent à l'extérieur , et fournissent des croûtes noirâtres , de dessous lesquelles découle une humeur séreuse , jaunâtre, et d'une odeur fétide ; l'haleine du malade donne la même odeur.

Le pouls est faible, les urines sont abondantes et terreuses. A ces premiers symptômes, si la maladie fait des progrès, se joint une légère difficulté de respirer. Le visage prend une teinte bronzée; la peau de la surface du corps devient inégale, rugueuse et imperspirable. Elle perd sa sensibilité dans les points des éruptions dont nous avons parlé; les lèvres s'épaississent, les narines se dilatent, affaissent le nez, et le mucus nasal devient fluide et ichoreux. Les larmes sont âcres, ulcèrent le bord libre des paupières, et s'épanchent souvent sur les joues. Le sujet maigrit à vue d'œil; les éruptions pustuleuses augmentent progressivement et deviennent plus noirâtres : quelquefois elles s'étendent au loin en se réunissant. Ces croûtes lépreuses ne causent point de prurit, comme les dartres avec lesquelles elles ont quelques rapports. Il y a douleur dans l'épaisseur des membres, sur-tout dans les os et les articulations. Le malade peut rester des années entières dans cet état, ou finir sa carrière en peu de tems. Dans le dernier cas, les petits ulcères cachés par ces pustules, ou croûtes lépreuses, s'agrandissent, attaquent le tissu cellulaire dont les points correspondans aux croûtes, sont lardacés et tuberculeux. Les parties de la peau qui sont affectées acquièrent de l'épaisseur, et perdent totalement la sensibilité; en sorte que les lambeaux de peau tombent en mortification , et qu'on les coupe sans faire éprouver de douleur. La fièvre hectique s'empare du malade; il tombe dans le marasme, et s'éteint insensiblement. Quelquefois les ulcères attaquent les articulations assez profondément pour en détruire les ligamens , et opérer ainsi la nécrose et la chute des membres.

J'ai vu plusieurs lépreux dans le grand Kaire, qui se tenaient isolés du reste de la société , et dont la lèpre m'a présenté tous les symptômes que je viens de décrire. Plusieurs soldats de l'armée l'ont contractée ou l'ont acquise par les mêmes causes qui sans doute la produisent chez les Egyptiens. Les symptômes de cette maladie étaient d'ailleurs les mêmes dans ces deux classes d'individus. Elle offre quelques différences , qui ne sont relatives qu'au siége des pustules , à leur étendue et à leur caractère; quant à la couleur et à la forme , elles sont constamment les mêmes. L'affection générale est plus ou moins forte, selon l'idiosyncrasie du sujet , et plusieurs autres circonstances particulières.

Cette maladie m'a paru contagieuse , lorsque les ulcères sont profonds et étendus , et que le sujet est déjà affaibli. Dans ce cas, il s'exhale de ces ulcères, et de toute la surface du corps une odeur nauséabonde et fétide qu'on ne peut respirer quelques minutes , sans en être incommodé. Les vêtemens et le linge qui ont servi aux lépreux paraissent s'imprégner d'une substance délétère, propre à développer le même vice chez un individu qui porterait ces vêtemens, étant d'ailleurs disposé à son absorption. La connaissance de ces faits, et l'avis que donnent les anciens médecins arabes, de faire isoler les lépreux, m'engagèrent à traiter séparément dans nos hôpitaux les soldats de l'armée, qui furent attaqués de la lèpre. Cependant les circonstances ne m'ayant pas toujours permis de faire complétement isoler ces malades, j'ai vu des personnes qui l'ont contractée d'après des communications plus ou moins rapprochées. Ainsi, pendant le siége d'Alexandrie, donnant mes soins à un officier de la 25e demi-brigade, pour une lèpre bien caractérisée, qui l'avait retenu six mois à l'hôpital, je remarquai que son voisin, officier comme lui, duquel il était encore assez éloigné, quoique dans la même salle, mais avec qui il avait des communications fréquentes, fut affecté quelque tems après de la même maladie, qui compliqua une plaie presqu'entièrement cicatrisée, résultant de l'amputation du bras gauche. La cicatrice se couvrit d'abord d'une croûte épaisse, jaunâtre, qui laissait couler, par des gerçures profondes, une humeur ichoreuse et fétide : la circonférence du moignon était bleuâtre et devint insensible ; le membre se tuméfia, se durcit, et la peau prit une couleur marbrée. Il se déclara en même tems des pustules lépreuses dans différentes parties du corps, principalement aux coudes, aux jambes et au visage. Les moindres mouvemens fesaient éprouver au malade des douleurs violentes dans les extrémités ; sa figure devint hippocratique, sa peau sèche et rugueuse. Il mangeait peu, et avait le goût dépravé ; les forces s'affaiblirent, la maigreur arriva au dernier degré, et il finit bientôt sa carrière, après avoir passé les derniers jours de sa vie dans un état affreux d'inquiétude, de mal-aise, et d'une sorte d'anxiété difficile à décrire. Cet officier, d'après son aveu, n'avait jamais eu de maux vénériens, ni aucune éruption dartreuse. Son régime avait été assez régulier et bien meilleur que celui du soldat. La plaie du moignon n'avait été dérangée par aucun incident, jusqu'au moment où la cicatrice allait se terminer, et où la lèpre se déclara : je suis donc porté à croire qu'elle n'a eu lieu que par contagion.

L'invasion subite qui s'est faite de cette maladie chez un guide à pied, *Charles Fourrat*, dont je rapporterai plus bas l'observation, me paraît un exemple incontestable des effets de cette contagion. J'ajouterai ensuite à ces faits, l'assertion de la plupart des anciens médecins juifs ou arabes, et celle des médecins égyptiens d'aujourd'hui. Je n'ai point vu la lèpre compliquée de l'éléphantiasis, que je crois être, comme je l'ai déjà dit, une maladie différente. Voici ce que m'offrit l'ouverture cadavérique de cet officier. Le foie était dur, plus volumineux que dans l'état ordinaire et d'un brun foncé. La vésicule du fiel contenait très-peu d'une bile épaisse et de couleur vert-bouteille foncé. La rate était plus grosse que dans l'état naturel et comme squirreuse ; les autres viscères du ventre étaient décolorés et dans une laxité considérable ; les glandes mésentériques engorgées, les petits intestins parsemés de tubercules durs et comme plâtreux ; le tissu cellulaire était presque nul, jaunâtre et rempli de tubercules blanchâtres, durs et en rapport avec les ulcères ; la peau dure comme du parchemin et sans élasticité.

Les maladies vénériennes dégénérées ou les affections dartreuses, semblent être des causes prédisposantes de la lèpre. Quelques-uns de nos soldats après avoir subi plusieurs traitemens anti-vénériens ayant pour symptômes syphilitiques, des pustules cutanées très-rebelles, étant guéris selon toutes les apparences, ont été affectés par la suite, d'éruptions lépreuses bien prononcées, et qui ont cédé cependant au traitement exposé plus bas.

On peut regarder aussi comme causes secondaires de cette maladie l'usage des viandes salées, du poisson salé et des oignons, que le peuple mange en grande quantité dans ce pays, celui des viandes de porc ou de sanglier même, sans être salées; car nous avons vu que tous les Français qui s'en sont nourris pendant quelque tems , en ont été incommodés. Un très-grand nombre a été attaqué d'éruptions lépreuses qui se manifestaient à la face , sur-tout au nez dont la forme devenait hideuse. Il s'en déclarait ensuite aux extrémités supérieures et inférieures , et successivement sur toute la surface du corps. Sans doute que la chair de ces porcs , qui sont nourris différemment qu'en Europe , recèlent des principes malfaisant ; ce qui le prouve , c'est qu'exposée aux fortes chaleurs du climat d'Egypte , elle se décompose promptement. Sans nous livrer à d'autres conjectures , il est de fait que cette viande est insalubre , et c'est probablement d'après l'expérience que le législateur des Juifs et celui des Musulmans en ont proscrit l'usage par un article de leurs lois (1). A ces causes il faut ajouter la malpropreté du peuple égyptien , l'impression en quelque sorte vénéneuse que la classe la plus pauvre reçoit d'une infinité de corps étrangers , en couchant pendant l'été presque nue sur la terre, et l'intempérie des saisons qui agit avec plus ou moins de force sur ces individus : voilà

---

(1) Voyez la Genèse et le Qoran.

pourquoi les gens riches qui se tiennent très-propres et peuvent se mettre à l'abri de ces vicissitudes, sont exempts de la lèpre, à moins qu'ils ne la prennent par contagion, ce qui arrive rarement, parce qu'ils usent des plus grandes précautions pour s'en garantir.

Je n'ai vu mourir d'autre lépreux, que l'officier dont j'ai déjà parlé; mais je pense avec Arétée et Avicène, que la lèpre est très-grave si elle n'est mortelle, lorsqu'elle est parvenue à son plus haut degré : elle est d'ailleurs dans tous les cas très-fâcheuse et opiniâtre ; elle exige les plus grands soins et un traitement fort long.

Le traitement de la lèpre a varié autant qu'il y a eu de médecins qui s'en sont occupés : la pratique m'a appris que les préparations mercurielles préconisées par quelques-uns, ont exaspéré les accidens même chez les malades qui avaient eu des symptômes de syphilis, quoiqu'elle dispose quelquefois à la lèpre ; tant il est vrai qu'une maladie dégénérée change absolument de nature et ne se guérit que par des remèdes très-souvent différens de ceux regardés comme spécifique contre la maladie première; effectivement, j'ai guéri un grand nombre de maladies vénériennes dégénérées, par l'usage seul des amers, du quinquina, de l'opium, du camphre et d'autres toniques. La

lèpre que je considère comme une maladie asthé-
nique, mais d'un genre particulier, exige un
traitement analogue.

Pour bien déterminer ce traitement et l'exposer avec méthode, je considérerai la lèpre sous
quatre états différens. Dans le premier état il y a
turgescence humorale et l'éruption commence.
Dans le second celle-ci est complète; les forces
s'affaiblissent. Dans le troisième, les pustules se
couvrent de croûtes d'un jaune noirâtre, et les
parties malades sont privées de sensibilité. Dans le
quatrième, les croûtes tombent, leur chute met à
découvert des ulcères fongueux, d'un rouge violet,
accompagnés de cuissons profondes et d'où découle une sanie fétide et jaunâtre. Il y a prostration de forces, marasme, fièvre hectique et quelquefois colliquative.

Dans le premier état, quelques sangsues à la
marge de l'anus, lorsqu'il y a embarras dans le
système veineux du bas-ventre, produisent un
dégorgement salutaire. Nous avons suppléé aux
sangsues ordinaires dont on était privé en
Égypte, par les ventouses scarifiées, appliquées
dans cette région ou aux hypocondres. Ce moyen
dont je n'ai eu qu'à me louer est préférable
à la saignée ordinaire, qui en général n'est pas
indiquée dans les climats chauds, sur-tout en
Égypte, et particulièrement pour la lèpre.

Une secousse donnée à l'estomac, à l'aide d'un

vomitif, facilite l'action des autres remèdes. On lui fait succéder quelques purgatifs doux. On met ensuite le malade à l'usage des bains tièdes, des boissons amères et mucilagineuses, telles que le petit lait coupé avec la fumeterre, une infusion d'espèces amères dans le jour, des lavemens émolliens le soir, une potion camphrée et antispasmodique la nuit. Le régime doit être doux et humectant, composé principalement de laitage et tiré du règne végétal. Tels sont les moyens qui conviennent dans les premiers tems, et c'est par leur emploi que j'ai arrêté les progrès de cette maladie chez plusieurs de nos soldats qui en étaient attaqués. On applique sur les éruptions un peu de pommade adoucissante, telle que le cérat safrané.

Dans le second état, il faut supprimer les mucilagineux, donner plus de force aux amers, et y ajouter les racines de patience et de bardanne. Le sulfure rouge d'antimoine, combiné avec l'extrait de fumeterre et le muriate d'ammoniaque, des bols de camphre et d'opium, le soir à petite dose, ont produit de bons effets. Lorsqu'on ne voit le malade que dans le deuxième état, il faut faire précéder ces remèdes de quelques purgatifs légers, et de deux ou trois bains tièdes, pour ramollir la peau et les pustules; un plus grand nombre de bains diminuerait ou détruirait l'effet des médicamens. On continue l'usage de la pommade précitée.

Dans le troisième et quatrième état, on ajoute aux remèdes déjà proposés, le syrop diaphorétique, mêlé aux cinq racines apéritives, et le quinquina. On en augmente la dose progressivement, ainsi que celle de l'opium et du camphre. Le régime doit être stomachique et stimulant. Il faut que le malade use de bon vin, mais en petite quantité, de café moka sucré, qu'il s'abstienne sur-tout des viandes indigestes, et mette très-peu de sel dans ses alimens. Il faut qu'il respire, autant que possible, un air pur, et qu'il prenne modérément de l'exercice; enfin, on lui fait de fréquentes lotions avec du vinaigre et de l'eau chaude sur toute l'habitude du corps; on fumige souvent son lit et son appartement avec de fort vinaigre.

Ce traitement doit être continué avec les modifications relatives, assez long-tems pour en obtenir des résultats avantageux.

Lorsque le vice général est détruit, ou considérablement affaibli, ce que l'on reconnaîtra par la diminution des symptômes, on enlèvera les croûtes lépreuses, si la nature n'en a point opéré la chute, à l'aide des ciseaux ou du bistouri : on coupera même la peau désorganisée, et on l'emportera en totalité. Cette extirpation se fait sans douleur ; elle est accompagnée d'une légère effusion de sang noirâtre. On applique immédiatement, dans les ulcères qui en résultent, le cautère actuel dont on réitère l'application les jours suivans, jusqu'à ce que les parties subjacentes aient repris la vie et le ressort qu'elles avaient perdus.

Les forces et les fonctions du malade se rétablissent de jour en jour ; il reprend de l'embonpoint ; les ulcères se détergent et se cicatrisent ; il est d'observation que les cicatrices restent bleuâtres, et deviennent douloureuses, lorsque l'atmosphère est humide. C'est le cas de les fortifier par des lotions alcalines. L'individu éprouve, aux mêmes époques, des douleurs dans les membres. A ces légères infirmités près, ce traitement, long-temps continué, nous a fait obtenir une guérison complète de tous ceux qui ont été atteints de la lèpre, à l'exception de l'officier amputé.

Les pansemens journaliers se font avec une dissolution d'oxide de cuivre, d'alumine, et quelques gouttes d'acide sulphurique.

Le traitement que je viens d'exposer m'a parfaitement réussi sur plusieurs lépreux, et notamment sur celui dont je vais rapporter l'observation.

Observation.

Cette observation semble ne laisser aucun doute sur le vrai caractère de la lèpre, dont les phé-

nomènes ont été observés à l'hôpital de la garde
des consuls par plusieurs médecins, et est propre à confirmer l'opinion que j'ai énoncée sur sa
propriété contagieuse.

Charles Fourrat, guide à pied de l'armée d'O-
rient, d'une constitution robuste, et n'ayant
jamais eu de maladie vénérienne, fut attaqué,
pendant le siége du Kaire, à la fin de l'an 9,
d'une éruption pustuleuse qui se déclara dans
différentes parties du corps. Il ne sut à quoi
en attribuer la cause. Il était sobre, et son régime n'avait jamais été mal-sain ; il se rappela
pourtant d'avoir couché plusieurs nuits sur un
matelas, qu'il avait pris dans la maison d'un
habitant d'un des faubourgs du Kaire, où il
avait apperçu une femme couverte de croûtes
noirâtres par-tout le corps, et qui lui avait paru
très-malade. Il y a tout lieu de croire que cette
femme couchait habituellement sur ce matelas,
qui, se trouvant imprégné du vice lépreux, l'a
communiqué à ce guide. Ces pustules, d'abord
distinctes et séparées, mais disposées par grou-
pes, se réunirent en peu de tems, et ne for-
mèrent plus que des plaques plus ou moins étendues, de couleur noirâtre, et recouvertes de
croûtes épaisses, d'un brun jaunâtre. Elles
étaient divisées par des gerçures profondes qui
laissaient écouler une humeur ichoreuse, et
d'une odeur très-fétide.

Dans les premiers tems, le malade, d'après le rapport qu'il m'en a fait, ressentait de légères cuissons dans les pustules qui d'abord étaient rouges, rugueuses à leur sommet, et entourées d'un disque bleuâtre ; il y avait douleurs vagues dans tous les membres, et aux hypocondres, faiblesse générale, lassitude et dégoût. Il se fit transporter à l'hôpital de la ferme d'Ybrahim-Bey, près du Kaire. On crut reconnaître dans cette maladie le caractère de pustules vénériennes, bien que le malade protestât de ne s'être point mis dans ce cas-là. En conséquence, on prescrivit les frictions mercurielles et d'autres remèdes anti-syphilitiques : mais on ne tarda pas à s'appercevoir du mauvais effet de ces médicamens. Les douleurs générales devinrent plus intenses ; les pustules se boursoufflèrent et furent extrèmement douloureuses ; l'irritation fut si forte, que le malade ne pouvoit goûter un instant de repos. Il était totalement privé de sommeil, et éprouvait des douleurs continuelles. On les calma par les anti-spasmodiques, les bains tièdes et les adoucissans. Après avoir observé quelque tems ce traitement, il sortit de l'hôpital sans être guéri : ses pustules étaient encore étendues, recouvertes de croûtes, son corps était considérablement affaibli et maigre. On essaya par la suite d'autres traitemens , qui n'empêchèrent point la maladie de faire des progrès.

Après le départ de la division du Kaire pour France , ce malade fut relâché à Malte avec plusieurs de ses camarades. Le mauvais état de ses pustules , et leur aspect noirâtre et hideux , firent croire au comité de santé établi dans cette île , que ce militaire était affecté de la peste. (En effet , ces pustules , lorsque je les vis la première fois à l'hôpital de la garde , avaient quelque rapport avec les charbons pestilentiels). Il fut mis en quarantaine à Malte , et peu de jours après conduit au lazaret de Marseille , où il resta près de deux mois. Cependant on reconnut que sa maladie n'était point pestilentielle ; aussi le mit-on *à libre pratique* , et il arriva à Paris à la fin de ventôse an 10 ; le premier germinal suivant , il entra à l'hôpital de la garde.

Il était faible et maigre. La couleur de son corps était cuivrée , les yeux étaient tristes , ternes , et les paupières plombées ; les narines dilatées , les lèvres épaisses et bleuâtres , les gencives pâles ; le nez , auparavant droit et frêle , était affaissé , l'haleine fétide , la peau de la face ridée ; la respiration un peu laborieuse , la poitrine et le bas-ventre étaient dans l'état ordinaire , les ex- trémités maigres , et comme engourdies. Le malade mangeait peu , avait des goûts dépravés , point de fièvre, seulement plus de lassitude vers le soir, et le pouls faible : il ressentait des douleurs dans les membres et aux deux hypocondres.

Les coudes et les genoux étaient couverts de plaques noirâtres avec des croûtes épaisses, tombant en écailles, qui cachaient des ulcères fongueux et sanieux. Les bords formés par les tégumens détachés de l'ulcère, étaient minces et insensibles, et cette insensibilité se prolongeait assez loin ; le malade éprouvait quelques légères cuissons vers le fond de ces ulcères. Il portait de pareilles tumeurs aux fesses, à la cuisse droite. Les jambes étaient saines, les urines jumenteuses ; les fonctions digestives se fesaient bien ; il ne dormait point ou faisait des rêves sinistres, et il était constamment dans un état mélancolique.

Le citoyen Boussenard, à qui j'avais confié le service chirurgical près la division du Kaire, m'a donné ces détails tels que je viens de les rapporter, et d'après lesquels il est facile de voir que la maladie était au moins arrivée au troisième état, lorsque ce guide entra à l'hôpital de la garde consulaire.

Après avoir préparé le malade par quelques légers purgatifs, je le mis à l'usage d'une tisanne diaphorétique et amère, du vin de quinquina le matin, à des doses assez fortes ; du syrop que j'ai indiqué le soir, et d'un bol de camphre et d'opium la nuit.

Je fesais alterner ces moyens avec quelques préparations sulfureuses et antimoniales. Je fis détacher les croûtes qui recouvraient les ulcères, à l'aide des émolliens, et panser les plaies, pendant les premiers jours, avec de la pommade anodine. Son régime était doux et nourrissant : il y entrait un peu de bon vin de Bourgogne. Je lui fesais faire aussi pendant le jour, quelques promenades au moyen de béquilles.

Après deux mois de ce traitement, modifié convenablement, les douleurs se calmèrent ; les cuissons que ressentait le malade vers les racines des tumeurs, disparurent, les forces se rétablirent, les ulcères se détergèrent ; mais la peau environnante resta dans le même état, ce qui me força à faire l'excision de toute celle qui était désorganisée. Cette opération se fit sans aucune douleur ; il y eut seulement une petite effusion d'un sang noir et oléagineux. J'appliquai immédiatement le cautère actuel, que le malade sentit de même fort peu. J'en réitérai l'application plusieurs fois ; les dernières applications étaient plus douloureuses. Je les secondai par des lotions de vin chaud, et ensuite de la liqueur dont j'ai parlé dans le traitement général.

Dès la seconde application du cautère, les chairs devinrent rouges et sensibles. Le tissu cellulaire était dégorgé , et la peau environnante avait repris son ressort et sa sensibilité. Peu-à-peu la cicatrice s'est faite ; le malade a été parfaitement guéri le 15 messidor , époque où il est sorti de l'hôpital.

Les traits de la face ont repris leur forme primitive , l'embonpoint s'est rétabli, mais les cicatrices qui sont larges, sont restées bleuâtres, et causent des tiraillemens douloureux lors des changemens de température.

Ce militaire sert dans les chasseurs de la garde des Consuls.

DE L'ÉLÉPHANTIASIS.

L'ÉLÉPHANTIASIS paraît tenir du caractère des maladies lymphatiques : elle attaque la peau et le tissu cellulaire des extrémités inférieures, et donne à ces membres un volume monstrueux, et une forme si hideuse , qu'on les a comparés aux pieds de l'éléphant (1) ; de là vient, selon les auteurs, le mot éléphantiasis (Voyez Avicène). Cette maladie diffère de la lèpre sous beaucoup de rapports ; cependant, comme la lèpre , elle commence par une lassitude générale ; une faiblesse

____

(1) Voyez la planche du sarcocèle de l'homme.

dans les extrémités inférieures ; une difficulté
dans les mouvemens de ces parties.

La plante des pieds est très-sensible, et à la
moindre locomotion, le malade ressent des douleurs dans le trajet des os ; il est frappé de
dégoût, de mal-aise ; le visage se décolore, les
lèvres s'épaississent, et les gencives deviennent
pâles.

Les pieds et les jambes grossissent par l'engorgement des membranes, du tissu cellulaire et
de la peau. La jambe et le pied se couvrent
de petits boutons miliaires séparés, et d'un
rouge violet. Ces boutons s'ulcèrent, et les ulcères ou gerçures se recouvrent de croûtes jaunâtres, épaisses et inégales. L'humeur qui découle de ces gerçures ou ulcères, présente le
même caractère que celle qui découle des pustules lépreuses. La peau de la jambe devient marbrée par le grand nombre de petites veines variqueuses qui se développent dans son tissu. Ces
extrémités perdent de leur sensibilité, grossissent graduellement, et acquièrent, en proportion
de leur accroissement, trop de densité ; car en les
comprimant on éprouve de la résistance : l'impression du doigt n'y reste pas, comme dans
l'œdématie, de laquelle l'éléphantiasis diffère
encore par la sensibilité qui s'y conserve et
qu'on reconnaît aux douleurs assez vives dont

se plaint le malade, si l'on pique et si l'on irrite les parties affectées, et la chaleur, loin de diminuer, s'augmente suivant les progrès de la maladie, au point de devenir très-incommode.

Ce phénomène me donne lieu de croire que la substance graisseuse domine dans les parties tuméfiées qui paraissent prendre de la consistance par l'addition de l'hydrogène qui se forme dans le système veineux, à cause de son peu de ressort, et de la lenteur de la circulation.

Les ulcères extérieurs s'étendent en largeur, mais fort peu en profondeur. La peau des pieds et des jambes acquiert une épaisseur considérable; les ongles se désorganisent et tombent en écailles jaunâtres. Le tissu cellulaire s'épaissit et se durcit comme du lard. Celui qui se trouve interposé dans l'interstice des muscles, éprouve les mêmes effets, comprime la fibre motrice, dont le ressort s'affaiblit et rend la contraction presque nulle. Le mouvement et la sensibilité s'éteignent graduellement, et lorsque la maladie est portée à un très-haut degré, les pieds et les jambes sont comme des masses informes, pesantes et presque paralytiques. Le malade est forcé de garder le repos, le corps maigrit, le visage est basané, les lèvres sont épaisses, et ordinairement gercées, l'haleine fétide, comme dans la lèpre; il se manifeste quelquefois des pustules de nature dartreuse, sur les bourses et les côtés des cuisses. D'ailleurs, les fonctions naturelles ne sont pas beaucoup dérangées, ou même ne le sont point du tout, et le sujet peut vivre avec cette infirmité jusqu'à la décrépitude. Il n'en est pas de même de la lèpre; quoiqu'elle soit de longue durée, elle s'accroît par degrés, et finit presque toujours par une terminaison funeste.

Il est très-probable que l'éléphantiasis attaque d'abord toute la machine; mais par des causes particulières que nous tâcherons d'expliquer: il porte ses principaux effets sur les jambes, où il paraît se fixer et devenir local, à l'instar du vice scrophuleux, qui ayant déterminé un ulcère profond dans une extrémité, s'y concentre souvent en entier, et devient une maladie locale qu'on peut détruire par l'amputation.

Les travailleurs des rizières, et ceux qui habitent les lieux marécageux, sont les plus sujets à cette maladie.

L'éléphantiasis reconnaît pour causes prédisposantes, à-peu-près les mêmes que celles qui produisent la lèpre. Il faut y ajouter l'impression immédiate, et plus ou moins continuée des gaz humides ou des eaux corrompues sur les pieds et les jambes, comme les eaux des rizières qui sont très-malfesantes, à raison des grandes décompositions végétales et animales qui s'y font habituellement. Elles paraissent relâcher d'abord le tissu de la peau; ensuite elles le tuméfient et le désorganisent.

J'ai vu un grand nombre d'agriculteurs, à Damiette, être affectés de cette maladie à différens degrés, tandis qu'on ne la rencontre presque point dans les lieux secs et aérés, comme du côté des déserts et de la Haute-Égypte. La lèpre, au contraire, règne dans ces dernières contrées, et je ne l'ai point vue sur la côte, dans les lieux où l'éléphantiasis est commun.

On peut considérer l'éléphantiasis sous trois états différens :

Dans le premier, les pieds et les jambes sont légèrement tuméfiés, couverts ordinairement d'une éruption miliaire, à peine sensible, d'un rouge-brun, avec de légers picotemens douloureux, augmentation de chaleur, douleurs irrégulières, sur-tout à la plante des pieds.

Si l'on comprime la peau, le malade souffre, et l'impression ne reste pas. Il y a difficulté dans les mouvemens.

Au deuxième état, l'éruption est remplacée par de petits ulcères, recouverts de croûtes épaisses, jaunâtres et tuberculeuses. La peau est coupée flexueusement par des veines variqueuses qui lui donnent une couleur marbrée. La chaleur est plus forte, la difficulté du mouvement plus grande, les membres ont augmenté en épaisseur, et la sensibilité est moindre.

Dans le troisième état, dureté et augmentation de volume aux extrémités, ulcères et croûtes tuberculeuses plus étendues ; perte totale du mouvement, sensibilité presque nulle, faiblesse générale, maigreur et mélancolie. Quoique les individus survivent ordinairement à cette maladie, le pronostic n'en est pas moins grave. Cette infirmité leur rend la vie insupportable, et est sans ressource, lorsqu'elle est parvenue à ce degré.

Elle ne paraît pas être contagieuse comme la lèpre. Aucun de nos militaires n'en a été affecté, et je la crois aussi moins endémique aux climats chauds, car je l'ai vue dans différentes contrées de l'Europe avec quelques différences.

Les moyens de guérison me paraissent être à-peu-près les mêmes que ceux que nous avons indiqués pour la lèpre. Cependant il faut insister davantage sur les topiques, tels que les répercussifs dissolvans, les caustiques, sur-tout le feu et la compression graduée.

J'ai guéri, à l'aide de ces moyens, un capitaine âgé d'environ 38 ans, attaqué d'un éléphantiasis commençant. Les circonstances ne

m'ont pas permis d'entreprendre le traitement
de cette maladie, parvenue aux deuxième et troisième degré; cependant je pense que si elle se
bornait à l'un des pieds, et qu'elle eût résisté
au traitement suivi et bien administré duquel
je viens de faire mention, on pourrait enlever
la maladie, comme dans les caries scrophuleuses
anciennes de l'articulation tibiotarsienne, par
l'amputation de la jambe (1).

---

(1) La prétendue maladie que portent les deux jeunes
anglais, nommés Lambert, que nous avons vus cette année
au palais du Tribunat, à Paris (ils sont couverts, à l'exception du visage, de la paume des mains et de la plante
des pieds, d'une couche d'écailles cornées, de grandeur et
forme différentes, qui se reproduisent lorsqu'on les coupe).
Cette prétendue maladie n'a aucun rapport avec celle dont
nous venons de parler. J'ai attentivement examiné ces deux
individus, et tout m'a fait reconnaître chez eux un vice de
première conformation, donné par la nature à l'homme dont
ils descendent, pour des besoins dont on n'a pu avoir connaissance, puisqu'ayant été pris par les Anglais sur les côtes
du Mexique, d'après ce que m'en a dit le mentor de ses
petits-fils, il n'avait jamais pu parler assez distinctement
l'anglais pour faire connaître le lieu de sa naissance, la
nature du sol et du climat, celle des hommes de la même
contrée, et enfin tout ce qui pouvait lui être personnel.
On a su seulement qu'après avoir quitté les forêts immenses et épineuses du fond de l'Amérique Septentrionale;
cet indien, par objet de curiosité ou par quelqu'autre

motif particulier, dirigea ses pas vers le rivage de la mer, où les Anglais le trouvèrent, et d'où ils le transportèrent dans leur pays. Il s'y maria avec une femme de race anglaise, dont il eut des enfans des deux sexes. Les garçons ont hérité de la difformité de leur père, et l'ont transmise à leurs enfans mâles, tandis que les filles n'ont eu aucun vestige de ces végétations cornées, et qu'elles ont conservé les formes de leur mère.

SECTION VII.

Peu de tems après la prise du Kaire, une flotte turque, composée de vingt-six voiles, se montra devant Alexandrie avec toutes les apparences d'un débarquement. Le général en chef, informé de cette nouvelle, se rendit à Rahhmaniéh, et y attendit le retour d'un courrier qu'il avait expédié à Alexandrie. La flotte s'étant retirée, et la ville d'Alexandrie n'étant plus menacée d'un débarquement, le général revint au Kaire avec son état-major, après avoir formé un camp d'observation à Rahhmaniéh. Nous établîmes un hôpital dans cette place, et j'attachai une ambulance active près des troupes de ce camp.

Le général en chef, avant son départ, m'ordonna de me rendre à Alexandrie, pour examiner les chirurgiens des corps armés, afin de lui proposer l'avancement que leurs talens, leurs services et leur zèle pouvaient leur mériter (ces dispositions furent insérées dans son premier ordre du jour). Je partis avec les généraux Songis, Sanson, et l'ordonnateur en chef Daure, qui allaient inspecter les places fortes situées sur le bord de la mer.

Nous prîmes la route d'Alexandrie, et traversâmes, en deux jours, les déserts brûlans qui bordent le lac sans eau (Maréotis) ; au milieu du chemin, un vent de *samiel*, ou vent du désert, vint fondre sur nous ; nous fûmes, presqu'au même instant, ensevelis sous des tourbillons de poussière, qui nous forcèrent de nous arrêter en place, et de nous coucher sur le sable contre nos chevaux, afin d'éviter l'impression directe de ces vents, et la suffocation qui en est ordinairement la suite. Cependant nous souffrîmes tous, et nous eûmes beaucoup de peine à arriver au lieu de repos, quoique peu distant.

C'était pour la seconde fois que je ressentais les effets de cette espèce de Kampsìm. Quatre soldats en furent dangereusement affectés, et plusieurs animaux de la caravanne en périrent.

Arrivés à Alexandrie, je m'occupai de l'objet de ma mission ; ensuite nous passâmes à Rosette, où je visitai également les hôpitaux, les lazarets, et j'examinai les chirurgiens des corps qui formaient la garnison. Ce fut au moment que nous allions passer à Damiette, que nous apprîmes la triste nouvelle de la mort du général Kléber.

Soleyman êl-Hhaleby, jeune philistin instruit, mais très-fanatique, ayant formé la résolution d'assassiner le général en chef de l'armée française, était parti du camp du Grand-Visir, qui était resté en Syrie, pour mettre à exécution son exécrable projet; il ne tarda pas d'en trouver l'occasion. D'après le rapport du citoyen Casabianca, qui m'avait remplacé au Kaire, le premier coup de poignard que ce malheureux porta au général, lui traversa obliquement la poitrine, de l'hypocondre droit à l'oreillette droite du cœur, et perça celle-ci à trois ou quatre lignes de profondeur. Invité, peu de tems après, à embaumer le cœur du général, je trouvai dans la paroi antérieure de cette oreillette, une plaie irrégulière de cinq à six lignes. En outre, l'assassin blessa dangereusement l'officier du Génie Protin, qui était venu au secours de Kléber.

Hhaleby ne put prendre la fuite; il fut arrêté et condamné, par un tribunal spécial, à périr du supplice appliqué dans ce pays à ces sortes de crimes. Le courage et le sang-froid avec lequel il se laissa brûler la main droite et empaler, étonnent l'homme sensible, et prouvent combien la ferme volonté de l'individu influe sur les sensations physiques. Il vécut environ quatre heures, au milieu des plus cruelles souffrances, sans faire entendre une seule plainte. La brûlure de la main s'était portée jusqu'aux os, et le pal, après avoir dilacéré les viscères du bas-ventre, les nerfs et les vaisseaux, avait fracturé l'os sacrum, deux vertèbres lombaires, et s'était implanté dans le canal vertébral. Je me suis convaincu de ces faits par l'inspection que je fis, quelque tems après, de son cadavre, quoique déjà desséché; j'en conserve le squelette.

Le brave compagnon de Kléber, le général Desaix, qui était repassé en France, fut tué le même jour et à la même heure (c'était le 25 prairial), dans la bataille mémorable de Marengo. Toute l'armée donna de vifs regrets au général Kléber, et versa des larmes sur le sort du général Desaix : l'estime particulière et l'amitié dont Desaix m'honora à l'armée du Rhin, dans les courses que nous fîmes ensemble en Italie, lorsqu'il visita les champs de bataille où Bonaparte avait remporté ses victoires, et dans les campagnes d'Egypte, m'ont rendu plus sensible la perte de ce grand homme (1).

De Rosette, nous nous empressâmes de revenir au Kaire, où nous trouvâmes le général Menou en possession du commandement en chef de l'armée; il commença, en succédant au général Kléber, par faire une proclamation à

____

(1) A la nouvelle de sa mort, toute l'armée fit en son honneur, au champ d'Héliopolis, une cérémonie funèbre où le citoyen Fourier, secrétaire perpétuel de l'Institut d'Egypte, prononça un discours digne de ce héros.

l'armée et aux habitans, au sujet des événemens qui venaient de se passer ; bientôt il créa plusieurs institutions utiles, et fit des réformes dans les administrations ; donna des ordres pour l'organisation des hôpitaux et des ambulances actives ; récompensa le courage et le zèle de tous les officiers de santé par une augmentation d'appointemens, il créa plusieurs commissions importantes, forma un conseil privé, où il fit entrer les officiers de santé en chef ; mit à la tête de la pharmacie le citoyen Boudet, qui a dirigé ce service avec le plus grand désintéressement.

L'armée se trouvait dans un état de bien-être et de tranquillité qu'elle n'avait pas encore éprouvé. Elle était habillée et équipée de neuf, la solde au courant ; les casernes étaient salubres et parfaitement distribuées ; des ateliers de manufacture de tout genre étaient déjà dans la plus grande activité, et le soldat ne manquant de rien, n'était plus tourmenté du besoin de retourner dans sa patrie.

C'est dans ce tems de repos que nous pûmes apprécier les avantages et les inconvéniens du climat de l'Egypte ; c'est aussi la seule circonstance où nous goûtâmes quelque bonheur.

Le 8 thermidor, je me rendis à Damiette, pour terminer l'examen des chirurgiens des corps, l'inspection du service chirurgical des hôpitaux et du lazaret de cette place.

Je m'arrêtai quelques instans à Mansoura, lieu mémorable par la bataille que saint Louis y perdit contre les Sarrasins. Pendant mon séjour à Damiette, je reconnus dans les rizières environnantes une des principales causes des maladies endémiques et pestilentielles ; je parcourus une grande partie du lac Menzaléh, qui a fixé dans tous les tems l'attention des naturalistes, par le grand nombre d'oiseaux qui le couvrent après l'inondation du fleuve. Le général Andréossi, membre de l'Institut d'Egypte, a fait un mémoire très-savant sur la topographie de ce lac et les ruines des villes antiques qui l'entourent (1).

De retour au Kaire, je fis un rapport circonstancié à la commission extraordinaire de salubrité publique, sur la situation des lazarets d'Alexandrie, Rosette et Damiette, et l'amélioration dont ils étaient susceptibles; je rendis compte au général en chef Menou, et à l'ordonnateur en chef, du résultat de mes opérations près des chirurgiens des corps et des hôpitaux de ces trois places. Je repris mes cours d'instruction (2), et m'occupai de nouveau de

---

(1) Voyez la Décade Egyptienne.

(2) A la fin de mon cours, je donnai un prix d'émulation, et proposai à l'ordonnateur en chef l'avancement des sujets qui s'étaient distingués dans les campagnes, et aux concours qui eurent lieu à différentes époques.

l'organisation des ambulances actives pour tenir mon service assuré en cas de marche imprévue.

Toute l'armée, pourvue de tout ce qui lui était nécessaire, jouissait d'une bonne santé. La gale, la goutte et plusieurs autres maladies communes en France, avaient entièrement disparu dans ce climat; mais la libre communication qui s'était établie entre les femmes du pays et nos soldats, propagea la syphilis, et fournit, en peu de tems un grand nombre de malades à l'hôpital. Il était assez difficile d'arrêter les effets de cette contagion; priver de la société des femmes, le militaire acclimaté qui avait repris toutes ses forces et sa vigueur, c'était le conduire à l'ennui et à la nostalgie; pour parer à cet inconvénient, et arrêter la propagation de la syphilis, je proposai au général en chef l'établissement d'un hôpital civil, pour y recevoir les femmes prostituées, affectées de maladies vénériennes, et les femmes enceintes de la même classe, dans la vue de prévenir l'avortement qu'elles provoquent à volonté, et d'assurer l'existence de leurs enfans. Le général Belliard, commandant le Kaire, en vertu des ordres du général en chef, fit préparer de suite une grande maison, favorablement située, où l'on réunit indistinctement toutes les femmes qu'on soupçonnait d'avoir eu quelque commerce avec les soldats français; celles qui n'étaient point infectées furent renvoyées, et les autres retenues et traitées avec le plus grand soin dans cet hôpital (1). On fit en même tems une visite rigoureuse dans les casernes, et l'on envoya à l'hôpital militaire tous les vénériens, où ils furent consignés jusqu'à leur guérison. Ces mesures produisirent tout l'effet qu'on pouvait en attendre, et bientôt les individus des deux sexes furent rendus à la santé.

J'ai remarqué que la syphilis, en Egypte, présente rarement des symptômes graves, et s'y guérit facilement ; mais si elle est transplantée en Europe, sur-tout dans les contrées occidentales, elle devient extrêmement opiniâtre , et très-difficile à détruire, j'en ai vu l'exemple chez plusieurs soldats, qui ayant apporté en France la syphilis d'Egypte, n'ont pu s'en délivrer qu'avec la plus grande peine, et après un laps de tems considérable. Le traitement qui nous a le mieux réussi , contre cette maladie en Egypte, étaient les préparations mercurielles prises intérieurement, unies aux toniques et diaphorétiques ; les bains de vapeurs secondaient avantageusement l'effet de ces remèdes. Les frictions mercurielles étaient pernicieuses, elles ne gué-

____

(1) J'avais confié la direction du service de santé de cet hôpital au citoyen Casabianca, chirurgien en chef adjoint.

rissaient point la maladie, et produisaient chez les uns des frénésies violentes, chez d'autres des spasmes convulsifs, et des ptyalismes qu'il était difficile d'arrêter (1).

J'étais encore parvenu à attirer dans cet hôpital civil, dont l'établissement fait honneur à la philanthropie du général Belliard, les habitans affligés d'infirmités graves, en leur inspirant la confiance qu'ils devaient avoir dans les secours de l'art de guérir; mais j'eus beaucoup de peine à leur faire surmonter le fatal préjugé qui les portait à s'abandonner aux seules ressources de la nature, et à les faire renoncer, pour des moyens probables de guérison, à l'habitude où ils étaient de traîner dans les rues et sur les chemins une existence pénible et malheureuse. Parmi les habitans malades et infirmes des deux sexes que nous reçûmes dans cet hôpital, il y en eut deux de très-remarquables, affectés de sarcocèles énormes, que je me proposais d'opérer à l'époque où toute l'armée, par un événement imprévu, fut obligée de se mettre en marche.

---

(1) Dans un mémoire que je me propose de publier sur les maladies vénériennes, je fais connaître les grands avantages que j'ai retirés de l'inoculation de la gonorrhée contre beaucoup de maladies syphilitiques masquées, observées en Égypte, et sur-tout à l'hôpital de la garde des Consuls.

Cette maladie, qui s'était déjà déclarée chez plusieurs de nos soldats, est très-fréquente en Egypte, et même dans toutes les contrées de l'Asie et de l'Afrique, suivant le rapport des voyageurs.

DU SARCOCÈLE.

LE mot de sarcocèle dérive du grec (σάρξ κήλη). Fabrice d'Aquapendente, de Hilden, André de Lacroix, Lanfranc, Gabriel Fallope, et plusieurs autres médecins ont désigné cette maladie sous le nom de *caro adnata testes vel ad testem*, etc. Depuis ces auteurs qui paraissent avoir observé le sarcocèle dans les climats chauds, les modernes l'ont confondu avec les maladies du testicule, telles que la tuméfaction, l'inflammation, le squirre, le cancer, l'hydrocèle et l'hydro-sarcocèle.

L'étymologie du mot sarcocèle, et le sens que les auteurs anciens y ont attaché, prouvent que cette dénomination appartient exclusivement à cette maladie, qui distend outre mesure les enveloppes extérieures du testicule, sur-tout le scrotum et le dartos, et donne aux bourses un volume et une forme extraordinaires. Le grand nombre d'individus que j'ai vus attaqués de cette maladie en Egypte, me confirme dans cette opinion, et me met à même d'en faire connaître les causes, les vrais symptômes, la marche, les effets, et d'indiquer les moyens curatifs que l'art peut offrir.

Mes recherches sur le sarcocèle me portent à croire qu'il est propre aux climats chauds, du moins se rencontre-t-il rarement dans les climats froids ; car la plupart des exemples vus en Europe provenaient de l'Asie et de l'Afrique. La tumeur scrotale du ministre Charles Delacroix est peut-être le seul exemple bien constaté d'un vrai sarcocèle, déclaré sous notre température, et encore était-il peu volumineux, en comparaison des sarcocèles des sujets rapportés dans les éphémérides d'Allemagne, année 1692, dans les œuvres chirurgicales de Dionis, la bibliothèque de Médecine, tome IX, et de ceux que j'ai été étonné de voir en Egypte, dont les moindres, parvenus à leur accroissement, pesaient plus de cinquante livres ; je ferai connaître les plus dignes de remarque.

Je désignerai sous le nom de sarcocèle, proprement dit, cette tumeur qui se développe dans les bourses, sous la forme d'une masse charnue, évasée à sa partie déclive, et suspendue au pubis par un pédicule plus ou moins étroit.

Elle présente, à l'extérieur, des rugosités de différentes grandeurs, séparées par des lignes ou sinus particuliers, auxquels correspondent

les cryptes muqueux et les racines des poils.
On trouve constamment, sur une grande partie
de sa surface, et sur-tout si le sarcocèle est
ancien, des croûtes jaunâtres et écailleuses,
dont la chute laisse autant de petits ulcères d'un
caractère dartreux, d'où découle une sérosité
ichoreuse. La tumeur est indolente, dure en
quelques points, et mollasse dans d'autres. On
peut, sans produire la moindre douleur, la
comprimer et la presser en différens sens. Le
malade n'en est incommodé que par la pesanteur et l'embarras qu'il en éprouve dans la progression; ce qui l'oblige à faire usage d'une suspensoire. Les urines ruissèlent sur la tumeur,
à cause de l'éloignement de l'urètre, sans y faire
d'excoriation.

Dans le grand nombre de sarcocèles que j'ai
observés, j'ai toujours reconnu que le cordon
spermatique et les testicules étaient sains et dans
l'état naturel, placés sur les côtés de la tumeur.
Les vaisseaux spermatiques seulement augmentent de volume et de longueur.

Il est rare que les testicules participent au
sarcocèle; lorsque cette complication se présente, il est accompagné de symptômes propres
aux maladies de ces organes. Ils ne me paraissent
pas susceptibles d'une très-grande distension,
quelle que soit la nature de leur affection; car
dans ce dernier cas la santé du sujet est telle-

ment altérée, qu'il succomberait aux accidens
de la maladie, avant même que le sarcocèle,
proprement dit, pût parvenir au second degré.
L'altération du testicule fait alors le fond de la
maladie, qui doit être regardée comme très-dif-
férente du sarcocèle, et traitée selon son caractère particulier.

Il n'est point de mon sujet de décrire les affections propres du testicule ; qu'il me suffise
de faire connaître le sarcocèle que j'ai observé
en Egypte. Les ouvriers, et généralement tous
ceux qui travaillent assis, tels que les tisserands,
les tailleurs, les brodeurs, etc., y sont le plus
exposés.

Plusieurs causes m'ont paru contribuer à la
formation et au développement de cette maladie.
Parmi les causes internes, on doit compter les
différens vices des humeurs, la syphilis dégénérée, qui a pour symptôme commun dans ce
pays des pustules aux bourses, accompagnées
de prurit, que les Egyptiens négligent tout-à-
fait ; sur-tout ce virus singulier qui provient
peut-être du premier, et produit dans ces contrées une maladie non moins fâcheuse, l'éléphantiasis. J'ai remarqué que tous les individus
affectés du sarcocèle, l'étaient en même tems
de ce dernier vice, à des degrés plus ou moins
forts. Le sujet de l'observation exposée à la fin
de ce mémoire, en est un exemple sensible.

Toutes ces causes portent leur effet sur le tissu membraneux des bourses et la peau de ces parties, comme les plus disposées sans doute à l'impression de tous les vices psoriques. En effet, la partie qui en est la première attaquée est la peau des bourses. Sa laxité, le grand nombre de cryptes muqueux répandus dans son épaisseur, et son peu de sensibilité, la disposent à la tuméfaction. Les vaisseaux des membranes et de la peau s'engorgent d'abord ; leur ressort s'affaiblit, les bourses grossissent, et en même tems acquièrent de la densité, comme le placenta. Le testicule conserve sa forme et son intégrité ; mais bientôt on ne peut le distinguer qu'à la partie postérieure de la tumeur qui s'accroît progressivement dans tous les points de la circonférence, et sur-tout à sa partie la plus déclive. Le tissu cellulaire, les membranes externes du testicule s'épaississent et se carnifient ; la peau se distend et augmente d'autant en épaisseur. Elle emprunte de celle qui recouvre le pubis, la verge, les aines et les parois du bas-ventre, ce qu'il lui en faut pour suivre le développement monstrueux que prend insensiblement la tumeur ; ensorte que les poils du pubis descendent plus ou moins bas au-dessous de cette région. L'extrémité du prépuce se présente sous la forme d'une espèce de nombril dans un des points de la surface antérieure de la tumeur, le plus ordinairement dans son milieu. Les urines coulent par cette ouverture, et ruissèlent sans pouvoir être dardées.

La surface extérieure de cette masse charnue devient rugueuse et écailleuse : elle conserve peu de chaleur, et l'on y apperçoit de distance en distance des veines cutanées qui rampent entre l'épiderme et la peau.

Le sarcocèle est susceptible encore d'un plus grand accroissement. Celui du sujet cité dans les éphémérides d'Allemagne, pesait plus de deux cents livres. Celui d'un Fellah (agriculteur), descendu de la Haute-Egypte, dont je rapporterai l'histoire plus bas, fut estimé du poids de cent livres. J'en ai vu, en différentes contrées de l'Egypte, dix ou douze presqu'aussi volumineux, et tous étaient à-peu-près du même caractère.

Lorsque l'on dissèque ces tumeurs, on les trouve composées d'une substance couenneuse, peu vasculaire, très-dure dans quelques points, et de consistance plus molle dans d'autres. Toute cette masse est peu sensible, et le malade n'éprouve pas beaucoup de douleur lorsqu'on la coupe. J'ai pu en juger par l'extirpation d'un sarcocèle commençant, que j'ai faite à un aide-cuisinier du couvent des Capucins du Kaire.

Il existe à l'Ecole de Médecine de Paris, le dessin d'un sarcocèle qui n'a pas été extirpé, et dont la dissection, après la mort du sujet qui l'avait porté, à présenté les phénomènes cités plus haut. Les testicules étaient sains, et la tumeur était formée par leurs enveloppes extérieures, extraordinairement distendues.

Un vieillard sexagénaire du Kaire me fit appeler pour un sarcocèle énorme, qu'il portait depuis une vingtaine d'années, et qui, à raison de sa grosseur, l'avait obligé de garder le lit. Le désir de se délivrer de cette affreuse infirmité, l'avait engagé à consulter les médecins du pays, qui avaient inutilement essayé différens moyens, tels que le feu, les caustiques concentrés, les incisions et les répercussifs les plus forts. Le dernier médecin qu'il consulta traversa le centre de la tumeur d'un côté à l'autre, à l'aide d'une grosse aiguille, large et tranchante sur la pointe, armée d'un gros séton de linge effilé. Cette opération se fit sans douleur et sans lésion aux testicules, ce qui prouve qu'ils ne participent point à la distension démesurée des bourses. Ce séton, qu'on fesait courir journellement, avait déterminé un écoulement séreux assez abondant, et d'une odeur nauséabonde (le malade était, en outre, affecté d'éléphantiasis). L'usage prolongé du séton avait causé un peu de diminution à la tumeur. Cependant ce séton ne promettait pas plus que les autres moyens qu'on avait déjà employés. Je proposai l'amputation, dont le malade sentit lui-même la nécessité, et j'allais la pratiquer, lorsque l'ordre de me rendre à Alexandrie, que les Anglais menaçaient d'un débarquement, me força de laisser cet infortuné vieillard.

Aux causes que je viens d'exposer, on peut ajouter le mauvais régime, l'intempérance, l'abus des femmes, et l'usage immodéré des bains chauds, dont abusent toutes les classes d'Egyptiens; le séjour dans les lieux humides et marécageux, les effets du climat, le mode d'habillement de ces habitans, et les percussions plus ou moins fortes sur les bourses peuvent aussi contribuer au développement de cette maladie.

Le sarcocèle paraît appartenir exclusivement à l'homme, en supposant qu'il se borne aux parties génitales. Cependant on peut considérer les tumeurs charnues qui se développent dans les autres parties du corps, sur-tout au visage, où la peau est sujette, autant que celle des bourses, à l'impression des vices vénériens et psoriques, comme autant de tumeurs sarcomateuses de la même nature, et tenant aux mêmes causes. Il existe un grand nombre d'exemples de ces sortes de tumeurs. Il est encore des causes locales qui en déterminent la formation dans une partie plutôt que dans une autre; telles sont les chutes, l'irritation mécanique de la peau, le défaut de propreté,

et l'application des substances âcres ou corrosives.

Aucun auteur, que je sache, n'a parlé d'une
maladie semblable, survenue aux parties génitales de la femme, quoique la peau qui forme
et recouvre ces parties ne diffère guère de celle
des parties génitales de l'homme. Sans doute
que les évacuations périodiques et d'autres ressources que la nature ménage aux femmes,
s'opposent chez elles au développement de ces
excroissances monstrueuses qui se remarquent
si fréquemment chez les hommes. Cependant,
par un écart singulier de la nature, la nommée
Hammnet Fatômi, du grand Kaire, fournit un
exemple de sarcocèle aux grandes lèvres, bien
caractérisée. Je rapporterai cette observation.

Tous les auteurs qui ont écrit sur le sarcocèle
s'accordent à regarder cette maladie comme in-
curable, vu le peu de succès qu'ils ont obtenu
de l'emploi des remèdes internes et des topiques. Ceux qui ont proposé l'amputation ont
craint, ou n'ont pas été à même de la pratiquer.
En cela, le citoyen Imbert Delonnes a le mérite
d'avoir franchi la barrière élevée par l'opinion
de grands médecins, en portant avec hardiesse
l'instrument tranchant sur le sarcocèle de Charles
Delacroix (1). Je n'avais pas encore connaissance

---

(1) Voyez son mémoire sur cette opération. Cependant

du succès de son opération, que j'en avais fait une presque semblable en Egypte à l'individu que j'ai déjà cité, et je me proposais d'opérer d'autres sarcocèles très-volumineux, quand l'armée se mit en marche.

Lorsque la maladie est commençante, on pourrait la traiter simplement par les remèdes énoncés ci-après. Mais si elle était avancée, il ne resterait d'autre ressource que l'amputation, précédée néanmoins des remèdes internes, propres à détruire les causes du mal.

Parmi les remèdes internes, les préparations antimoniales combinées avec les substances mercurielles et sudorifiques aux doses convenables, continuées pendant quelque tems, alternées avec les acides minéraux donnés en petite quantité, étendues dans des boissons mucilagineuses, produisent de très-bons effets, principalement l'acide sulfurique, affaibli par un véhicule approprié qu'on applique à l'extérieur, sous la forme de lotions, à des doses plus ou moins fortes; ou bien une dissolution de muriate de mercure, d'oxide de cuivre et de muriate d'ammoniaque, dont on seconde la propriété astrin-

---

il serait à desirer que le citoyen Imbert Delonnes eût décrit plus exactement la forme de la tumeur, la position des testicules, l'état du cordon avant l'opération, et le procédé qu'il a employé.

gente et répercussive , par une compression
graduée et uniforme sur tout le sarcocèle. Le
succès de ces moyens s'annoncera par la diminution sensible de la tumeur , par la rétraction
de la peau , et l'amélioration du teint du sujet.
Dans ce cas, on continuera l'usage de ces remèdes avec des modifications convenables , jusqu'à l'entière réduction de la tumeur. Les incisions et les caustiques me paraissent inutiles :
je me fonde sur le peu de succès que les médecins espagnols et anglais en ont obtenu dans
un des cas rapportés. Il est même probable que
ces moyens , suivis de l'application des substances astringentes dont j'ai parlé , détermine-
raient une affection cancéreuse. Enfin , si après
l'usage de ces moyens , diversement combinés
pendant un tems suffisant , le sarcocèle reste
dans le même état , je ne balance pas à prononcer la nécessité de l'opération , et la possibilité de la pratiquer sans danger.

Sa nécessité est reconnue par l'inutilité des
autres moyens , et la certitude où l'on est que
cette maladie allant toujours en croissant , bien
que les accidens n'en soient pas intenses , con-
duirait le malade au tombeau. Il ne me reste
plus qu'à exposer comment l'opération doit se
faire.

Les vaisseaux qui se rendent dans cette tumeur, proviennent des branches de la honteuse

externe, et de quelques ramifications de la
honteuse interne. Les spermatiques se bornent
aux testicules qui doivent être respectés, et
l'hémorragie que ces vaisseaux peuvent produire est peu dangereuse, puisqu'on l'arrête
facilement à l'aide de ligatures immédiates, et
successivement faites à l'instant de la section des
artères. L'opération est longue et pénible, mais
elle est peu douloureuse. L'extraction du sarcocèle étant faite, supposant même que le mal
fût compliqué du vice éléphantiasique, comme
je l'ai souvent observé, on n'a pas à craindre
que la maladie se reproduise : d'ailleurs, on
continuerait l'usage des remèdes indiqués contre
l'éléphantiasis.

Il y a des préceptes généraux pour cette opération. On doit éviter la lésion des testicules,
des cordons spermatiques et des corps caverneux.
On fera deux incisions obliques, qui commen-
ceront à l'ouverture du prépuce, ou à cette
espèce de nombril, et qui, en s'écartant inférieurement, tomberont au-dessous des testicules,
sur les côtés de la tumeur. On coupera profondément, avec un couteau à deux tranchans,
dans cette direction, les parties comprises entre
les corps caverneux de la verge et les testicules,
observant de bien ménager ces derniers organes,
et on emporterait toute la portion comprise au-
dessous de la ligne formée par ces incisions :

s'il reste encore des parties sarcomateuses autour de la verge et des testicules, on les disséquera et on les extirpera dans toute leur étendue.

On recouvre les corps caverneux et les testicules mis à découvert, des tégumens qui ont été épargnés par l'instrument, et l'on peut, à raison de l'extensibilité de la peau de ces parties, en rapprocher les bords, et les fixer en contact, au moyen de quelques points de suture, des emplâtres agglutinatifs, et d'un bandage. Les parties se dégorgent, s'affaissent, se rapprochent et se cicatrisent promptement; s'il survient hémorragie, on fera la ligature immédiate des vaisseaux; ou s'ils ne sont pas apparens, on appliquera le cautère actuel, et on aidera au succès de l'opération par la continuation des remèdes internes.

Première observation.

Jacques Molini, cophte, aide-cuisinier du couvent des Capucins du grand Kaire, me consulta pour une tumeur assez considérable aux bourses, qu'il portait depuis plusieurs années. Elle était de forme pyramidale, et pesait environ six livres. Le testicule droit répondait à la partie supérieure de la tumeur, et était intact. La verge se trouvait presqu'effacée. Le testicule gauche était confondu avec la masse de chairs formant le sarcocèle, et il ne me fut pas possible d'en reconnaître la présence. Je doutais beaucoup encore, s'il fesait partie de la tumeur, attendu que le malade n'avait pas ressenti de douleurs.

Cette tumeur était formée d'une substance couenneuse et presque cartilagineuse en quelques points. Au milieu de cette masse informe, nous trouvâmes le testicule réduit à un moindre volume; la plaie fut méthodiquement pansée. Le traitement ne fut troublé par aucun accident, et à mon départ de l'armée pour Alexandrie, je laissai le malade en voie de guérison.

Deuxième observation.

J'attendais le moment où je pus opérer l'Egyptien descendu de Kennéh, Haute-Egypte, pour faire dessiner son sarcocèle, et en conserver la forme et le volume. Les circonstances ayant détruit mes projets, je ne voulus point quitter l'Egypte sans emporter au moins une esquisse de cette horrible tumeur. Je priai le citoyen Balzac, membre de la commission des arts, de vouloir bien me dessiner le sarcocèle du nommé Mahammet Ybrahim, que je vis à Alexandrie. Cet infortuné, âgé d'environ soixante ans, était aveugle, et affecté en même tems d'un éléphantiasis, qu'il portait depuis longues années.

Ses jambes mesurées étaient moitié plus grosses que ses cuisses, et ses pieds monstrueux. La peau, vers la moitié supérieure de la jambe, était lisse, marbrée et traversée çà et là par des veines variqueuses; l'autre moitié et le pied étaient couverts de croûtes jaunâtres, épaisses, rugueuses, disposées en écailles, et séparées de distance en distance, sur-tout aux endroits des articulations, par des sillons profonds et ulcérés, d'où découlait une humeur ichoreuse et fétide. Les croûtes étaient plus considérables au coude-pied et sous les malléoles, que par-tout ailleurs. Des gerçures profondes se remarquaient à l'intervalle des orteils, et à la plante des pieds. La pression exercée sur les points les plus engorgés de ses membres, se fesait sans douleur et sans laisser aucune empreinte sensible. Le tissu cellulaire et la peau offraient la résistance du cartilage (1).

Cet individu avait perdu la vue, par suite de l'ophtalmie endémique; il était décoloré, d'une constitution faible, et traînait une vie languissante.

La tumeur pesait environ 75 livres; elle était de forme ovalaire, et parsemée, dans la moitié inférieure de sa circonférence, de tubercules rugueux, de croûtes jaunâtres, de sillons et de

---

(1) Voyez la planche, n°. I.

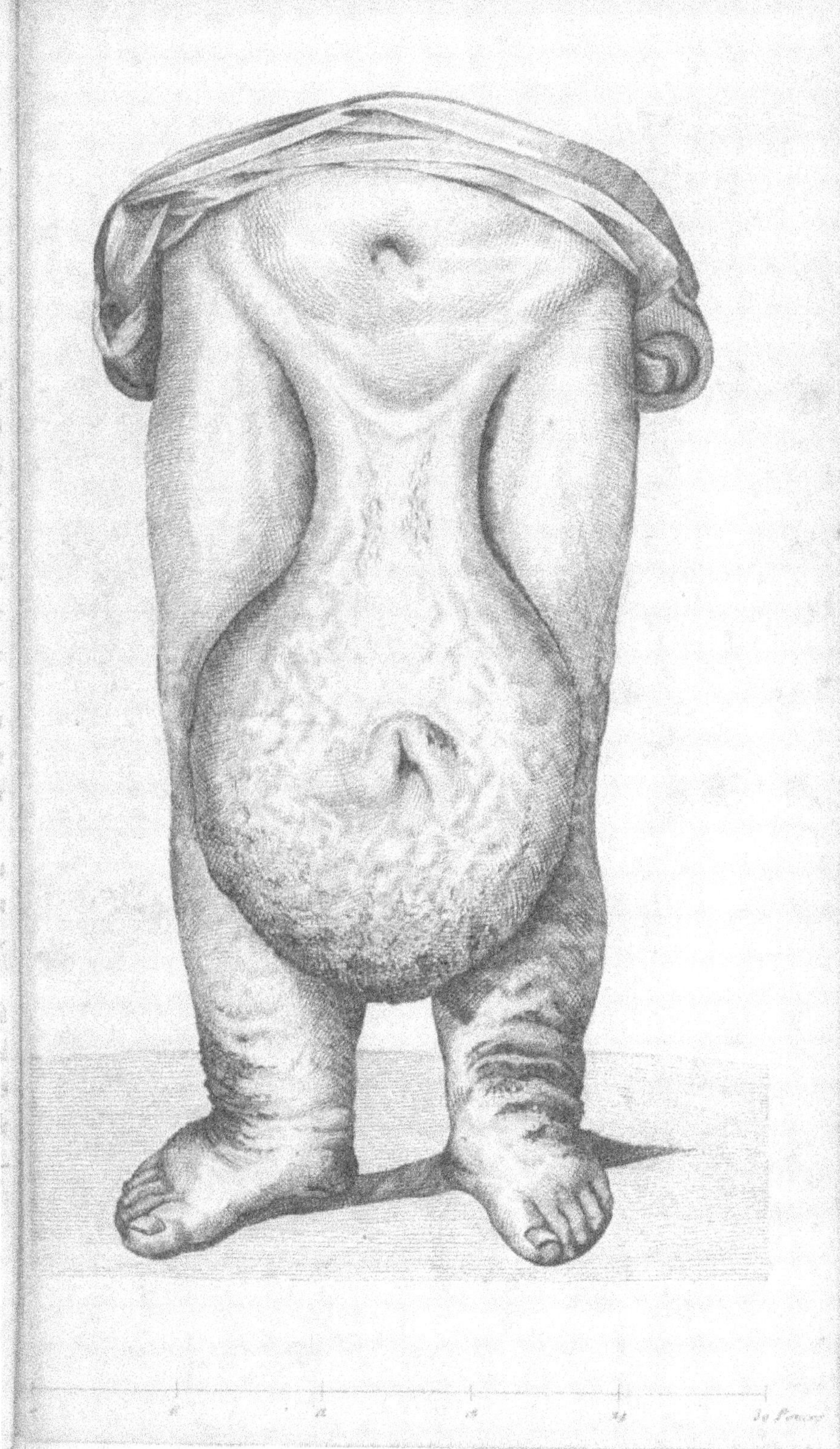

sinus. Elle était dure, rénitente dans quelques
points, mollasse dans d'autres, sans fluctuation,
et de couleur brune-noirâtre dans toute sa pé-
riférie. A la partie moyenne et antérieure s'observait une ouverture oblongue, entourée d'un
rebord calleux et épais, formé par le prépuce.
Cette ouverture conduisait au canal de l'urètre,
qui se dirigeait obliquement en haut et en
arrière, vers le pubis. Les corps caverneux se
fesaient sentir antérieurement au centre du pédicule de la tumeur, et les testicules, sur les
côtés et en arrière. Ces derniers paraissaient
intacts, les cordons des vaisseaux spermatiques
étaient alongés, d'un volume considérable, et
les artères, dont les pulsations étaient très-sen-
sibles, paraissaient avoir augmenté de calibre :
la peau du bas-ventre s'était alongée pour se
prêter à l'extention de la tumeur ; en sorte que
les poils du pubis se trouvaient beaucoup au-
dessous de cette région, tandis que le nombril
en était très-rapproché. On peut reconnaître les
dimensions de la tumeur, par l'échelle de proportion mise au bas de la planche.

Cette masse énorme, que cet égyptien portait, à l'aide d'une suspensoire, ne lui causait
d'autre incommodité que celle de gêner par son
poids les mouvemens de la progression.

Troisième observation.

L'agriculteur de la Haute-Egypte portait depuis douze ou quinze ans, un sarcocèle qui allait toujours en augmentant. A l'époque où je le vis au Kaire, sa tumeur était énorme, et pesait à-peu-près cent livres : elle descendait jusqu'au bas des jambes, et les forçait à s'écarter : elle était de forme arrondie, de couleur brun-foncé, inégale dans la plus grande partie de sa surface, parsemée de croûtes dartreuses, comme le sarcocèle d'Ybrahim. Le prépuce correspondait également à la partie moyenne de la tumeur. Les testicules en occupaient les côtés, et la partie supérieure.

Après avoir subi divers traitemens des médecins égyptiens, il s'adressa à un médecin anglais qui voyageait en Egypte ; dans l'espérance d'une guérison parfaite, il consentit à se laisser appliquer le cautère actuel ; mais l'application réitérée de ce moyen ne produisit aucun effet, et la tumeur resta dans le même état. Quelques années après, il consulta un médecin espagnol, autre voyageur, qui porta profondément un instrument tranchant dans la tumeur, persuadé que la maladie consistait en un hydro-sarcocèle ; mais il n'en sortit que très-peu de sang, et le sarcocèle, loin de céder à tous ces moyens, fut en augmentant.

Ces deux opérations, au récit du malade, se firent sans douleur, ou il en éprouva très-peu, et il ne survint aucune espèce d'accident. Les cicatrices étaient encore sensibles, lorsque je le vis au Kaire pour la première fois, et il était disposé à subir l'amputation que je lui conseillais. Les mêmes motifs que les précédens m'empêchèrent de la faire.

Quatrième observation.

La nommée Hanmet Fatômi, âgée d'environ trente ans, femme d'un Fellah du Kaire, entra à l'hôpital civil pour y être traitée de deux tumeurs énormes, qu'elle portait depuis plusieurs années.

Ces tumeurs, dont la figure dessinée par M. Redouté, membre de l'Institut d'Egypte, est annexée à l'observation, étaient placées l'une à côté de l'autre, sur le bord de la vulve, contigues en devant, et un peu écartées en arrière. Elles paraissaient avoir pris naissance dans les grandes lèvres : car on ne trouvait aucun vestige de ces replis tégumenteux, non plus que des nymphes. Elles étaient à-peu-près de la même grandeur. Chacune d'elles ressemblait à la tête d'un enfant : elles étaient rugueuses, inégales dans les trois quarts de leur périphérie, lisses en dedans, d'un rouge violet; leur bord sail-

lant, ou plutôt la base était couverte de croûtes
pustuleuses, comme celles du sarcocèle d'Ybrahim, et laissait échapper une humeur analogue,
et d'une odeur désagréable. Ces tumeurs étaient
suspendues, ou attachées par des racines assez
minces aux branches des os ischions et pubis.

Elles étaient dures, insensibles, et comme
squirreuses; chacune d'elles avait 13 pouces et
quelques lignes de circonférence, 4 pouces et
demi dans le diamètre transversal, et 7 pouces
de hauteur. Cette femme, d'une constitution
maladive, avait les pieds attaqués d'un commencement d'éléphantiasis, les lèvres épaisses
et de couleur plombée; les gencives pâles et
ulcérées, le visage décoloré, les yeux tristes,
l'appétit dépravé, et elle était portée à la mélancolie; d'ailleurs les fonctions digestives se
fesaient bien. J'attribuai la formation du sarcocèle au vice éléphantiasique dont elle était
affectée (il est à remarquer que cette femme
n'avait jamais été réglée).

Je me proposai d'extirper ces tumeurs, et je
commençai à préparer la malade par les remèdes
que j'avais déjà employés avec succès contre l'éléphantiasis; après six semaines de ce traitement,
les pieds, les jambes et les lèvres étaient dé-
gorgés et revenus à leur état naturel. La
femme avait pris de l'embonpoint; les tumeurs s'étaient un peu ramollies; l'humeur

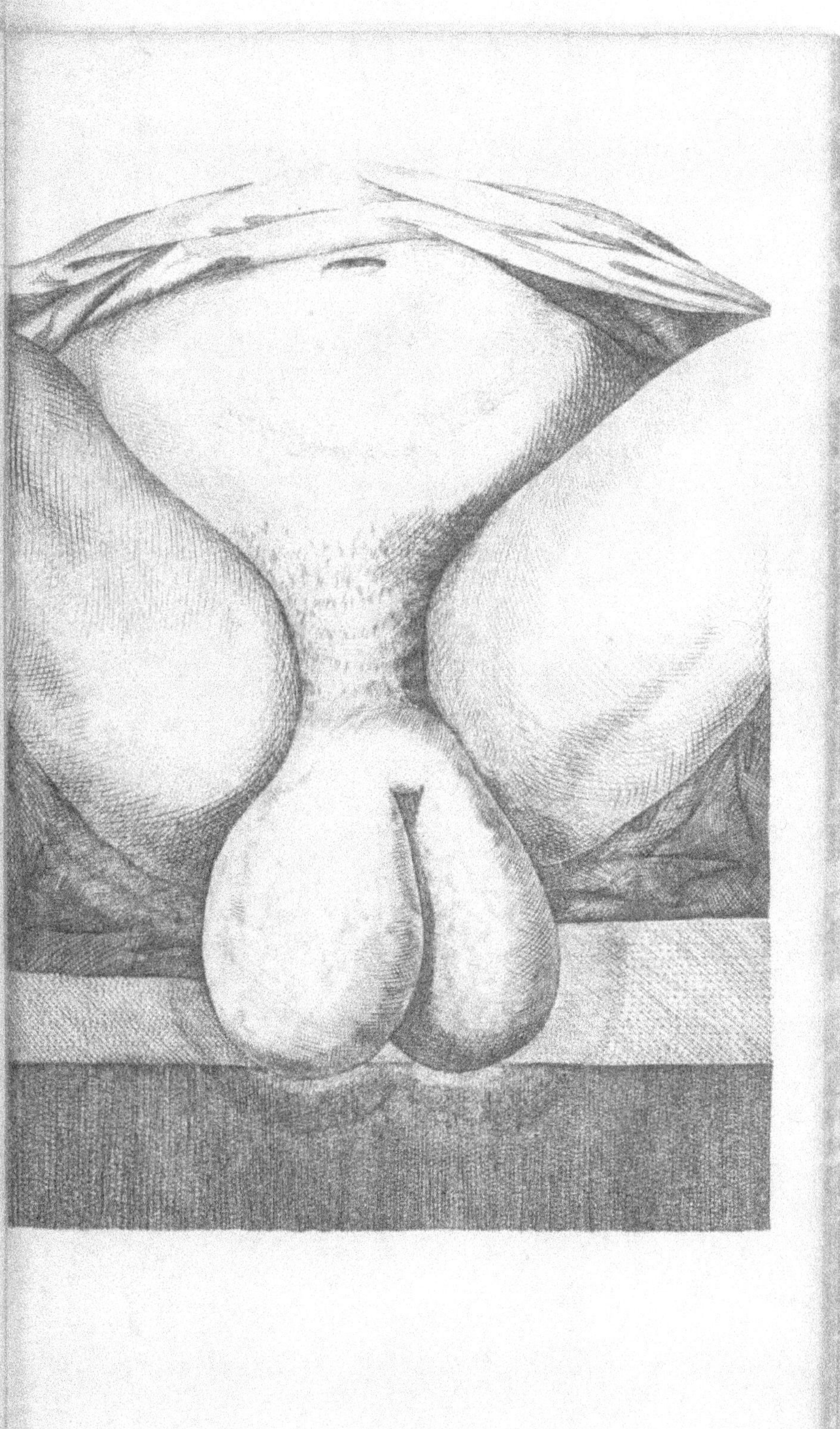

qui transsudait des petits ulcères recouverts de ces croûtes, était en moindre quantité, et avait perdu de son odeur fétide; enfin j'estimais que la malade était dans le cas de subir l'opération.

La nécessité d'amputer le sarcocèle de cette femme et celui d'Ybrahim, avait été reconnue dans une conférence clinique, tenue à ce sujet, et l'opération en avait été fixée au lendemain, lorsque l'ordre de suivre l'armée, qui se mettait en marche pour Alexandrie, me força d'abandonner l'un et l'autre malades.

SECTION VIII.

L'ÉTAT de paix et de tranquillité dont nous jouissions alors, me mit dans le cas de rassembler et de mettre en ordre les observations que j'avais faites depuis nos premières campagnes, observations remarquables par les phénomènes que quelques genres de plaies ont présentés en Égypte et en Syrie, par l'heureuse terminaison de la plupart d'entr'elles, et les influences du climat de ces deux pays sur leur caractère. Je décrirai aussi les effets des plaies faites par les armes des Turcs et des Arabes, et je terminerai cette huitième partie par l'exposé succinct de l'état où se trouve aujourd'hui la médecine et la chirurgie égyptiennes, en jetant un coup-d'œil rapide sur les mœurs des Égyptiens, leur constitution physique et leurs principales coutumes.

CHIRURGIE.

Pour exposer ces faits avec ordre, je vais passer en revue les plaies de la tête, de la face, de la gorge, de la poitrine, du bas-ventre, du bassin et des extrémités, en m'arrêtant aux opérations majeures qu'elles ont nécessitées : je parlerai, par anticipation, des blessures survenues dans d'autres campagnes.

Les plaies d'armes à feu que nos soldats ont reçues, en Syrie, aux extrémités supérieures, compliquées de fracture, sur-tout celles de l'humerus, quoique pansées méthodiquement et avec soin, ont presque toutes été suivies d'articulations accidentelles. Les deux fragmens de l'os rompu restaient mobiles, parce que le frottement continuel usait leurs apérités et leurs angles saillans. Les extrémités de ces fragmens s'arrondissaient et se recouvraient d'une substance cartilagineuse qui en facilitait les mouvemens, que les blessés exécutaient en différens sens, d'une manière très-imparfaite, et sans douleur. Nous avons renvoyé en France plusieurs invalides avec cette infirmité.

J'attribue les causes de cette articulation accidentelle ;

1°. Aux mouvemens continuels auxquels les blessés ont été exposés, depuis leur départ de Syrie jusqu'à leur arrivée en Egypte, ayant été obligés de faire la traversée à pied ou sur des montures ;

2°. A la mauvaise qualité des alimens, et à

l'eau saumâtre qu'on a été forcé de boire dans cette pénible route ;

3o. A la qualité de l'atmosphère de Syrie, presqu'entièrement dépourvue d'air vital, et surchargée de gaz pernicieux, provenant des nombreux marécages près desquels nous avons long-tems habité. Toutes ces causes ont pu empêcher la formation du cal, soit en diminuant le phosphate calcaire, soit en détruisant le rapport où les os doivent constamment se trouver, pour qu'ils puissent se souder entr'eux.

Les bandages contentifs, les embrocations alkalines, aromatiques, le repos et le régime n'ont produit aucun effet. Peut-être que le changement de climat et l'usage des eaux minérales auront agi favorablement chez les militaires affectés de cette espece d'articulation.

Il est encore arrivé, dans cette même campagne, que de très-légères blessures aux épaules, sans lésion des os, ont été suivies, chez presque tous les militaires qui les ont reçues, de paralysie complète ou incomplète du membre correspondant à la blessure, ce qui n'arrive presque jamais en Europe, à moins que les principaux nerfs ne soient coupés ou désorganisés.

Je n'ai pu soupçonner, dans ces blessures, que la lésion de quelques rameaux nerveux et superficiels des paires cervicales, qui par leur communication avec le plexus brachial, devait déranger le cours du fluide nerveux dans les branches de ce plexus; il est possible aussi que les qualités asthéniques et stupéfiantes du climat de la Syrie dans la saison que nous y avons passée, aient déterminé la paralysie des membres lésés.

A notre retour en Egypte, où l'air est plus pur, j'ai rétabli le mouvement et le sentiment dans les membres paralysés de plusieurs de ces blessés, par le moxa plus ou moins répété, suivi de l'application immédiate de l'ammoniaque, pour prévenir l'inflammation et la suppuration des parties brûlées (1). L'usage des eaux thermales et le climat d'Europe ont achevé la guérison de plusieurs auxquels le moxa n'avait pas été suffisant.

Mais si les plaies que nos soldats ont reçues en Syrie et en Egypte pendant la saison du Kampsim, toujours pernicieuse, ont été traversées dans leur marche par beaucoup d'accidens imprévus, la plupart déterminés par les influences de l'atmosphère pendant cette saison; d'un autre côté, nous allons voir avec quelle

____

(1) Dans le premier volume des actes de la Société Médicale, on trouvera l'extrait d'un mémoire que je lui présentai en l'an 5, sur les avantages de ce moyen dans le cas de paralysie.

promptitude se sont guéries en Egypte les so-
lutions de continuité pendant les saisons des
vents du nord. Toute l'Egypte est alors sous
un ciel pur et serein ; la chaleur brûlante,
mais uniforme du jour, est constamment ra-
fraîchie par les vents qui se lèvent avec le soleil,
et passent avec lui. A ces influences salutaires,
il faut ajouter, indépendamment des secours
de l'art, la qualité d'une charpie particulière (1),
la bonne tenue des hôpitaux, leur salubre emplacement, et un excellent régime.

Ce concours de circonstances sert à expliquer
comment les plaies des membres amputés ont
été cicatrisées avant le 30e jour, l'opération de
la taille, chez les adultes, guérie en 15 jours ;
comment le trépan, pratiqué sur un assez grand
nombre de blessés, a été suivi d'un succès complet ; comment de grandes plaies, pénétrantes
dans la poitrine, dans le bas-ventre, et d'autres
aux extrémités avec perte de substance, ont été
guéries aussi promptement et sans accident. Je
vais rappeler les cas les plus importans.

La plupart des auteurs ont défendu d'appliquer le trépan sur les sinus frontaux, à cause
de la profondeur indéterminée de ces cavités,
et des fistules aériennes qui en résultent, souvent considérées par eux comme incurables.

Je me suis écarté de ce précepte dans deux

---

(1) Charpie vierge, faite avec de la toile neuve battue
et lavée.

cas de fracture aux deux parois de ces sinus. Le trépan fut appliqué sans de grandes difficultés, et l'opération suivie de succès.

François Berrard, guide de l'armée, reçut au troisième assaut d'Acre, un coup de feu au sinus frontal droit. La balle, en fracturant la paroi externe de ce sinus, se coupa en deux morceaux; l'un passa sur le front, en labourant la peau dans quelques lignes de longueur; l'autre s'introduisit dans le sinus, et fractura sa paroi interne. Cet accident fut suivi de perte de connaissance, et de quelques légers symptômes de commotion.

La fracture extérieure était peu étendue, et on avait peine à croire qu'elle eût permis le passage de la moitié d'une balle. Les fragmens n'étant point déplacés, je fus obligé d'appliquer une couronne de trépan sur le sinus, et par ce moyen, je parvins à découvrir le corps étranger et une fracture à la paroi interne de cette cavité : je fis l'extraction du plomb assez facilement avec un élévatoire, et l'ouverture du trépan me permit de passer une petite couronne conique, à l'aide de laquelle je perforai, sans accident, le plancher du sinus. Il y avait entre le crâne et la dure-mère un peu de sang épanché, qui s'évacua à la faveur de l'ouverture du trépan. Les accidens se calmèrent, et en très-peu de jours ils furent totalement dissipés.

Les bords du trépan s'exfolièrent par la suite ; les trous furent fermés par des substances membraneuses, et la cicatrice des tégumens extérieurs se forma immédiatement et sans fistule aérienne.

Dans la même affaire, un cas absolument semblable se présenta chez le citoyen Fromentin, grenadier de la 69e demi-brigade. Une portion de balle s'était également introduite dans le sinus frontal gauche, et avait produit un fracas considérable aux deux parois. La première était réduite en fragmens, qu'il fut facile d'extraire ; mais il fallut appliquer une petite couronne de trépan sur la paroi interne, ce qui rétablit les fonctions que cet accident avait dérangées, et le blessé fut conduit à la guérison dans un espace de tems aussi court que le guide dont je viens de parler.

J'ai encore appliqué le trépan sur le trajet de l'artère spheno-épineuse, à l'angle inférieur et antérieur du pariétal. L'artère fut rompue, mais j'en arrêtai presqu'aussitôt l'hémorragie par l'application d'un stilet de fer rougi au feu (1), et le blessé guérit, comme plusieurs autres de ce

---

(1) Je dois la connaissance et l'heureuse application de ce moyen, comme celle de beaucoup d'autres, aux leçons du citoyen Alexis Larrey, professeur à Toulouse, et associé correspondant de la ci-devant Académie de Chirurgie.

genre, qui ont été trépanés avec un égal succès.
Dans le nombre de ces cas, il s'en présenta un
très-remarquable.

Un soldat de la 18e demi-brigade reçut à la
tête un coup de feu dans la première révolte
du Kaire. La balle, après avoir percé le frontal
à sa partie moyenne près du sinus, se porta
obliquement en arrière, entre le crâne et la
dure-mère, et marcha ainsi le long du sinus
longitudinal, jusqu'à la suture occipitale, où
elle s'arrêta. Sa présence détermina tous les accidens de la compression, sans qu'on pût reconnaître le siége du corps étranger. Cependant le
blessé rapportait toujours la douleur au point
diamétralement opposé à l'entrée de la balle,
et tous les autres signes ne laissaient aucun
doute sur sa présence dans l'intérieur du crâne.

J'introduisis une sonde de gomme élastique
dans le trou de l'os frontal, et lui fis parcourir
sans peine le trajet jusqu'à la balle, que je reconnus à sa résistance et à ses inégalités. Je
mesurai extérieurement le chemin qu'elle avait
parcouru à l'aide de mon instrument. Je me
décidai alors à mettre à découvert le point du
crâne correspondant au corps étranger. Je fis
une contre-ouverture au moyen d'une large
couronne de trépan; le pus sortit en quantité,
et il me fut facile de saisir et d'extraire la balle,
qui déprimait la dure-mère et comprimait le

cerveau. Rien ne s'opposa plus à la guérison.

Cette opération prouve, contre l'opinion généralement admise par les auteurs, que les recherches des corps étrangers introduits dans le crâne, ne sont pas toujours inutiles et dangereuses, lorsqu'on les fait avec ménagement. J'en conclus que les contre-ouvertures au crâne sont quelquefois nécessaires dans les cas de fractures compliquées de la présence de corps étrangers.

Nous avons vu des coups de feu à la face, avec destruction des deux mâchoires presqu'en totalité, se guérir sans que les individus aient été privés de l'usage de la parole, et de la faculté d'avaler et même de mâcher.

Les plaies avec perte de substance aux parois molles de la bouche, faites par des coups de feu, ont été guéries à l'aide de la suture pratiquée immédiatement, presque sans difformité.

Le citoyen ***, aide-de-camp du général Verdier, fut atteint à la bouche d'un coup de pistolet qui lui emporta toute la joue gauche, depuis la commissure des lèvres jusqu'au masseter ; en sorte que les deux arcades alvéolaires, la langue et une portion de ce muscle furent mises à découvert. Les bords de la plaie étaient renversés et noirâtres : l'officier éprouvait déjà de vives douleurs. Je me hâtai de rafraîchir les lambeaux, et de régulariser la plaie pour en mettre les bords en contact parfait, et je les fixai par neuf points de suture (1), soutenus d'un bandage approprié. Le blessé fut mis à la diète et à l'usage des rafraîchissans, qui prévinrent la fièvre et les autres accidens. Le traitement ne dura que dix-sept jours, et il y eut très-peu de difformité. Un fait semblable s'est offert à ma pratique à l'armée du Rhin.

Un grenadier de la 9e demi-brigade, nommé Fournier, conserva pendant six semaines un fragment de baïonnette d'environ un pouce, dans le fond du gosier du côté gauche, sous les piliers du voile du palais. La présence de ce corps étranger qu'on avait inutilement cherché d'extraire, avait causé la perte presque totale de la parole. Je sentis ce corps au fond de l'arrière-bouche; et à l'aide du pharingotome, j'incisai son enveloppe, mis à découvert le fragment, et en fis l'extraction, qui fut immédiatement suivie du recouvrement de la parole. Ce grenadier fut guéri peu de jours après. Il paraît que le corps étranger comprimait le nerf laringé de la huitième paire, essentiel à l'organe de la voix.

____

(1) Je me servis des aiguilles décrites dans le mémoire qui fait partie de la collection des mémoires inédits de l'Académie de Chirurgie.

Une autre observation aussi remarquable , prouve combien les plaies d'armes à feu présentent de variétés.

Le nommé Michel , soldat de la 32e demi-brigade , fut blessé d'un coup de feu à la bataille d'Aboukir , le 3o ventôse an 9. La balle entra par l'angle de la mâchoire , traversa obliquement la gorge , et sortit à la région jugulaire du côté opposé. La base de la langue fut sillonnée , et l'épiglotte emportée ; le blessé la cracha après l'accident , et la montra au chirurgien qui lui donna les premiers secours : l'on sera convaincu de ce fait par l'exposé des symptômes.

Le malade souffrait peu , mais il ne pouvait articuler les sons , et sa voix ne se fesait entendre que difficilement , d'une manière rauque et très-faible.

Lorsqu'il essaya d'avaler , pour la première fois , il entra dans une toux convulsive , suffoquante , et accompagnée de vomissemens. Tourmenté par la soif que lui causaient les chaleurs très-fortes de la saison , et l'irritation de la plaie , il renouvelait sans cesse ses tentatives , et toujours avec les mêmes résultats ; il passa quatre jours dans cette triste position. Il éprouvait déjà de violens maux d'estomac , l'insomnie était continuelle , son pouls petit , accéléré , et la maigreur commençait à se manifester.

Tel était son état, lorsque je le vis le cinquième jour à ma visite du matin; après avoir questionné le blessé sur ce qui s'était passé, lors de l'accident, avoir essayé de le faire boire, et avoir exploré l'intérieur de la bouche, je fus convaincu que la cause de ses suffocations et de l'impossibilité d'avaler dépendait de l'ouverture permanente de la glotte, dont la soupape avait été emportée par la balle, accident singulier que je crois unique. Le pronostic de cette blessure était fâcheux, et il n'est pas douteux que si ce militaire eût été abandonné aux seules ressources de la nature, il n'eût péri en très-peu de jours. Les indications n'étaient pas moins difficiles à remplir; la plus urgente était d'appaiser la faim et la soif qui tourmentaient cette honorable victime, et c'est tout ce que l'art pouvait tenter en pareil cas. J'étais fort heureusement pourvu d'une sonde de gomme élastique œsophagienne, que j'introduisis avec les précautions nécessaires dans le pharynx, et à l'aide de laquelle je fis avaler au malade, d'abord une petite quantité de boisson rafraîchissante qui le soulagea beaucoup, et successivement nous y fîmes passer d'excellens bouillons.

Je répétai cette opération devant le chirurgien de garde, qui eut l'attention de la renouveler aussi souvent que les circonstances l'exigeaient. Je suivis avec soin la marche de cette maladie,

et j'eus occasion de me convaincre, comme
mon respectable maître Desault l'avait dit, que
la sensibilité de la membrane muqueuse laringée
est relative. Ainsi la plus légère goutte d'un liquide quelconque, qui s'introduisait dans le
larynx, provoquait à l'instant chez ce blessé tous
les accidens dont nous avons parlé, tandis que
l'introduction de la sonde dans cet organe ne
l'incommodait pas davantage que lorsque l'instrument s'engageait dans le pharynx; et à raison
de cette analogie d'impression, on commit d'a-
bord quelque méprise, et l'on n'était assuré de
la présence de la sonde dans le larynx et non
dans le pharynx, que parce qu'à la chute des
premières gouttes de liquides, le blessé repous-
sait promptement la main dont il devait recevoir du soulagement, et était saisi d'une toux suffoquante qui le mettait quelquefois dans le plus
grand danger.

Le passage de l'air, comme l'indiquent les
auteurs, n'est pas toujours un signe certain
de la présence de la sonde dans le larynx,
car il en sortait également lorsqu'elle était évi-
demment engagée dans l'œsophage.

Pour éviter cet inconvénient, je dirigeais la
sonde horizontalement en arrière, jusqu'à la
paroi cervicale, et la poussais doucement dans
cette même direction, en la forçant de se
courber légèrement pour entrer dans le pharynx;

et pour ne pas me tromper, je commençais
par faire passer quelques gouttes de liquides, dont la déglutition m'assurait le passage facile du reste de la boisson. Dans le cas
contraire, je changeais encore la direction de
la sonde jusqu'à la réussite qui devenait certaine lorsque je fesais glisser l'instrument dans
les fosses nasales.

Ce moyen, long-tems continué, sauva la vie
à ce militaire : la plaie se détergea, fournit
très-peu de suppuration, et la cicatrice s'en fit
aisément; mais la difficulté d'avaler existait toujours, et la parole ne s'est rétablie qu'après un
laps de tems considérable, et encore d'une
manière très-incomplète. Au bout de six semaines environ, il put avaler, sans conducteur,
un peu de panade épaisse; les premières dé-
glutitions furent très-pénibles, mais elles devinrent plus faciles par la suite, et à son départ
pour France, il pouvait manger du riz très-
épais, qu'il préparait en forme de boulettes. Il
paraît que ces alimens ne franchissaient la glotte
qu'ils rencontraient constamment, que parce
qu'ils étaient d'une consistance assez solide, et
offraient un assez grand volume pour glisser
sur ses bords, sans pouvoir s'y introduire. En
plaçant ce soldat dans le corps des invalides,
je lui fis un certificat particulier pour qu'il fût
nourri selon ce besoin extraordinaire. Les fond-

tions de la parole et de la déglutition se sont, avec le tems, perfectionnées, sans doute parce que les cartilages ariténoïdes auront en partie suppléé à la présence de l'épiglotte, par leur développement et l'expansion du point correspondant à la glotte, de la base de la langue.

J'ai parlé d'une plaie au col, avec rupture de l'artère carotide externe, à son passage derrière l'angle de la mâchoire, guérie par la compression.

Pierre Soult, du 22e de chasseurs, reçut à la bataille de Ssalahhiéh, un coup de sabre d'un Mamlouk, qui après lui avoir coupé la peau et la protubérance externe de l'occipital, divisa les muscles extenseurs de la tête jusqu'à la sixième vertèbre cervicale dont l'apophyse épineuse fut coupée; il en résultait un lambeau énorme, renversé sur les épaules, et le menton était appuyé sur la poitrine.

J'obtins la réunion de cette grande blessure, à l'aide de plusieurs points de suture, et d'un bandage unissant.

Le blessé est rentré peu de tems après dans son corps, parfaitement guéri.

Les plaies de poitrine m'ont aussi offert des phénomènes remarquables, qui m'ont donné lieu de faire quelques additions ou corrections aux moyens usités.

Le grand nombre de soldats que j'avais vus périr d'hémorragie, à la suite des plaies pénétrantes dans la poitrine avec lésion des poumons, me porta, dans un cas de cette nature, survenu à un militaire, que je reçus moi-même peu d'instans après le coup, dans l'hôpital de la ferme d'Ybrahim-Bey, en Egypte, à tenter un moyen que l'état désespéré du blessé me suggéra.

La plaie de ce militaire, faite par un instrument tranchant qui avait deux pouces d'étendue environ, pénétrait dans la poitrine entre la 5e et la 6e vraie côte, dont elle suivait la direction. Elle laissait sortir, à chaque inspiration accompagnée de sifflement, une grande quantité de sang vermeil et écumeux. Les extrémités étaient froides, le pouls était à peine sensible, le visage décoloré, la respiration courte et laborieuse ; enfin le blessé était menacé à tout moment d'une suffocation mortelle.

Après avoir exploré la blessure, et m'être assuré du parallélisme de la division des parties, je rapprochai de suite les deux lèvres de la plaie, et les fixai en contact à l'aide d'emplâtres agglutinatifs, et d'un bandage de corps convenable.

Dans l'application de ce procédé, je n'eus en vue que d'ôter au malade et à ses camarades l'aspect affligeant d'une hémorragie qui allait faire écouler la vie avec le sang de cet infortuné ; je calculais d'ailleurs que son épanchement dans la poitrine, ne pouvait augmenter le danger.

Mais à peine la plaie fut-elle fermée, que le blessé respira plus librement, et se sentit soulagé. Bientôt la chaleur se rétablit, le pouls se développa, en quelques heures, le calme fut complet et à ma grande surprise le malade alla de mieux en mieux, il fut conduit à la guérison en très-peu de jours, et sans aucun obstacle. Deux cas absolument semblables se sont présentés à l'hôpital de la garde des Consuls.

Premier Cas. Nicolas Germain, du 1er bataillon, 8e compagnie des chasseurs à pied de la garde (entré le 12 vendémiaire, sorti le 20 brumaire an 11), fut apporté moribond à l'hôpital. Une large plaie lui ouvrait la poitrine entre la 4e et la 5e côte, du côté droit; il y avait division profonde dans la substance du poumon, que je distinguai facilement avec le doigt. Chaque inspiration en fesait sortir un sang rouge et rempli de bulles d'air. Le blessé éprouvait des suffocations, des angoisses, des syncopes; il avait le visage pâle, les yeux ternes, le pouls insensible, et les extrémités étaient presque froides; enfin son existence me paraissait devoir cesser à tout moment.

La réussite de mon moyen chez le sujet dont j'ai parlé plus haut, m'engagea à l'employer sur celui-ci. Je m'empressai donc de fermer cette plaie, et d'en réunir les bords avec les emplâtres agglutinatifs et le bandage. Les progrès des accidens furent suspendus ; mais le malade, à raison de la grande perte de sang qu'il avait éprouvée, resta quelque tems au même point sans pouvoir se remettre. Cependant son état s'améliora successivement, et il fut conduit à la guérison par des soins attentifs, le repos et le régime : sa convalescence fut longue sans être pénible.

Deuxième Cas. Jean Castez, brigadier des chasseurs à cheval, fut porté à l'hôpital le 19 germinal an 11, avec une plaie moins étendue, mais aussi profonde, pénétrant entre la 5e et la 6e côte, toujours du même côté. Il y avait lésion aux poumons, perte considérable d'un sang rouge et écumeux, crachemens sanguins, pâleur au visage, faiblesse générale, petitesse du pouls et grande difficulté de respirer.

La division des tégumens n'étant pas aussi grande que celle des muscles intercostaux, je l'agrandis suffisamment haut et bas ; je fis pancher le blessé du même côté pour évacuer le sang qui aurait pu s'arrêter dans sa poitrine, et je fermai immédiatement la plaie, par la réunion de ses bords, qui furent fixés en contact, au moyen d'emplâtres agglutinatifs. Tous les accidens ont cessé aussitôt, et le malade s'en est tiré aussi heureusement que les deux premiers.

Depuis Ambroise Paré jusqu'à nous, tousles praticiens et les auteurs qui ont écrit sur les plaies de poitrine, ont recommandé de ne point fermer ces plaies pénétrantes, lorsqu'elles sont sur-tout accompagnées d'hémorragie, afin de prévenir l'épanchement : ils conseillent, au contraire, de faciliter l'issue du sang par une position convenable, par le débridement de la plaie, l'introduction des canules, ou des bandelettes de linge effilé. Cependant les Anciens avaient coutume de les fermer, et quelques-uns même se sont servis de la suture pour rendre l'obturation plus exacte. Ambroise Paré, lui-même, cite un exemple de guérison, obtenue à l'aide de ce moyen, dans le tems où Vigo écrivait son traité des plaies de poitrine : « les chirurgiens, » dit-il dans le chapitre X de cet ouvrage, sont » partagés sur la manière de panser les plaies » pénétrantes de la poitrine ». Ce qui prouve que plusieurs de nos ancêtres ont pansé ces sortes de plaies avec l'attention d'empêcher l'introduction de l'air dans cette cavité. Les succès étonnans que j'ai obtenus de ce procédé dans les trois cas mortels dont je viens de parler, me portent à croire que ce moyen est préférable à celui qui a été usité jusqu'à ce moment, ce dernier offrant presque toujours à la nature des obstacles très-difficiles à surmonter, et quelquefois invincibles, comme l'a démontré Valentin, mais dans un autre sens, dans ses *Recherches critiques*.

Je vais essayer d'expliquer la cause de la cessation prompte des accidens qui ont lieu lors d'une plaie pénétrante de la poitrine avec hémorragie, provenant de la lésion des vaisseaux pulmonaires, lorsque cette plaie a été réunie.

L'une des parois de la poitrine étant ouverte, l'air inspiré dans le système bronchique doit s'échapper par les voies qui lui offrent le moins de résistance, et il est facile de concevoir qu'il s'échappera par la plaie, quand sur-tout son diamètre est égal à l'ouverture de la glotte, ou plus grand qu'elle : or, cet air en passant par la division des poumons, stimule les vaisseaux sanguins, augmente leur mouvement sistaltique, accélère la circulation, et détache le caillot qui aurait pu se former à l'embouchure de ces vaisseaux, ce qui entretient l'hémorragie et l'irritation pulmonaire; de là tous les accidens fâcheux qu'on voit survenir à la suite de ces blessures, qu'on aggrave sans doute encore par l'introduction, dans la poitrine, de mèches, de tentes, ou de tout autre corps étranger. L'air extérieur en agissant sur les poumons par l'ouverture de la plaie, l'irrite et peut même anéantir subitement la respiration, s'il s'introduit par une colonne plus forte que l'air inspiré; voilà pourquoi les auteurs recommandent de ne pas découvrir en même tems deux plaies pénétrantes faites à la poitrine. Lorsqu'on ferme la plaie par la réunion exacte de ses bords, après avoir favorablement situé le malade pour faire sortir le sang qui se serait épanché, à moins que la plaie ne soit située à la partie déclive, l'air introduit dans le système pulmonaire ne trouvant plus d'issue, remplit exactement tous les vaisseaux bronchiques, facilite le retour du sang vers le cœur, fait rapprocher les portions divisées du poumon, qui contracte bientôt des adhérences, bouche l'orifice des vaisseaux, et rend nécessairement plus prompte la formation du caillot, seul moyen d'arrêter l'hémorragie. L'expérience vient à l'appui de ce raisonnement, et la nature nous trace elle-même cette marche, par l'exemple du paysan d'Albrecht, blessé d'un coup de couteau à la poitrine, avec lésion du poumon (1). Cet homme se sentant perdre tout son sang, s'avisa de se coucher sur le côté de sa blessure; la plaie se boucha par cette position; l'hémorragie s'arrêta, et au grand étonnement du chirurgien, il fut guéri le 14e jour. D'ailleurs, que pourrait-on craindre de ce procédé?

____

(1) Albrecht, act. ph. med. germ. vol. 5, obs. 141.

L'épanchement? Mais en supposant qu'il puisse se former, ce que je ne crois pas, par les raisons que j'ai données, il vaudrait mieux faire ensuite une contre-ouverture pour lui donner issue (opération simple et facile), que de laisser mourir le malade d'hémorragie, terminaison dont on aurait pu préserver un très-grand nombre de blessés. L'épanchement ne se fait point, ou se fait très-peu, lorsque l'hémorragie est produite par les seuls vaisseaux du poumon, à moins qu'ils ne soient très-considérables; et alors les secours de l'art sont ordinairement superflus; le blessé est mort avant qu'on puisse les lui apporter. Il n'en est pas de même de la lésion de l'artère intercostale, qui exige des procédés particuliers, et je ne prétends point en parler. Dans le cas où il resterait un peu de sang épanché, comme je l'ai vu dans la personne qui fait le sujet de la deuxième observation, la résorption s'en fait facilement, et la nature n'est point troublée dans son œuvre salutaire. J'ose conclure de ces principes, que dans les plaies pénétrantes de la poitrine, faites par des instrumens tranchans, et accompagnées d'hémorragies, autres que celles de la lésion de l'artère intercostale, il faut fermer les plaies, faire observer au blessé le plus grand repos, et le mettre à l'usage des rafraîchissans mucilagineux, et légèrement anti-spasmodiques. Tel est le résultat

des observations que j'ai eu occasion de faire
en Egypte sur les plaies pénétrantes de poitrine.

Nous y avons aussi pratiqué plusieurs fois
l'empyème avec un succès complet. L'opération
n'est pas l'objet le plus difficile, car elle est
simple en elle-même ; mais j'ai remarqué qu'elle
se fesait d'une manière plus sûre, lorsqu'on
s'écartait du moins pour les cas où je l'ai pratiquée (c'étaient des épanchemens sanguins),
des lieux d'élection indiqués par les auteurs ;
c'est-à dire que je la fesais du côté droit, à un
ou deux intervalles des côtes, plus haut que le
lieu désigné, et à une égale distance du côté
gauche, parce que l'expérience m'a appris que
la présence du sang épanché dans la poitrine
est un corps étranger plus ou moins irritant,
qui fait contracter des adhérences de la plèvre
costale avec les points correspondans de la voûte
diaphragmatique, ce qui diminue la profondeur
de la poitrine, et éloigne du lieu d'élection pour
l'opération, le foyer sanguin. Aussi ai-je vu
manquer plusieurs fois cette opération par cette
cause, et à l'ouverture du cadavre on trouvait
l'épanchement.

Les signes exposés par Valentin, et sur-tout
l'échymose (1), m'ont fait constamment reconnaître l'épanchement, et contre l'avis de plu-

---

(1) Voyez Recherches critiques sur la Chirurgie moderne.

sieurs de mes collègues, j'ai fait souvent plonger le bistouri dans la poitrine, d'où la sortie du fluide épanché justifiait mon pronostic.

Je vais passer à quelques considérations sur les plaies et maladies particulières du bas-ventre survenues en Egypte.

Le nommé Pierre Bayard, caporal dans la 18e demi-brigade, éprouvait périodiquement une perte par l'ombilic, d'une ou deux livres de sang. Ces hémorragies étaient précédées des symptômes de turgescence, et suivies d'une santé ordinaire : alors l'ombilic paraissait dans l'état naturel, sans nulle solution de continuité. A l'approche de ce flux sanguin, le tubercule ombilical se tuméfiait, prenait une couleur bleuâtre, se pertuisait, et laissait sortir une assez grande quantité d'un sang noirâtre et oléagineux, qui avait coutume de suinter pendant deux fois vingt-quatre heures. Le bas-ventre de cet individu était toujours un peu balonné, son foie dur et engorgé. Il n'est pas douteux que cet écoulement de sang ne fût produit par la veine ombilicale dont le calibre s'était conservé, ce qui est assez rare ; c'est sous ce rapport que cette observation est curieuse.

Nous avons quelques exemples de plaies du bas-ventre, compliquées de lésion aux intestins et à la vessie, parfaitement guéries. Je vais rapporter les plus remarquables.

Le citoyen *** reçut à l'assaut du Kaire (an 8), un coup de balle au bas-ventre, qui lui coupa les parois musculeuses de cette cavité du côté droit, et une portion de l'intestin iléon. Me trouvant sur le champ de bataille, je lui administrai moi-même les premiers secours. Les deux bouts de l'intestin étaient sortis et éloignés l'un de l'autre, boursoufflés, et le bout supérieur renversé sur lui-même, de manière que son rebord rétréci, comme le prépuce dans le paraphymosis, étranglait le tube intestinal; le cours de matières en était intercepté, et s'accumulait au-dessus du rétrécissement.

Quoique ce blessé fût presque désespéré, et par la nature de la blessure, et par l'état de faiblesse et de colera-morbus, où il était déjà réduit depuis le peu de tems qu'on l'avait laissé sans secours dans un retranchement, je cherchai à remédier à ce cas extraordinaire.

Je coupai d'abord, par quatre petites incisions faites avec les ciseaux évidés, le collet de l'intestin étranglé, que je remis dans son état ordinaire. Je passai une anse de fil dans la portion du mésentère, correspondant aux deux bouts de l'intestin; je les fis rentrer jusqu'au bord de l'ouverture, que j'avais eu soin de débrider, et le pansement fait, j'attendis les événemens. Les premiers jours furent orageux; ensuite les accidens se dissipèrent; ceux dépendant de la perte des matières alimentaires s'appaisèrent successivement, et après deux mois de soins et de traitement, les deux bouts de l'intestin étaient en rapport et prêts à contracter adhérence. Je secondai le travail de la nature, et fis panser le malade avec l'ingénieux moyen de M. Desault, c'est-à-dire le tampon qui fut employé pendant deux mois à différentes reprises. Ce militaire est sorti de l'hôpital parfaitement guéri.

L'S romaine du colon a été blessée chez plusieurs sujets, et les plaies sont guéries sans fistules stercorales. Le siége d'Acre nous en a fourni trois exemples, et celui du Kaire, deux. J'avais soin de faire bien débrider l'entrée et la sortie de la balle; on fesait faire usage aux malades de lavemens fréquens de graine de lin, de boissons adoucissantes; on leur fesait observer la diète et le plus grand repos.

Les plaies de la vessie ont eu, en général, une terminaison aussi heureuse. L'histoire la plus remarquable, est celle du cit. François Chaumette, chasseur à cheval du 22e régiment, blessé à la bataille du Tabor. La balle traversa le bassin de l'hypogastre à un travers de doigt du pubis, à l'endroit de la fesse gauche qui répond à l'échancrure sciatique. La direction de la plaie et l'issue des matières stercorales et urinaires par les deux plaies, m'assuraient de

la lésion de la vessie, et de celle de l'intestin
rectum. Le citoyen Milioz, chargé de la direction chirurgicale de la division Kléber, suivit
avec soin le procédé qu'il m'avait vu mettre en
usage au siége d'Acre. A l'époque de la suppuration, le malade éprouva de la fièvre; à la
chute des escarres, les matières coulèrent en
abondance. La sonde, introduite dans la vessie,
prévint l'infiltration des urines, et facilita ainsi
l'adhérence des lèvres de la plaie. La plaie de
ce viscère se cicatrisa la première. Ce malade
fut parfaitement guéri à son retour au Kaire.

Je citerai encore l'observation du cit. Dacio,
âgé d'environ 27 ans, caporal dans la 9e demi-
brigade de ligne, blessé d'un coup de feu au
onzième assaut d'Acre. La balle passa de la fesse
droite près la tubérosité sciatique, dans le bassin
où elle traversa le bas-fond de la vessie; l'intestin rectum fut lésé et la balle se fit jour au périnée, dans la région où l'on pratique l'opération
de la taille : elle se contourna à droite en devant,
s'engagea dans une portion du triceps, et sortit
dans l'aine droite, près de l'arcade crurale, et
au côté interne des vaisseaux cruraux, qui heureusement ne furent point touchés.

Le passage subit des urines, par les plaies inférieures, et l'expulsion involontaire des excrémens, déterminée par la rupture du sphincter de
l'anus, me firent connaître la lésion des organes

que j'ai désignés. Les douleurs étaient vives, le blessé inquiet, agité, et dans un état de tenesme insupportable. La fièvre s'alluma dès les premières vingt-quatre heures, et fut assez intense jusqu'à la chute des escarres.

Ce militaire ayant été porté à mon ambulance, je lui donnai les premiers soins, et je continuai d'en diriger le traitement jusqu'à sa guérison. D'abord, je débridai profondément les plaies extérieures, et le premier jour je passai une sonde de gomme élastique dans la vessie, pour prévenir l'épanchement des urines; je prescrivis des lavemens, je fis placer une tente enduite de cérat dans le rectum, et observer au malade un régime rafraîchissant. Les premiers jours furent orageux, à la chute des escarres, qui arriva du neuvième au douzième jour : les accidens se calmèrent, il passait peu d'urines par les plaies, et rarement des matières stercorales. La plaie de la fesse fut guérie la première, ensuite celle de l'aine; mais je n'obtins la cicatrisation de la plaie du périnée, qu'après six semaines d'un traitement suivi et varié, que je dirigeai moi-même à l'hôpital de la ferme d'Ybrahim-Bey, au Kaire. Cette cure fut complète, et il n'y eut point incontinence d'excrémens, ni d'urine.

Le nommé Desjardins, fusilier dans la 32e demi-brigade, fut blessé dans une sortie de la garnison d'Acre, par une balle qui lui traversa le bassin, de l'échancrure sciatique gauche, aux bourses du côté droit où elle s'arrêta. Le bas-fond de la vessie fut perforé dans deux points opposés, et les urines s'infiltrèrent dans les bourses, qui s'enflèrent prodigieusement, et tombèrent en gangrène. Le citoyen Gallant, chirurgien de première classe, débrida l'entrée de la balle, incisa les bourses où elle s'était arrêtée ; il fallut, les jours suivans, faire de profondes scarifications sur ces parties, pour arrêter les progrès de la gangrène, diminuer le travail de la nature et la chute des escarres. Néanmoins, le citoyen Gallant avait eu le soin d'introduire dans la vessie une sonde de gomme élastique, et il avait ainsi diminué l'infiltration urineuse. Après une quinzaine de jours de souffrances, la guérison fut assurée. Les escarres se détachèrent, la plaie postérieure se ferma promptement ; mais celle des bourses resta long-tems à se cicatriser. A notre retour en Egypte, le malade portait encore une fistule urinaire, dont il guérit peu de tems après.

Plusieurs autres cas semblables se sont présentés dans les différens combats qu'on a essuyés depuis, et tous les blessés ont été guéris par les mêmes procédés. Le général Bon est le seul qui, attaqué de ces sortes de blessures, en soit mort, parce qu'il ne voulut pas qu'on débridât ses plaies, ni qu'on introduisît une sonde dans la vessie. L'épanchement d'urine produisit aussitôt la gangrène, dont l'embonpoint du sujet favorisa les progrès.

Je vais tracer succinctement les résultats de ces sortes de blessures, et le traitement qui leur convient.

Dans les premières vingt-quatre heures, les plaies de la vessie faites par armes à feu, laissent échapper peu d'urine, à raison de la tuméfaction qui survient presqu'à l'instant même dans les lèvres de la plaie, et suffit pour la fermer. Lorsque la vessie est pleine, il ne s'en écoule qu'à l'instant du coup, et seulement par la plaie de sortie de la balle. L'infiltration est empêchée par l'escarre épaisse qui tapisse le trajet de la balle, depuis son entrée jusqu'à sa sortie, et ce n'est qu'à la chute de cette escarre que l'infiltration survient. Il est donc de la plus grande importance qu'il y ait dans la vessie, et à demeure, une sonde de gomme élastique assez grosse pour remplir exactement le canal de l'urètre; car si au moment où l'escarre vient à se détacher, l'urine n'a pas une issue facile au-dehors, elle passe à travers les plaies, et s'infiltre avec d'autant plus de facilité, que la chute des escarres leur offre une infinité de bouches d'absorption, sur-tout dans le tissu cellulaire mis à découvert; de là les affections gangreneuses et la mort, comme cela est arrivé au général Bon.

Après avoir bien débridé les plaies pour faciliter le passage de l'urine au-dehors, qui pourrait s'engager dans le trajet de la balle, on passera une grosse sonde de gomme élastique, qu'on laissera à demeure dans la vessie, avec l'attention de la renouveler tous les deux ou trois jours, pour éviter les incrustations. On prescrira des lavemens émolliens, des boissons adoucissantes, acidulées, et on fera observer au malade une diète sévère, et le plus grand repos. Les pansemens seront simples, et faits avec propreté.

Il me reste à parler des plaies faites aux extrémités, et de la manière dont je les ai conduites à guérison.

Parmi les plaies d'armes à feu qui ont intéressé le moignon de l'épaule, ou la partie supérieure du bras, compliquées de fracas et déperdition de substance, celles de la partie inférieure du bras et de l'avant-bras, avec sphacéle, il s'en est présenté dix-neuf, qui ont nécessité l'amputation du membre à son articulation scapulo-humerale. Cette opération a eu un succès complet chez treize blessés; les six autres ont péri de la peste, ou des effets de la commotion portée par la cause vulnérante sur les organes intérieurs.

La nature de ces blessures a exigé l'application de différens procédés ; car tel ou tel ne pouvait être employé pour toutes celles qui exigeaient cette opération. Chez les uns, la plaie traversait l'extrémité supérieure du bras, en fracassant l'os, et en désorganisant les parties molles. Dans ces cas, le procédé de Lafaye m'a paru le plus convenable. En effet, il serait impossible de former les deux lambeaux antérieur et postérieur, suivant la méthode de Desault, puisque la cause vulnérante les a détruits. Au contraire, on ne pourrait employer le procédé de Lafaye dans le cas où le coup de feu aurait emporté le muscle deltoïde.

Le général Fugières fournit un exemple de ce dernier cas. Le boulet avait frappé l'épaule transversalement d'avant en arrière ; les tégumens, le deltoïde, et une portion de l'acromium avaient été emportés, la tête de l'humerus fracassée, l'artère axillaire, quelques cordons de nerfs, et les tendons du pourtour de l'articulation rompus ; en sorte que le bras, déjà froid, ne tenait que par une portion des tégumens de l'aisselle et les tendons du grand dorsal et du grand rond. Telle était la blessure du général Fugières, lorsqu'il me fut apporté de la mêlée à l'ambulance du centre, derrière la ligne de bataille : la commotion du boulet et la quantité de sang qu'il avait perdu à l'instant du coup, le mettaient dans le plus grand danger ; son visage était décoloré, son pouls à peine sensible, et il éprouvait des angoisses qui me fesaient craindre une mort prochaine.

Je ne vis de salut que dans l'opération immédiate. Je formai deux portions de lambeaux, une postérieure, prise du grand dorsal, du grand rond et de la peau ; l'autre plus courte et plus petite en devant, faite aux dépens d'une portion du pectoral qui avait échappé au boulet, et des tégumens environnans. L'artère était déjà rétractée sous les pectoraux, et laissait néanmoins couler du sang qui en sortait en plus ou moins grande quantité, selon les efforts que fesait le blessé, en sorte qu'il me fallut couper le corps de ces muscles, pour la découvrir et la lier très-près de la clavicule. La plaie qui résulta de cette opération était énorme ; j'en rapprochai, autant qu'il me fut possible, les bords, dont une partie fut ensuite détruite par la gangrène, que la forte contusion avait déterminée.

Le surlendemain de la bataille, j'accompagnai moi-même ce blessé à Alexandrie, et lui continuai mes soins jusqu'à la chute des escarres, et la cessation totale des premiers accidens. A cette époque je rapprochai les lèvres de la plaie, à l'aide d'un bandage unissant, qui ne portait que sur la circonférence. Ce moyen a favorisé la cicatrisation, et probablement secondé la guérison du blessé, qui fut complète deux mois après. La cicatrice ne s'est faite que par une grande extension des tégumens, et leur adhérence sur la cavité de l'os scapulum. Aussi ce général éprouve-t-il, dans le moignon, des tiraillemens douloureux, et des fourmillemens incommodes que j'attribue à la tension des filets nerveux, et à la gêne de la circulation dans le système vasculaire de la cicatrice.

Trois autres blessures reçues au siége d'Acre et au blocus d'Alexandrie, présentèrent à-peu-près les mêmes phénomènes, et furent guéries aussi heureusement. Chez d'autres militaires, la destruction des parties s'étant bornée au-dessous de l'articulation scapulo-humerale, de manière à laisser assez de parties molles pour former les deux lambeaux antérieur et postérieur, je mis en pratique la méthode de Desault, avec cette différence qu'au lieu de commencer par le lambeau antérieur, je commençai par le postérieur. La tête de l'humerus est à la vérité plus difficile à désarticuler en dehors; mais on évite les hémorragies qui surviennent quelquefois, en commençant par le lambeau antérieur, et qu'on ne peut arrêter ni prévenir lorsqu'on manque d'aides, comme cela arrive fréquemment aux armées : mais dans le cas où l'on aurait les secours nécessaires, le procédé de Desault serait préférable.

Voici mon procédé : après avoir formé le lambeau postérieur, je coupe d'arrière en avant la capsule et les tendons du pourtour de l'articulation, en fesant porter le bras en devant et en dedans ; ensuite je saisis moi-même d'une main les parties dont je dois former le lambeau antérieur, sur-tout l'artère axillaire, afin de prévenir l'effusion du sang. Je passe le couteau derrière la tête de l'os, et termine ce dernier lambeau, en dirigeant toujours le tranchant de l'instrument du côté de l'humerus, afin de ne pas couper trop haut l'artère axillaire, et de lui laisser assez de longueur pour en faire commodément la ligature. Le mamlouck de Mourad-Bey, et plusieurs blessés de notre armée ont été opérés suivant ce procédé. La cicatrice s'est faite promptement, et la guérison a été complète avant le trentième jour.

Le fracas de l'extrémité supérieure de l'humerus, ne nécessite pas toujours l'amputation à l'article. Lorsque la lésion se borne à l'os, qu'il n'y a point destruction des principaux muscles ou tendons, et des gros vaisseaux, il suffit de faire l'extraction des corps étrangers. Je n'ignorais point que ces sortes de cas avaient été rangés par les auteurs, au nombre de ceux qui demandent l'extirpation du bras, mais je crus devoir m'écarter du précepte chez un blessé, provenant de la prise de Spire, en 1792. La tête de l'humerus avait été fracassée d'un coup de feu, et les parties molles avaient été à peine entamées, quoique la balle eût traversé le moignon de l'épaule. Après avoir débridé les plaies, je fis l'extraction par fragmens de la tête de l'os; le blessé guérit, et eut le bras ankilosé.

La resection de la tête de l'humerus, a été proposée par quelques auteurs recommandables, dans la vue d'éviter l'extirpation du bras. M. Parck est le premier qui l'ait pratiquée en Angleterre; elle a été faite ensuite par M. Whiter, son compatriote, et par M. Vigaroux, à Montpellier.

Le cit. Sabatier s'est particulièrement occupé du procédé de la résection de la tête de l'humerus, et il a fait connaître dans un mémoire qu'il a présenté à l'Institut national, le mode opératoire auquel il s'est arrêté.

Le citoyen Chaussier appelle, en ce moment, l'attention des praticiens, par le résultat heureux de ses expériences sur les animaux vivans, auxquels il a emporté la tête de l'humerus et celle du fémur. On pourrait sans doute objecter aux succès du citoyen Chaussier, que le corps humain étant très-compliqué dans son organisation, on ne peut guéres argumenter des maladies de l'homme à celle des animaux, et du traitement de l'un à celui des autres; que par

exemple, on lie sur les chiens, qui ont été le
sujet de ses expériences, les deux carotides primitives sans un très-grand danger ; qu'on arrête
par une effusion d'eau froide sur ces animaux,
l'hémorragie d'un gros vaisseau ; mais je n'ai
point à m'occuper de la résection de la tête de
l'humerus que je n'ai pas eu occasion de pratiquer. Il me suffira d'avoir fait sentir la différence existante entre cette opération et l'extraction de la tête de l'humerus, séparée par une
fracture de son col, ou réduite en fragmens.

Les maladies et les accidens qui nécessitent
l'extraction de la tête de l'humerus, doivent
avoir été fréquens ; cependant, on n'a, jusqu'à
présent, que deux exemples bien constatés de
cette opération. Le premier se lit dans les mémoires de l'Académie de Chirurgie. Il est de
Boucher, qui a extrait plusieurs pièces osseuses
articulaires de l'humerus, et même de l'omoplate. Le second exemple est fourni par un
chirurgien de Pezenas, nommé Thomas. L'opération fut faite sur une petite fille âgée de quatre
ans, pour un abcès compliqué de carie, qui lui
était survenu à la suite de la petite vérole. La
nature avait déjà commencé l'opération, en fesant sortir par l'ouverture de l'abcès, une portion du corps de l'humerus dépourvu de périoste. La séparation de la pièce osseuse se fit
d'elle-même, et il ne resta plus au chirurgien,

qu'à extraire la tête de l'os, qui étant encore épiphyse, n'avait pas suivi la portion du corps de l'humerus. Le succès fut complet. Il est digne de remarque, que l'extraction par fragmens n'a été tentée que pour des maladies chroniques, telles que des caries profondes à l'humerus, et des exostoses scrophuleuses. Mon intention est d'établir que cette opération est nécessitée sur-le-champ dans les coups de feu qui ont fracassé la tête de l'humerus, et d'indiquer le procédé qui m'a réussi, et me paraît le plus simple.

Il arrive quelquefois qu'une balle lancée de près, frappe l'humerus au-dessous de sa tête, et casse l'os net. Le mal ne se montre pas dans toute sa gravité. On ne voit que deux ouvertures étroites, et le moignon de l'épaule conserve sa conformation, parce que la tête restée intacte, ou formée de fragmens très-rapprochés, s'applique contre la cavité du scapulum, qu'elle remplit encore. Il y a pourtant un moyen de reconnaître le désordre de l'articulation, car si l'on porte les doigts entre les deux plaies, on sent un vide profond, un manque de continuité à l'os, produit par l'enclavement de la tête dans la cavité articulaire, et l'éloignement du corps de l'humerus, qui, par son poids, se contourne un peu, et tend à s'abaisser.

Dans cette circonstance, il serait inutile de débrider l'entrée et la sortie de la balle. On ne pourrait jamais agrandir assez l'une ou l'autre de ces voies, pour aller saisir facilement la tête de l'os et en faire l'extraction.

Cependant, la présence de cette éminence, devenue corps étranger depuis qu'elle n'a plus son rapport de direction et de contact avec le corps de l'humerus, irrite les parties, et enflamme l'articulation. Bientôt les dépôts, les fusées, les caries profondes se manifestent, et il n'y a plus de ressource que dans l'extirpation du bras.

J'ai eu le bonheur de prévenir dix fois ces accidens, et d'éviter l'amputation qu'ils auraient nécessitée, en fesant l'extraction entière de la tête de l'humerus ou de ses fragmens, sur-le-champ et de la manière suivante :

Je pratique une incision dans le centre du muscle deltoïde, parallèle à ses fibres, en la prolongeant le plus bas possible ; je fais écarter les bords de la division, pour mettre à découvert l'articulation, dont la capsule est ordinairement ouverte, et à l'aide de mon bistouri courbe boutonné, je coupe avec la plus grande aisance les attaches des tendons, des sus-épineux, sous-épineux, petit, rond, sous-scapulaire, et la longue portion du biceps ; ensuite je dégage la tête de l'os, et la fais sortir par la plaie récente du deltoïde, en la poussant avec les doigts, ou un élévatoire par l'une des plaies latérales ; je rapproche le bras de l'épaule, et le fixe dans la position convenable, à l'aide d'une écharpe et d'un bandage contentif. Tel est le procédé que j'ai employé chez dix sujets, pour l'extirpation de la tête de l'humerus. L'un de ces dix est mort de la fièvre d'hôpital, deux du scorbut, à Alexandrie, et un quatrième, après sa guérison, a péri de la peste à notre retour de Syrie. Les autres sont repassés en France bien portants ; le bras s'est soudé avec l'épaule chez les uns, et il s'est établi une espèce d'articulation accidentelle, qui permet des mouvemens chez les autres.

La portion de l'os fracturé doit s'exfolier ; pour seconder la nature dans le travail, et prévenir la carie de la cavité médullaire, il faut que les plaies s'étendent jusqu'à la partie la plus déclive de l'altération de l'os, afin d'éviter le séjour des matières, et de prévenir les fusées. Il faut que les pansemens soient rapprochés, faits avec soin et beaucoup de douceur : car la suppuration qui survient, ordinairement très-abondante, âcre et ichoreuse, irrite les parties et les enflamme ; les émolliens en fomentation et en cataplasme, conviennent dans les premiers tems. Lorsque l'exfoliation est faite, on met l'humerus en contact avec l'os scapulum, dont la cavité articulaire s'est déjà effacée, et par le gonflement qui survient au cartilage, elle est très-disposée à s'unir avec le corps de cet os, et

à former entr'eux l'ankilose ; mais si l'exfoliation est tardive, l'adhérence n'a plus lieu, et
alors il se fait une espèce d'articulation qui diminue les forces du membre : on fait succéder
à ces premiers topiques, le vin miellé, et les
bandages légèrement compressifs.

Cette opération doit être faite le plutôt possible ; elle prévient l'irritation des parties, l'inflammation consécutive, les dépôts, les fusées
et les caries profondes de l'humerus, qui nécessitent alors l'amputation du bras.

Première observation.

Jean Ficher, grenadier dans la 69ᵉ demi-brigade, reçut, à la prise d'Alexandrie, un coup
de feu au bras gauche ; l'entrée de la balle se
trouvait à un pouce de la clavicule, près de
l'aisselle ; elle traversa une portion du grand
pectoral, du coraco brachial, fractura l'humerus au-dessous des tubérosités, avec quelques
éclats du corps de cet os ; mais la tête était restée intacte, attachée aux tendons scapulaires ;
enfin la balle se fit jour à la partie diamétralement opposée, en coupant dans son passage les
artères circonflèxes qui produisirent une hémorragie considérable : aussi le blessé se trouvait très-affaibli.

Après m'être assuré de ce désordre, je débri-

dai profondément l'entrée et la sortie de la balle ;
mais n'ayant pu désarticuler la tête de l'humerus par cette voie, j'imaginai de pratiquer une
incision longitudinale sur le centre du deltoïde,
dans le point saillant de l'articulation ; je fis
relever le bras, écarter les bords de cette division, et à l'aide de mon bistouri boutonné, je
coupai circulairement les ligamens et les tendons
du pourtour de l'articulation ; ensuite, je fis
sortir la tête de cet os par la même ouverture,
et j'eus le soin d'emporter toutes les esquilles.
Je rapprochai le bras de l'épaule, et confiai le
soin de ce blessé au citoyen Masclet, chirurgien
de première classe, qui le conduisit à la guérison en soixante jours. La portion fracturée du
corps de l'humerus, s'était exfoliée, et l'os avait
contracté des adhérences avec l'omoplate.

L'observation suivante est plus remarquable
que cette dernière, par la nature de la blessure,
et sa terminaison heureuse.

Jean Gravel, âgé de 17 ans, tambour dans
la 32ᵉ demi-brigade, fut frappé à l'épaule droite,
dans la bataille des Pyramides, au moment où
il battait la charge, d'un coup de boulet du calibre de quatre livres, lequel, en suivant sa ligne
parabolique, contourna d'avant en arrière tout
le moignon de l'épaule ; mais comme le mouvement curviligne anticipait sur le rectiligne, il
parcourut cette surface arrondie en roulant sur

son axe, en sorte que la peau, très-élastique,
céda à son impulsion, et ne se rompit que sur
la saillie de l'acromium. Cependant, la tête de
l'humerus, l'extrémité humerale de la clavicule,
l'acromium et l'apophyse coracoïde furent rompus par le boulet, une grande portion du deltoïde se trouva désorganisée. Malgré ce délabrement, je conçus l'espoir de conserver le membre à ce blessé. Les vaisseaux axillaires, les
nerfs et les tendons du creux de l'aisselle, étaient
intacts. Il me fut assez facile, au moyen de
quelques incisions, d'extraire l'acromium, et
l'extrémité humerale de la clavicule déjà depla-
cée. L'extraction de la tête de l'humerus fut
plus difficile, à raison des tendons qui la tenaient fortement fixée contre la cavité glénoïde
de l'os scapulum. L'opération ne fut troublée
par aucun accident, et ce jeune militaire la supporta courageusement. Les quinze premiers
jours furent orageux. A un gonflement considérable, avec douleur et rougeur à la peau, fièvre,
insomnie, etc., succédèrent une suppuration
abondante et louable, le dégorgement des parties, le calme et le sommeil : la portion de l'humerus necrosée par l'effet de la fracture, s'exfolia, et par suite la cavité glénoïde du scapulum. Bientôt les plaies se cicatrisèrent, le bras
se souda avec l'épaule, par le rapprochement
gradué que j'avais exercé de cette première par-

tie sur la dernière ; et ce jeune homme se trouva complètement guéri à l'époque du départ pour France, du convoi d'aveugles ou estropiés conduits par l'ordonnateur Sucy, et dont il fesait partie. Nous avons déjà parlé du sort malheureux qu'éprouva ce convoi.

Le nommé Lafargue, soldat de la 32e demi-brigade, fut atteint, au troisième assaut d'Acre, d'un coup de feu parfaitement semblable à celui du sujet de la première observation. Je suivis le même procédé, pour extraire la tête de l'humerus, et le blessé fut guéri à-peu-près dans le même tems que l'autre ; mais chez lui le bras ne s'ankilosa point avec l'épaule. Il s'y forma, au contraire, une espèce d'articulation, qui permettait de légers mouvemens en tous sens. Il est à remarquer aussi que ce militaire avait moins de force à la main et à l'a-avant-bras, que ceux chez qui l'ankilose avait eu lieu. J'ai vu à la première bataille d'Aboukir, un fait analogue que j'ai traité de la même manière.

Je ne rapporterai pas les sept autres observations, dont les circonstances ne diffèrent presque point de celles de ces trois premières.

Je vais rendre compte maintenant du résultat que j'ai obtenu de l'amputation de la cuisse, à l'articulation coxo-fémorale. J'ai eu occasion de la pratiquer trois fois : une fois à l'armée du Rhin, lorsque je dirigeai l'ambulance volante, et deux autres fois en Égypte. Sur le sujet de la première observation, l'opération se fit sans accident, et le blessé avait passé quelques heures dans un calme si tranquille, qu'on pouvait favorablement augurer des suites; mais une marche forcée d'une nuit et d'un jour dans la saison rigoureuse de l'hiver, la fatigue et l'incommodité du transport furent probablement ce qui le fit périr.

Avant de rapporter l'observation de deux autres sujets, je tâcherai de prouver la possibilité de cette opération, et la nécessité de la pratiquer dans quelques cas. J'indiquerai aussi mon procédé.

Quelque cruelle que puisse être une opération, elle est un acte d'humanité entre les mains du chirurgien, dès qu'elle peut sauver les jours d'un blessé, qui sont en danger ; et plus ce danger est grand et pressant, plus les secours doivent être prompts et énergiques. *Ad extremos morbos, extrema remedia exquisitè optima* (Hippocr.). Dans cette circonstance, l'homme de l'art fait son devoir, et ne songe point à sa réputation.

Les succès que j'ai eus, quoiqu'ils s'obtiennent rarement dans l'amputation des deux cuisses au même blessé, des deux jambes, des deux bras, et du bras à l'articulation avec l'épaule, étaient bien capables de m'encourager à entreprendre l'extirpation de la cuisse. L'Académie de Paris appela sur cette opération l'attention de tous les chirurgiens de l'Europe, par le prix qu'elle proposa sur ce point important de la chirurgie, vers le milieu du dernier siècle. La plupart des mémoires de cette compagnie savante ont parlé en faveur de l'opération ; cependant on n'a pas encore un seul exemple de sa réussite pour des maladies aiguës, telles que les plaies d'armes à feu ; ceux qui se lisent dans les auteurs, et les succès qu'on a obtenus, se rapportent tous à des maladies chroniques, comme la carie de la tête du fémur, le spina ventosa et la gangrène du membre.

L'aspect effrayant de la plaie, la difficulté de désarticuler l'os de la cuisse dans la cavité de l'os coxal, le danger de la rétraction des muscles fléchisseurs, de l'hémorragie et du refoulement du sang, sont sans doute les motifs qui ont empêché les chirurgiens des armées de pratiquer l'opération, quoique les cas qui la nécessitaient se soient assurément présentés plus d'une fois dans leur pratique.

On peut répondre à toutes ces objections :

1°. La grandeur de la plaie est plus effrayante que dangereuse. L'opération césarienne sur la femme vivante s'est faite avec succès, et est conseillée encore aujourd'hui par nombre de

praticiens. Le chirurgien en chef de l'hôpital
de Rouen (l'Aumonier), a fait aussi heureusement l'extirpation d'un ovaire squirreux , et
d'un volume considérable. On a des exemples de
bras arrachés avec l'omoplate dans de grands
accidens, et les sujets en ont été promptement
guéris. D'ailleurs le chirurgien diminuera de
plus de moitié la grandeur de la plaie faite par
l'opération. L'exemple du citoyen Pelletan agran-
dit mes idées. Cet illustre chirurgien ayant fait
infructueusement l'opération de l'anévrisme à
l'artère axillaire , loin d'être découragé , voulut
que l'on dessinât la tumeur , les parties anatomiques , et son procédé opératoire. Les dessins
en sont exposés au cabinet de l'Ecole de médecine , afin d'éveiller le génie de l'homme de
l'art , d'éclairer sa conduite , et de démontrer
à tous les yeux que la maladie est plus terrible que l'opération.

2°. La difficulté du manuel, et sur-tout celle
de désarticuler la tête du fémur , est diminuée
par le procédé que j'ai imaginé. Je le soumets
au jugement de mes collègues.

3°. La rétraction des muscles a été exagérée.
Dans les opérations que j'ai pratiquées , elle m'a
paru presque nulle , ou du moins bien éloignée de porter ces muscles jusqu'aux ouvertures
du bas-ventre. Mon procédé a encore l'avantage
de parer à cet inconvénient.

4°. On prévient les effets dangereux de l'hémorragie, par la compression momentanée que l'on fait exercer par des aides intelligens sur l'orifice des vaisseaux coupés, et les ligatures immédiates faites à fur et mesure. Ces ligatures arrêtent le sang plus facilement et plus sûrement que celles qui comprennent dans leur anse les chairs et le tissu cellulaire environnant les artères.

Quant au refoulement du sang que les praticiens ont regardé comme un accident mortel à la suite de cette opération, il n'est point à craindre. Je crois avoir suffisamment prouvé le peu de fondement de cette crainte dans mon mémoire sur les amputations.

Je placerai ce mémoire à la fin de cet article, pour deux raisons : 1°. parce que j'ai reconnu en Égypte, plus que par-tout ailleurs, l'importance de l'application du principe que j'y établis, de faire l'amputation sur-le-champ, à la suite des coups-de-feu qui la rendent indispensable.

2°. Parce que plusieurs des remarques que j'ai faites dans ce mémoire coïncident et se lient, pour ainsi dire, avec celles répandues dans cet ouvrage.

Je citerai encore à l'appui de mon raisonnement l'histoire rapportée dans les opuscules de M. Morand, page 183. L'auteur parle d'un soldat qui avoit les deux jambes coupées fort haut , et les deux bras si près de l'épaule , qu'il ne pouvait rien tenir sous les aisselles. Tout mutilé qu'il étoit , il jouissait d'une bonne santé. Je rappellerai aussi l'observation de Samuel Wood , dont l'épaule fut arrachée. Enfin ma théorie se confirme par la troisième observation de ce mémoire , dont le sujet est le général Fugières , qui ne s'est jamais ressenti de ce prétendu refoulement du sang.

Sans m'écarter des plaies d'armes à feu , j'ai reconnu que l'extirpation de la cuisse était indiquée dans trois cas principaux de ces mêmes plaies.

Le premier est lorsque le membre est désorganisé ou emporté par un boulet , un éclat d'obus ou de bombe, si près de son articulation supérieure , qu'il ne serait pas possible de l'amputer dans sa continuité.

Les raisons que j'ai déduites dans mon mémoire pour le premier et le second cas , qui nécessitent l'amputation des membres , ont ici leur application.

Un coup de biscayen , de balle d'un gros calibre , qui fracasse le fémur à son extrémité supérieure vers les trochanters , et rompt l'artère crurale , ou désorganise le nerf sciatique , est un second cas d'extirpation.

Le troisième , c'est lorsque la jambe et la

cuisse, par suite d'un coup-de-feu, avec commotion violente, des parties molles sont frappées ou menacées de sphacèle jusques près de l'articulation supérieure, comme j'en ai vu quelques exemples.

Les praticiens qui ont proposé l'extirpation de la cuisse ne sont point d'accord sur la manière de la faire; cependant presque tous, craignant l'hémorragie de l'artère crurale, commencent par la ligature de ce vaisseau, forment ensuite un lambeau, aux dépens des muscles fessiers, découvrent la partie postérieure de l'articulation, ouvrent la capsule, coupent le ligament inter-articulaire, et achèvent l'opération en formant le lambeau interne (1).

Ce procédé est extrêmement pénible, difficile et dangereux; les hémorragies qui résultent des artères fessières, sciatiques et circonflexes sont très-difficiles à arrêter, le membre étant en place; l'os se désarticule avec la plus grande difficulté, et on court le risque, par les différentes attitudes qu'on est obligé de donner au malade, de faire rompre la ligature de l'artère crurale; ou même, en passant le couteau de la cavité cotyloïde sur les attaches du triceps adducteur, on peut toucher ce tronc artériel,

____

(1) Voyez les opuscules de M. Morand, page 189, mémoire de M. Volher.

même au-dessus de la ligature , quelqu'attention qu'on ait prise pour la faire près de l'arcade crurale ; il y a d'autres inconvéniens qu'il
est inutile de détailler.

Pour exécuter mon procédé , je mets d'abord
le blessé sur le pied de son lit , dans une position presque horizontale , et me place en dedans de la cuisse que je dois opérer ; un aide
vigoureux et intelligent comprime l'artère crurale , à son passage sur la gouttière osseuse du
même nom ; ensuite je fais une incision aux tégumens de l'aine sur le trajet des vaisseaux
cruraux que je mets à découvert ; je les dissèque
avec précaution , et après avoir isolé le nerf
qui se trouve en dehors , je passe entre lui et
l'artère une aiguille courbe mousse (1) , de manière à y comprendre l'artère et la veine pour
les lier ensemble. J'ai l'attention de porter cette
ligature immédiate au-dessous de l'arcade crurale , pour la faire au-dessus de l'origine de la
musculaire commune , dont la section , pendant
l'opération causeroit , sans cette mesure , des
hémorragies mortelles. Après avoir fait cette
ligature , et placé celle d'attente , je plonge per-

---

(1) Du modèle de celles que j'ai adressées à l'Académie
de chirurgie en 1792, et pour lesquelles cette compagnie
m'accorda un prix dans sa dernière séance publique , le
18 avril 1793.

pendiculairement mon couteau droit entre les tendons des muscles qui s'attachent au petit trochanter et la base du col du fémur, de manière à faire sortir la pointe à la partie postérieure ou diamétralement opposée, et en dirigeant le couteau obliquement en dedans et en bas, je coupe d'un trait toutes les parties qui doivent former le lambeau interne, auquel il ne faut pas donner trop de volume. Je fais relever le lambeau vers les parties génitales, par un aide, et on découvre aussitôt l'articulation. L'artère obturatrice, et quelques branches de la honteuse, sont comprises dans cette coupe, il faut en faire de suite la ligature. Un seul coup de bistouri suffit pour couper toute la capsule articulaire, et par une simple abduction de la cuisse, la tête du fémur est presque luxée; le ligament inter-articulaire se présente, et l'on juge combien il est facile de le couper avec le même bistouri. Je prends ensuite un petit couteau droit avec lequel je forme le lambeau externe et postérieur, en passant son tranchant entre le bourrelet osseux de la cavité cotyloïde et le grand trochanter, et je finis le lambeau par une division dirigée en bas et en dehors, faite à-peu-près au niveau de cette éminence, et de manière à donner à ce lambeau une forme arrondie; l'aide qui tient le lambeau bouche l'orifice des artères ouvertes, desquelles on fait la ligature successivement. Il faut les lier toutes , jusqu'aux plus petites , pour prévenir les hémorragies consécutives, et pouvoir réunir les lambeaux. Si les parties qui les forment ne sont point irritées , on peut y faire quelques points de suture entrecoupés avec les aiguilles dont j'ai parlé ; mais il ne faut point toucher les muscles , il suffit de comprendre dans la suture la peau et le tissu graisseux. On fixe les lambeaux en contact par des compresses graduées , trempées dans le vin rouge , et par un bandage contentif et bien appliqué.

Cette méthode est prompte, et m'a été toujours facile ; je l'avais conçue avant d'aller aux armées ; et l'essai que j'en avais fait sur le cadavre et les animaux m'en fesait espérer un heureux succès.

Le chirurgien doit diriger ensuite ses vues sur l'état général du sujet ; ainsi , la saignée , s'il se présente le moindre signe de pléthore , les rafraîchissans , les anti - spasmodiques , le repos et la diète ne doivent pas être négligés. A l'aide de ces moyens , on prévient les accidens qui accompagnent ordinairement les grandes opérations , comme les amputations. D'ailleurs, l'adhésion des lambeaux se fait promptement , et la suppuration ne s'établit qu'autant qu'il est resté des parties meurtries , ou fortement ébranlées par la cause vulnérante.

Les observations suivantes me paraissent éclaircir la question dont se sont occupées les académies savantes, sans la décider ; et le succès que j'ai obtenu, quoiqu'il ne soit pas complet, me persuade que mes tentatives ne seront pas perdues pour le progrès de l'art. Les praticiens doivent voir, dans l'opération que je propose, un moyen d'arracher à la mort des victimes qui jusqu'à présent lui ont été abandonnées.

Le deuxième blessé, à qui j'ai eu occasion de faire cette opération, était un officier de la dix-huitième demi-brigade, nommé Bonhomme, qui me fut apporté de la tranchée de Saint-Jean d'Acre, avec une blessure énorme à la cuisse droite, par l'effet d'un éclat de bombe.

Les muscles étaient dilacérés ou emportés dans une grande partie de la circonférence de la cuisse ; l'artère fémorale avait été rompue à cinq ou six travers de doigt de l'arcade crurale, et le fémur se trouva fracassé jusqu'au grand trochanter. L'officier avait perdu beaucoup de sang ; il était considérablement affaibli ; je pensai même que sans l'extirpation de la cuisse, qui lui fut faite sur-le-champ, il n'avait que quelques minutes à vivre. J'y procédai donc promptement, et de la manière suivante :

Je mis l'artère crurale à découvert ; je passai les deux ligatures avec les précautions indiquées, et liai cette artère avec la veine crurale. Le

lambeau interne et la section de la capsule articulaire, se firent avec la plus grande facilité ;
l'os fut promptement désarticulé, et j'achevai
mon opération par le lambeau externe.

A raison de la régularité des lambeaux, j'en
obtins une réunion exacte, et il me fut aisé de
les fixer en rapport, à l'aide de quelques emplâtres agglutinatifs, et du bandage contentif.

Le blessé passa le reste de la journée, et la
nuit suivante, dans un calme aussi satisfaisant
qu'on pouvait le desirer ; je lui fis prendre quelques potions anti-spasmodiques, le mis à l'usage
des boissons rafraîchissantes et de bouillons légers, avec un peu de vin. Le lendemain, l'appareil était imbibé de sérosité roussâtre, sans
engorgement, douleur ni tension dans le moignon. La nuit du deuxième jour fut paisible,
et le blessé eut trois heures d'un bon sommeil ;
le troisième jour je levai les premières pièces
d'appareils, pour en appliquer de nouvelles ; la
journée se passa très-bien ; les excrétions se
fesaient facilement, et cet officier me demandait à manger. Je lui permis l'usage d'un potage
au riz soir et matin.

Dans la nuit du troisième au quatrième jour
de l'opération, il se manifesta un léger mouvement de fièvre, accompagné de pulsations
dans le moignon, et de chaleur générale, à
laquelle succédèrent une moiteur abondante,

le calme et le sommeil ; à ma visite du matin ,
je trouvai l'appareil imbibé d'une sérosité purulente. Les lambeaux étaient déjà réunis dans la
moitié de leur étendue ; ils laissaient à leurs
commissures , antérieure et postérieure , un vide
d'environ deux pouces , où j'avais placé les ligatures des vaisseaux. Je pansai la plaie méthodiquement , et renouvelai le bandage.

Le cinquième jour , tout était dans le meilleur
état possible ; la suppuration de deux petites
plaies qui restaient , était déjà établie , et de
bonne nature ; le sixième jour , le blessé allait
encore très-bien , et tout me promettait l'heureuse guérison ; mais l'encombrement où se
trouvait l'ambulance , et l'impossibilité où nous
étions d'isoler les blessés , même les plus graves ,
furent cause de l'événement malheureux qui
arriva la nuit suivante , et que notre position
difficile ne m'avait pas permis de prévenir.

Un militaire , qui couvait la peste depuis plusieurs jours dans sa tente , fut blessé à la jambe
par un boulet , au moment où il se rendait du
camp à l'hôpital. Bien qu'il fût très-malade de
la peste , son dernier accident le fit placer , à
mon insu , dans la salle des blessés , où , ayant
été couché à côté de l'officier , sur le même
carré de paille , il lui communiqua la maladie ,
qui se déclara dans la nuit du sixième au septième jour. Dès le lendemain , la plaie du moi-

gnon fut frappée de gangrène, et les progrès
en furent si rapides, que la mort vint promptement détruire toutes les espérances que l'état
favorable du blessé m'avait données l'avant-veille.

Le sujet de la dernière observation, était un
jeune homme âgé d'environ 20 ans, tambour dans
la 2ᵉ demi-brigade légère. Il avait eu la cuisse
droite emportée à sa partie moyenne, par un
éclat de bombe, au dernier assaut d'Acre : le
fracas du fémur s'étendait jusque dans l'articulation ; les chairs étaient mutilées et déchirées
au loin. Ce blessé, quoique très-affaibli par les
hémorragies qui avaient eu lieu à l'instant du
coup, éprouvait les plus vives douleurs, et les
exprimait par des cris affreux (1). Je procédai
de suite à l'extirpation de la cuisse, et de la
même manière que sur l'officier ; mais ce jeune
militaire avait plus d'embonpoint, je crus devoir faire quelques points de suture, pour fixer
les lambeaux en place, et empêcher leur écar-

____

(1) J'ai remarqué que toutes ces grandes blessures sont
suivies, peu de momens après l'accident, de douleurs
atroces, de tiraillemens violens qui amènent bientôt les
convulsions et la mort. C'est pourquoi il faut se hâter,
dans ces cas, de resséquer les os, les chairs mutilées et
déchirées par la cause vulnérante, de manière à rendre la
plaie simple autant que possible ; l'opération faite, le
blessé entre dans le calme, et bénit la main qui l'a
secouru.

tement. Des compresses longuettes furent placées en croix sur le moignon, et le tout fut maintenu par un bandage convenable. L'opération fut faite promptement et sans effusion de sang; peu de momens après, le calme s'établit, le malade dormit même, pendant quelques heures, d'un bon sommeil. Le mouvement de l'armée, qui se mit en marche pour retourner en Égypte, me força de l'évacuer avec les autres blessés, et il périt dans le transport.

Je ferai précéder mon mémoire sur les amputations, de quelques remarques relatives à l'amputation de la jambe.

Les auteurs conseillent l'amputation de la cuisse pour les coups de feu à la jambe, lorsque les os de ce membre sont fracturés jusqu'à l'articulation du genou; ce précepte n'est réellement fondé que pour les fractures du tibia; car l'expérience m'a appris que quand même le péronné serait fracassé jusqu'à son articulation avec le condyle du tibia, pourvu que ce dernier fût intact dans son extrémité supérieure, à l'attache des tendons qui forment ce que les anatomistes désignent sous le nom de patte d'oie, l'opération était encore praticable à la jambe : il faut seulement, dans ce cas, après avoir scié les deux os, faire une incision en dehors sur les parties molles qui recouvrent le péronné, en suivant sa direction, ouvrir son articulation, le séparer du tibia, et en faire l'extraction totale. J'ai fait cette opération cinq à six fois avec un succès complet ; elle ne dérange pas le travail de la nature dans la cicatrisation du moignon, et ne gêne point la marche du blessé, lorsqu'il porte une jambe de bois. Le citoyen ***, capitaine d'artillerie, blessé à la deuxième bataille d'Aboukir, an 9, était dans ce cas : et il marche aussi facilement (1), que si le fragment du péronné était resté en place.

MÉMOIRE

Sur les amputations des membres, à la suite des coups de feu, étayé de plusieurs observations, présenté à l'Ecole de Médecine de Paris, pour la thèse d'admission au doctorat, le 24 floréal an 11 (2). Avec cette épigraphe :

Dolens natura moram non patitur.

INTRODUCTION.

La nécessité de l'amputation, à la suite des plaies d'armes à feu, et le tems où il faut la faire,

_____

(1) C'est aux soins particuliers du citoyen Guiller, chirurgien de première classe, que cet officier doit sa guérison.

(2) La thèse est dédiée à l'Inspecteur en chef aux revues, Villemanzy, ex-Commissaire-Général de l'armée du Rhin,

ont été l'objet de la question importante que l'Académie de Chirurgie de Paris proposa en l'année 1754. Après de longs débats, produits par la diversité des opinions, elle se décida en faveur du mémoire de Faure, qu'elle couronna du grand prix, en 1756. Les principes de cet auteur ont été professés et suivis, depuis, par presque tous les praticiens; en sorte que l'humanité souffrante a eu long-tems à gémir de se voir privée des prompts secours que les grandes blessures nécessitent sur le champ de bataille. Plus d'une fois je me suis convaincu, pendant mes dernières campagnes sur terre et sur mer, de la vérité des principes que j'établis dans cette dissertation. Ces principes ont pour objet, 1°. de déterminer les cas où l'opération doit être faite sur-le-champ, ou peu de tems après l'accident; 2°. ceux où il faut temporiser; 3°. ceux dans lesquels on peut espérer de conserver le membre, quoique l'amputation ait été assez généralement conseillée. Les succès constans que j'ai obtenus dans l'application de ces principes, me persuadent qu'ils remplissent l'intention de la nature, c'est-à-dire le but que se propose tout ami de l'humanité. J'ose même croire que l'Académie les adopterait aujourd'hui, puisque ceux de ses membres qui composaient l'Ecole de Santé de Paris, à qui je présentai, en l'an 4, cette dissertation, sous le titre de mémoire, en por-

tèrent un jugement favorable, et particulièrement le citoyen Sabatier, dont je joins ici l'extrait d'une lettre, en date du 17 brumaire
an 4.

« CITOYEN,

» J'ai reçu avec reconnaissance, et lu avec
» beaucoup de satisfaction, la copie que vous
» m'avez fait passer de votre mémoire sur les
» amputations. Comme je suis pénétré, depuis
» long-tems, de la vérité que vous y exprimez,
» qu'il est nécessaire d'amputer sur-le-champ,
» dans le plus grand nombre des cas qui exi-
» gent cette opération, j'ai vu avec plaisir qu'elle
» se trouvait confirmée par vos réflexions et
» votre expérience
» J'ai, etc., etc.

» *Signé*, SABATIER ».

DES AMPUTATIONS.

PREMIÈRE QUESTION.

*Quels sont les cas, à la suite des plaies d'ar-
mes à feu qui nécessitent l'amputation sur-le-
champ?*

DEUXIÈME QUESTION.

Quels sont ceux où il faut temporiser?

TROISIÈME QUESTION.

Quels sont les cas enfin où l'on peut conserver le membre, quoique l'amputation ait été conseillée par les auteurs, et par la plupart des praticiens?

Des cas qui nécessitent l'amputation sur-le-champ.

PREMIER CAS.

Un membre emporté par un boulet, un éclat d'obus ou de bombe, exige l'amputation la plus prompte, et le plus court délai met la vie du blessé en danger.

La peau a été fortement distendue, dilacérée; les muscles ont été rompus et inégalement emportés; les tendons, les aponévroses déchirés et arrachés; les nerfs, les vaisseaux coupés et violemment tiraillés; enfin, les os brisés et fracturés au loin. Ces premiers effets sont suivis de commotion générale ou partielle, de stupeur dans la partie lésée, et dans une grande partie du membre, d'un frémissement douloureux dans le moignon tronqué, qui incommode singulièrement le malade; d'un engorgement local, précédant l'érétisme qui se manifeste bientôt. L'hémorragie est un accident beaucoup plus à crain-

dre qu'on ne l'a cru : elle se déclare souvent peu
de momens après le coup, et tuerait le malade,
si on ne lui portait les plus prompts secours.
Je puis même dire que sans l'activité de l'ambulance volante (1) de l'armée du Rhin, qui a
toujours pansé les blessés sur le champ de bataille, un grand nombre aurait perdu la vie par
ce seul accident.

Si l'on ne fait promptement l'opération, la
nature des parties lésées détermine, dans les
premières vingt-quatre heures, des douleurs
aiguës qui se propagent fort loin; la fièvre s'allume, les fonctions sont dérangées; successivement l'irritation augmente, et il se déclare des
mouvemens convulsifs. Si le malade ne succombe
pas à ce combat terrible, les solides, après
avoir été distendus outre mesure, tombent dans
une atonie parfaite ; ce qui produit, dans le
moignon, la gangrène que l'amputation ne peut
arrêter, et qu'elle ne préviendrait pas, si les
accidens, qu'on nomme consécutifs, étaient survenus. Il est fort aisé de concevoir, d'après ce
court exposé, que l'amputation, dans ce cas,

______

(1) Je formai l'ambulance volante après la prise de
Mayence, sur l'approbation du général Custines, et spécialement sous les auspices du commissaire-général Villemanzy, qui contribua le plus par son zèle et son humanité au succès de cet établissement.

doit être pratiquée sur-le-champ ; la différer en
se contentant d'appliquer un simple appareil,
ce serait attendre les accidens dont je viens de
parler. Je vais citer trois ou quatre exemples
qui suffiront pour prouver ces vérités.

A Strasbourg, pendant le bombardement du
fort de Kell, en 1792, trois volontaires eurent,
l'un un bras, l'autre un avant-bras, et un troi-
sieme une jambe, emportés par des éclats de
bombes : ils furent portés à l'hôpital des blessés
de cette ville, dirigé par le citoyen Boy, chirurgien de premiere classe. On temporisa plusieurs jours avant de leur faire l'amputation ;
pas un n'eut le bonheur d'échapper.

A Mayence, lors de la retraite de Francfort,
plusieurs blessés ayant eu des membres emportés, ne furent amputés que quelque tems après,
et aucun ne guérit.

A Nice, lors de la prise de Saourgio, on fit
deux amputations à l'hôpital, n°. 3, une de
l'avant-bras, et l'autre du bras, neuf à dix jours
après le coup, et les deux blessés périrent.

A Perpignan, à l'hôpital Brutus, je visitai en
arrivant, deux militaires, auxquels on avait fait
l'amputation sept à huit jours après le coup de
feu qu'ils avaient reçu à l'affaire du 26 thermidor, deuxième année. Le premier avait eu une
jambe emportée, et l'autre avait perdu le bras
droit. Malgré tous mes soins, je ne pus leur

sauver la vie : l'un périt du tétanos, et l'autre de la gangrène.

DEUXIÈME CAS.

Lorsqu'un corps, poussé par la poudre à canon, frappe un membre, de manière que les os soient fracassés, les parties molles fortement contuses, déchirées et profondément enlevées, l'amputation doit être faite à l'instant. Toutes les parties désorganisées seraient bientôt atteintes de gangrène ; d'ailleurs, les accidens que produit la gravité du premier cas, surviennent dans celui-ci.

TROISIÈME CAS.

La même cause qui emporterait beaucoup de parties molles, et les principaux vaisseaux d'un membre, de la cuisse, par exemple, sans fracturer l'os, mettrait le malade dans le cas d'être opéré de suite ; car, outre les accidens qui résulteraient d'une grande perte de substance, le membre qui se trouverait privé de vie, tomberait nécessairement dans un état de sphacèle.

QUATRIÈME CAS.

Un biscayen d'un gros volume frappe l'épaisseur d'un membre, brise l'os, coupe et déchire les muscles, détruit les gros nerfs, et cependant

laisse l'artère principale dans son intégrité ;
c'est un quatrième cas d'amputation sur-le-
champ ; elle est nécessitée par le déchirement
qui existe dans le membre, et par la commotion
qui survient dans toute son étendue.

CINQUIÈME CAS.

Un gros biscayen, un petit boulet, un éclat
d'obus, en traversant l'épaisseur d'un membre
a-t-il dénudé une grande surface de l'os, sans
le fracturer, quoique les parties molles paraissent être épargnées, l'amputation immédiate (1)
n'est pas moins indiquée ; en effet, la violente
percussion qu'a produit ce coup, a ébranlé et
désorganisé toutes les parties ; la substance médullaire est affaissée, les vaisseaux sont dilacérés,
les nerfs distendus outre-mesure, et réduits à
un état de stupeur, qui ne permet pas au fluide
nerveux d'y circuler ; les muscles ont perdu
leur ressort ; ainsi, la circulation et le sentiment
y sont éteints. Cependant, avant de prononcer,
il faut porter la plus sérieuse attention aux
symptômes qui caractérisent ce désordre. Ce cas
ne peut se supposer qu'à la jambe où l'os est très-
superficiel, et n'est recouvert dans sa partie antérieure que par la peau.

____

(1) L'amputation faite immédiatement après le coup.

Voici les symptômes qu'on remarque : Le membre est insensible, le pied froid comme de la glace, l'os en partie découvert, et si l'on poursuit ses recherches, ou le trouve dénudé de la peau, et même du périoste dans une grande étendue ; la commotion s'est propagée dans toute la machine ; les fonctions sont dérangées, toutes les secrétions éprouvent un trouble plus ou moins sensible, les facultés intellectuelles restent suspendues, et la circulation du sang est ralentie. Le pouls est petit, concentré, le visage pâle ; les yeux sont hagards et larmoyans ; enfin le blessé se trouve dans une telle anxiété, qu'il ne peut garder long-tems la même position, et demande qu'on le débarrasse promptement de sa jambe qui lui pèse beaucoup, et lui fait éprouver des douleurs très-aiguës dans l'articulation du genou. Lorsque tous ces signes caractéristiques sont réunis, il ne faut pas balancer à faire l'amputation de suite ; car la jambe serait frappée de sphacèle le même jour, et le malade ne tarderait pas à périr. Les exemples suivans le prouvent assez. Cette théorie n'est exposée par aucun auteur, et je la regarde comme nouvelle.

Au siège de Roses, en Espagne, où je dirigeais le service de santé, on m'apporta un canonnier blessé d'un coup de biscayen, du poids d'une livre et demie, qui lui avait labouré la région antérieure de la jambe, en parcourant une ligne oblique qui s'étendait depuis son côté interne et inférieur, près du tendon d'Achille, et à deux pouces environ de la malléole, jusqu'à la partie supérieure et externe du mollet; de sorte que la peau qui recouvre antérieurement le tibia, avait été entièrement détachée dans toute son étendue, depuis l'extrémité inférieure jusqu'à la supérieure. Les tégumens du mollet étaient percés d'une très-petite ouverture, eu égard au volume du boulet qui les avait traversés; quelques portions des muscles étaient déchirées et contuses, l'os était fracturé sans fracas et sans déplacement; mais la commotion avait été si forte, que la jambe était presque totalement désorganisée, le pied était froid, le pouls petit, etc.

Je voulais faire l'amputation sur-le-champ, mais me trouvant à portée de consulter un de mes collègues très-habile, je m'empressai de lui demander son avis: il jugea à propos de ne point faire l'opération, persuadé qu'on pouvait conserver le membre au blessé. Je souscrivis avec peine à cette décision; je me bornai donc à faire quelques incisions à la peau désorganisée, et à appliquer un appareil à fracture, imbibé d'eau marinée. L'état critique où je me trouvais alors, ne me permit pas de garder ce blessé, pour pouvoir l'opérer dans un autre moment. Je l'envoyai

à mon ami *Ribes*, chirurgien de première classe,
à l'hôpital de Figuières, avec invitation de l'amputer le plus promptement possible. Il voulut avant de faire l'amputation consulter les officiers de santé en chef de l'armée qui se trouvaient alors à Figuières; ils furent d'avis de la différer. Cependant, la même nuit, toute la jambe se sphacéla, et le malade mourut le surlendemain.

Un cas à-peu-près semblable se présenta, quatre jours après, à cet habile chirurgien. La fin malheureuse du premier sujet le portait à opérer celui-ci sur-le-champ : mais les mêmes consultans s'y opposèrent et décidèrent qu'il fallait laisser passer les accidens primitifs. L'opération fut faite ensuite le jour déterminé, et elle ne put sauver les jours du blessé.

SIXIÈME CAS.

Si un boulet qui est à la fin de sa course, ou qui a ricoché, vient frapper obliquement une de nos parties de forme arrondie, et s'il la parcourt circulairement, en roulant sur lui même, sans produire de solution de continuité à la peau, comme cela arrive souvent, les parties qui résistent à son action, telles que les os, les muscles, les tendons, les aponévroses, les vais-

seaux et certains viscères, se rompent et se déchirent. C'est à ce désordre intérieur que l'on
doit attribuer la mort de beaucoup d'individus,
que l'on a cru pendant long-tems être l'effet de
la commotion que produit l'air mis en mouvement par le boulet, lorsque celui-ci effleurant
les différentes parties de notre corps, coupe la
colonne d'air qui doit servir à la respiration, à
l'instant où elle s'introduit dans la poitrine.

Quoique cette opinion ait été préconisée par
des chirurgiens de grande réputation, et des
physiciens modernes, on se convaincra facilement de sa fausseté, si l'on considère attenti-
ment, 1°. la direction de la marche des corps
solides et durs, et leurs rapports avec les fluides
aériens qu'on leur fait traverser ; 2°. les désordres intérieurs que l'on trouve dans les cadavres des personnes dont la mort est attribuée à l'impression seule de l'air, mis en mouvement par le boulet ; 3°. enfin les propriétés
des substances élastiques, telles que les tégumens, le tissu cellulaire, etc.

En effet, tous les physiciens conviennent qu'un
corps solide mu dans un fluide, n'agit que sur
une colonne de ce fluide, dont la base est égale
à la surface que ce corps solide présente (1).

---

(1) Voyez le mémoire de Levacher, inséré parmi ceux
de l'Académie de Chirurgie.

Ainsi un boulet de canon, parcourant un espace égal à son diamètre, ne peut déplacer qu'une portion d'air égale à son volume ; et ce fluide, à raison de sa divisibilité et de son homogénéité avec l'air ambiant, se divise, s'écarte en tous sens, et se confond avec la masse totale de l'atmosphère. Il n'y aurait donc que la portion qui marche au-devant du boulet, quatre fois plus petite que ce corps, et jetée du côté du membre, qui pourrait le blesser. Et comment supposer que cette portion d'air puisse toucher les parties sans le corps qui le pousse, puisqu'ils marchent dans la même direction? Les effets de cette première substance sont nuls, et on ne peut établir le moindre doute que s'il arrive la plus légère solution de continuité dans nos parties, elle ne dépende de l'action immédiate du boulet, d'autant plus que cette portion d'air jouit de la même faculté de se diviser et de s'écarter que celui qui entoure ce projectile.

Le boulet composé d'atômes de fer est au moins douze cents fois plus dense que l'air. Or le choc de cette dernière substance sur des parties par elles-mêmes plus ou moins solides, serait quatre mille fois plus petit que celui imprimé sur ces parties par le boulet, ce qui rend à-peu-près nul l'effet de l'air.

Si l'on considère, en outre, la vitesse de la

marché de ce corps , qu'on sait diminuer en raison inverse des quarrés des distances , on verra que l'espace que le boulet a parcouru avant de toucher le but vers lequel on le dirige , aura déjà beaucoup affaibli la vîtesse du projectile , et à plus forte raison détruit en totalité celle de la colonne d'air qui le devance.

Les physiciens qui soutiennent l'opinion que je combats s'étayent d'une expérience particulière , de laquelle je vais donner une idée succincte.

Ils lancent , à l'aide d'un fusil à vent , une balle dans une masse de terre argilleuse , molle , et posée sur une planche de sapin , à la moitié de la course du projectile. Au lieu d'un trou d'un calibre égal à la balle , il se creuse dans cette terre molle un cratère de deux ou trois pouces de diamètre , et d'une forme ovalaire , que les physiciens rapportent à l'effet de l'air entraîné par la balle , et dont elle se dépouille à l'instant où elle traverse cette masse ; ensorte que les molécules de cette pâte sont écartées en tous sens , et laissent une excavation considérable.

Mais n'est-il pas plus probable que ce phénomène est plutôt dû à l'obliquité que la balle éprouve, dans les deux lignes qu'elle parcourt , pour entrer dans cette substance molle et nou élastique , et pour en sortir ? Car , dans le premier cas , la balle commence sa parabole ; et , à son retour , le nouveau mouvement que lui imprime le plateau par sa résistance et son élasticité , écarte ce corps de sa première ligne , et lui fait suivre un chemin différent ; c'est à ces deux angles , plus ou moins ouverts d'incidence et de réflexion , qu'est dû , selon moi , l'écartement des molécules de la terre argilleuse , augmenté par la saillie instantanée que fait sur elle , en raison de son élasticité , le point de la planche qui a été frappée par la balle ; et ces molécules argilleuses s'affaissent encore d'autant plus facilement qu'elles sont privées d'élasticité.

Les différens mouvemens que le boulet éprouve dans sa course , et l'élasticité de la peau vont nous faire expliquer maintenant comment surviennent les désordres intérieurs , sans solution de continuité extérieure , et souvent même sans ecchymose. Le boulet se meut dans un espace donné par un mouvement rectiligne que lui imprime la puissance qui l'a lancé. Si , dans cet instant , il rencontrait quelqu'une de nos parties, il l'emporterait dans une étendue relative à la masse avec laquelle il aurait frappé : mais le boulet , après avoir parcouru une certaine distance éprouve par la résistance de l'air et l'attraction de la terre, un mouvement décomposé, qui le fait tourner sur son axe, dans le sens de la diagonale.

Lorsque le boulet touche à la fin de sa course, s'il vient à rencontrer une partie de notre corps de forme arrondie, il la parcourt dans toute sa circonférence, par l'effet de ce mouvement curviligne. Les parties les plus élastiques cèdent à son impulsion, tandis que celles qui ont offert de la résistance et présentent des saillies, telles que les os, les tendons, les muscles et les aponévroses, se fracturent, se rompent et se déchirent. Les viscères sont quelquefois aussi broyés et triturés.

Au premier aspect, on juge toutes les parties dans l'état d'intégrité ; mais, par des recherches plus attentives, on découvre bientôt les désordres cachés. L'ecchymose ne peut se manifester à l'extérieur dans cette circonstance, parce que les vaisseaux de communication de la peau avec les parties intérieures ont été rompus, et que l'épanchement sanguin se porte naturellement dans les excavations profondes, résultant de la rupture des muscles et des autres parties, et il n'a pas le moyen de pénétrer le tissu de la peau. On ne peut reconnaître les épanchemens que par le toucher.

L'expérience vient à l'appui de ce raisonnement. Combien de fois n'a-t-on pas vu le bou-

let emporter impunément le casque, le chapeau
du militaire, ou d'autres parties de ses vêtemens. Ce boulet emporte son bras, collé souvent sur le corps de son camarade, sans que celui-
ci en soit incommodé. Il passe de même entre
les cuisses du soldat, et ses membres présentent
à peine, dans les points légèrement touchés,
des ecchymoses, le seul cas où elles se forment;
ou le bras est emporté près du tronc, et les
fonctions des organes de la poitrine n'en sont
point troublées. Le sujet de la troisième observation de la première question eut la corne la-
térale du chapeau, couvrant la face, coupée par
une obus, et le nez seulement écorché. Assurément, dans ce cas, la colonne d'air destinée
à la respiration fut coupée; cependant les fonctions du cerveau et des poumons ne furent point
dérangées, le blessé ne perdit pas même l'usage
de ses sens; et quoiqu'il eût l'avant-bras emporté, il commanda encore quelques minutes
sa compagnie.

Un chasseur à cheval, étant en vedette devant Mayence, tenait son bras en équerre, appuyé sur la hanche; il était enveloppé dans son
manteau; un boulet, dans la force de sa course,
lui passa entre le bras et la poitrine, sans lésion, et fit son trou dans le manteau.

Les balles produisent en petit, lorsqu'elles
frappent obliquement nos parties, les effets qui

résultent du choc incomplet du boulet ; aussi leur contour, dans l'épaisseur des membres, est étonnant par ses variétés.

Je reviens à mon objet : je pense que le cas dont il s'agit exige l'amputation sur-le-champ. Le plus court délai compromet la vie du malade. On reconnaît le délabrement intérieur du membre par le toucher, le défaut de mouvement et le peu de sensibilité qui s'est conservée dans les parties frappées. Pour appuyer le principe que j'avance contre l'opinion du premier chirurgien du roi de Prusse, je vais me permettre une digression.

Au même siége de Roses, il me fut apporté de la tranchée à l'ambulance, que j'avais établie au village de *Palau*, deux canonniers ayant à-peu-près le même genre de blessures : ils avaient été frappés par un boulet de gros calibre, qui, à la fin de sa course, leur avait rasé postérieurement les deux épaules. Dans le premier je trouvai une légère ecchymôse à toute la région postérieure du tronc, sans solution de continuité apparente. Il respirait à peine, crachait en grande quantité du sang vermeil et écumeux. Le pouls était petit, intermittent, et les extrémités étaient froides ; enfin il mourut une heure après l'accident, comme je l'avais pronostiqué. Je fis l'ouverture de son cadavre en présence du citoyen *Dubois*, inspecteur des hôpitaux militaires de l'armée des Pyrénées-Orientales, qui m'éclaira de ses lumières pendant une partie de ce siége. Je trouvai la peau intacte, les muscles, les aponévroses, les nerfs et les vaisseaux qui répondent aux omoplates, rompus et déchirés, les omoplates fracassées, les apophyses épineuses des vertèbres correspondantes du dos, et l'extrémité postérieure des côtes voisines, fracturées, la moëlle engorgée, le parenchyme des poumons en partie dilacéré vers les points correspondans, et un épanchement considérable dans les deux cavités de la poitrine.

Le second canonnier périt des mêmes accidens, trois quarts d'heure après son entrée à l'hôpital. L'ouverture du cadavre me fit voir le même délabrement.

J'ai vu plusieurs cas semblables aux armées du Nord, et toutes les fois que j'ai voulu porter un peu loin mes recherches, j'ai reconnu l'action immédiate du corps orbe, poussé par la poudre à canon.

SEPTIEME CAS.

Lorsqu'un éclat d'obus, un biscayen ou une balle ont fracassé les extrémités articulaires, surtout celles qui forment l'articulation du pied ou du genou, et que les ligamens qui affermissent cette articulation ont été détruits, l'amputation immédiate devient indispensable. La même indication se présenterait, si le corps étranger s'était perdu dans l'épaisseur d'une des extrémités articulaires, ou se trouvait enclavé dans l'articulation, de manière à ne pouvoir en être extrait par les procédés simples et ordinaires.

C'est le seul moyen de parer aux douleurs graves dont le fracas des grandes articulations est toujours suivi, de prévenir le spasme, les convulsions violentes, la fièvre aiguë, la tension considérable et l'inflammation de tout le membre, où se formeraient bientôt des dépôts, des fusées. Les parties ne tarderaient pas à se désorganiser, elles tomberaient dans un état de pourriture d'hôpital, tandis que la résorption de la matière morbifique se porterait sur les organes pour en altérer ou pour en détruire les fonctions.

Joignez aux fâcheux accidens qui accompagnent ces sortes de blessures, l'inconvénient de transporter les blessés du champ de bataille aux hôpitaux ambulans, sur des voitures mal suspendues, dont le cahotement produirait un tel dérangement dans le membre mutilé et dans toute la machine, que le plus grand nombre périrait pendant le trajet, sur-tout, s'il était long, et si le froid ou le chaud était extrême ; au lieu que l'amputation, nécessitée d'ailleurs par les cas supposés, les met à l'abri de ce danger.

Je viens d'exposer les principaux cas qui nécessitent l'amputation sur-le-champ ; j'ai démontré qu'elle ne peut être différée, sans exposer la vie des blessés : je dois actuellement réfuter les objections que des auteurs accrédités ont faites contre ce procédé, et étayer ensuite cette théorie de plusieurs faits authentiques.

Lamartinière et *Boucher*, combattent l'opinion de *Faure* et ne se prononcent pourtant point d'une manière positive sur le parti à prendre dans les coups de feu qui nécessitent tôt ou tard l'amputation.

Faure, à qui l'Académie accorda un prix double, met en axiôme (et il a été généralement reçu depuis), « que toute amputation faite sur-» le-champ, est en général très-dangereuse par » ses suites ».

D'abord il avance que la sensibilité des parties est plus grande dans les premiers instans, qu'après la cessation des accidens primitifs ; de sorte que l'amputation doit donner un surcroît de douleur, qui irrite le système nerveux et augmente la confusion déjà établie dans les fluides. L'état de frayeur où se trouve le malade, augmenté par l'idée de supporter une opération aussi cruelle, doit nécessairement produire un dérangement considérable dans toute l'économie. Il fait craindre le refoulement du sang vers le cœur, le cerveau et les autres viscères, de manière à en suspendre les fonctions, etc. . . . Telles

sont en peu de mots les principales raisons que
cet auteur allègue contre l'amputation faite sur-
le-champ. Cette opinion a été adoptée par le plus
grand nombre des praticiens qui la préconisent
encore aujourd'hui avec enthousiasme. Cependant il est facile d'en connaître l'erreur, si l'on
fait attention à tous les phénomènes qui se passent dans le blessé, l'instant après le coup, pendant et après l'opération.

OBJECTIONS.

1°. *La sensibilité.*

La sensibilité de la partie, loin d'être augmentée doit être presque émoussée par la stupeur qui survient dans tout le membre : le raisonnement le démontre et l'expérience le confirme. D'ailleurs on parvient à appaiser la douleur et l'irritation des parties par l'usage de l'o-
pium ou du laudanum liquide, mêlé aux anti-
spasmodiques qu'on fait prendre au malade, à
des doses plus ou moins fortes, avant et après
l'opération.

2°. *La frayeur.*

Le courage que montrent les militaires blessés
qui subissent l'amputation, souvent sans pro-
férer une seule parole, suffit pour prouver que
la frayeur n'est point un obstacle. Je pense au

contraire que dans ce moment critique , il est
facile de leur persuader que d'une plaie très-
compliquée et mortelle , on en fera en quelque
sorte une plaie simple par l'opération , dont les
douleurs momentanées ne peuvent être compa-
rées à celles qu'ils éprouveraient pendant le peu
de tems qui leur reste à vivre.

3°. *Le refoulement du sang.*

Il suffit de connaître la physiologie pour
sentir l'erreur des dernières objections de Faure
sur le refoulement du sang : en effet les artères
étant dépourvues de fibres motrices , et n'ayant
qu'une propriété élastique , ne peuvent faire
rétrograder le sang vers le cœur , qui leur offre
par ses contractions non interrompues une résistance insurmontable. Ce sang passe alors , au
moyen des artères collatérales qui partent en
grand nombre du tronc lié , dans les veines correspondantes , lesquelles le rapportent au cœur
par des gradations convenables , et sans qu'il en
résulte aucun accident. D'ailleurs le sang que
perd le blessé avant et pendant l'opération , fixe ,
par le dégorgement qui s'ensuit , le parfait équilibre entre tous les vaisseaux.

Je ne parlerai pas de l'engorgement qui survient dans les vaisseaux capillaires du moignon ,
parce qu'il est nécessaire pour établir une bonne

suppuration, sans laquelle les parties coupées ne pourraient s'affaisser et se cicatriser. Cependant si l'inflammation était trop forte, elle serait nuisible ; mais on préviendrait ses mauvais effets par les saignées, par les anti-spasmodiques, les rafraîchissans pris intérieurement, et les émolliens appliqués sur le moignon.

Faure, pour appuyer ses principes, rapporte l'observation de dix blessés à la bataille de Fontenoy, qui furent opérés long-tems après le combat, et qui guérirent parfaitement ; mais en examinant avec un peu d'attention les faits dont il s'appuie, ne pourrait-on pas lui prouver que les trois quarts de ces blessés auraient également guéri sans l'amputation ? Boucher, dans le mémoire que j'ai déjà cité, le démontre par plusieurs raisons. Comme je ne m'accorde pourtant pas avec cet auteur, j'énoncerai mon opinion dans le cours de la troisième question, où je rapporterai succinctement l'article de Faure ; et si mes lecteurs veulent réfléchir attentivement à la nature et à la marche de ces blessures, ils seront sans doute de mon avis. Enfin que diraient les partisans de Faure, si sur un très-grand nombre de blessés qui furent amputés dans les premières vingt-quatre heures, lors du terrible et mémorable combat naval du 13 prairial an deuxième, il n'en périt que très-peu ? Ces faits m'ont été attestés par plusieurs de mes confrères , dignes de foi , et notamment par le citoyen *Fercoc*, chirurgien major du vaisseau le *Jemmappe :* je joins ici l'extrait de sa lettre.

« Lors du combat naval du 13 prairial an
» deuxième , il fut fait un grand nombre d'am-
» putations , l'instant après le coup. Soixante de
» ces opérés furent portés immédiatement à
» l'hôpital de la marine de Brest , et confiés aux
» soins du cit. *Duret*, chirurgien démonstrateur.
» Deux seulement périrent du tétanos et tous
» les autres furent guéris. L'un d'entr'eux avait
» eu les deux bras amputés. Le chirurgien-major
» du vaisseau *le Téméraire*, qui fut pris par les
» anglais , voulut remettre, jusqu'à son arrivée
» dans le port , l'amputation indiquée pour plu-
» sieurs blessés ; mais il eut la douleur de les
» voir périr pendant la traversée , etc. , etc. »

Ayant été envoyé, en l'an 5 , à l'armée d'Italie , en qualité de chirurgien en chef , j'eus la douleur de voir dans les hôpitaux , nombre de blessés périr victimes de la confiance que les chirurgiens de cette armée avaient dans les principes de Faure. Le général Bonaparte sentit qu'une ambulance active était seule capable, en cas de nouvelles hostilités , de prévenir de semblables accidens ; et c'est d'après son ordre que je formai , à *Milan*, à *Padoue* et *Udine* , trois divisions d'ambulance volante , qui devaient être affectées au service des avant-gardes.

Si les sectateurs de Faure avaient été encore témoins de mes opérations à l'armée d'Egypte, ils seraient convaincus aujourd'hui que sans l'amputation faite sur - le - champ, un grand nombre de braves de cette armée auraient perdu la vie. Je pourrais même citer l'observation de beaucoup d'entr'eux, qui, à raison des grands fracas et de la perte de sang qu'ils avaient éprouvés, n'auraient eu que quelques instans, ou au plus quelques heures à vivre.

Le général Fugières, blessé à la bataille d'Aboukir, an 7, en fournit un exemple frappant.

Le boulet avait détruit ou emporté les muscles du sommet de l'épaule, la tête de l'humerus, une partie de l'acromion ; il avait rompu l'artère axillaire, et déchiré le plexus brachial ; le bras ne tenait que par quelques portions tendineuses, et par les tégumens du creux de l'aisselle. Bien que les hémorragies soient rares à la suite des coups de feu, le général avait perdu beaucoup de sang, et je puis dire qu'il était dans les angoisses de la mort, lorsqu'il me fut apporté à l'ambulance, établie à 20 toises au plus de la mêlée. Il fut opéré sur le sable, l'instant après le coup.

Le ruissèlement sanguin qu'entretenait la principale artère, profondément cachée sous le pectoral, m'obligea de couper transversalement ce muscle, et le petit pectoral, pour en faire la ligature, au lieu de sa rétraction, immédiatement après sa sortie sous la clavicule.

A raison du grand délabrement qui existait dans les parties lésées, la plaie, résultante de l'amputation, fut énorme; mais avec des soins attentifs, et un bandage unissant appliqué après la chute des escarres, j'eus le bonheur de conserver à mon pays cet honorable défenseur, tandis que les généraux Lanusse et Baudot, blessés à la dernière bataille d'Aboukir, an 9, ayant refusé de se laisser faire l'opération immédiatement, périrent des suites de leurs blessures.

OBSERVATIONS

A l'appui de la première question.

PREMIÈRE OBSERVATION.

Le citoyen Méget, capitaine dans le premier bataillon des Vosges, de l'armée du Rhin, âgé de 38 ans, actuellement à la maison nationale des Invalides, eut la jambe droite emportée d'un coup de boulet, près l'articulation du genou, avec fracture du fémur, à la bataille du 30 mars 1793, sur les hauteurs d'Alcé, ville du Palatinat.

La commotion générale qu'il avait éprouvée par sa chute, et le froid rigoureux de la saison, l'avaient jeté dans un état d'atonie presque complet. Il donnait à peine quelques signes de vie, lorsqu'il me fut apporté de l'aile gauche au centre, derrière les rangs, où je lui coupai la cuisse. Après la section des chairs, je trouvai le fémur dénudé de son périoste, à plus de cinq pouces au dessus des condyles. Malgré la précaution que je pris de scier l'os au-dessus de sa dénudation, il s'est fait, par la suite, une exfoliation considérable. Lorsqu'il eut repris l'usage de ses sens, et d'une partie de ses forces, il fut évacué sur l'hôpital de Landau, afin d'éviter la charge de l'ennemi qui nous poursuivait, dans la retraite précipitée que nous fûmes obligés de faire. Ce trajet est d'environ 15 lieues : cependant il arriva sans accident, quoiqu'il n'eût reçu aucune espèce de secours pendant le voyage.

Il resta à l'hôpital de Landau l'espace de six semaines, ensuite il se retira dans son pays natal, pour terminer sa guérison, qui fut un peu retardée par la présence de cette portion d'os qui s'exfolia quelque tems après, et rien ne s'opposa plus à la cicatrisation.

Les accidens et le long trajet auraient sans doute pu faire périr ce brave militaire sans cette opération. Dans cette même journée, je fis six amputations, pour des cas à peu-près semblables, qui furent suivies du même succès.

DEUXIÈME OBSERVATION.

Le citoyen Charles-Henri Després, âgé de 32 ans, sous-lieutenant dans les chasseurs du Rhin, reçut, à l'affaire du 12 septembre 1793, dans la forêt de Béval, un coup de boulet du calibre de trois livres, qui lui traversa la jambe droite. Ce corps avait percé la peau et les muscles gastrocnémiens, dans leur partie inférieure, contourné la jambe jusqu'à sa partie antérieure et un peu supérieure, dénudé le tibia de la peau qui était déchirée dans presque toute sa longueur. Le péroné était fracassé, le tibia seulement fracturé et sans déplacement. Le même boulet lui emporta le mollet de la jambe gauche ; la droite était entièrement désorganisée ; le mouvement et le sentiment y étaient abolis. Je lui fis l'amputation de la cuisse sur le champ de bataille ; je lui continuai mes soins chez le général Landremont, son oncle, jusqu'au moment où il fut dans le cas d'être évacué sur Weissembourg. La retraite précipitée de nos lignes ne permit point d'évacuer ce malade plus loin. La jambe gauche était déjà guérie, et le moignon de la cuisse presque cicatrisé, lorsque les mauvais traitemens que ce militaire éprouva de la part des ennemis, et le chagrin dont il fut accablé, le firent périr. Il n'est pas douteux que cet officier n'eût guéri, s'il avait pu être porté dans nos hôpitaux.

TROISIÈME OBSERVATION.

Le citoyen Buffi, âgé de 26 ans, natif de Paris, capitaine à l'artillerie volante de l'armée du Rhin, fut atteint d'un coup d'obus qui lui emporta l'avant-bras gauche, en lui rasant la tête de si près, que la corne antérieure de son chapeau fut coupée jusqu'à la coiffe. Cet officier ne perdit pas d'abord l'usage de ses sens, il eut même assez de courage pour commander sa compagnie pendant quelques minutes, malgré les instances réitérées de ses canonniers, qui le pressaient de sortir du rang pour se faire panser. Il allait succomber, lorsqu'il fut apporté à mon poste, distant de la batterie, d'environ deux cents pas, où je lui amputai le bras. Le fracas de l'avant-bras paraissait se borner à l'articulation du coude; mais je fus bien étonné, lorsqu'après avoir coupé les parties molles, je trouvai l'humerus fracturé en bec de flûte, à son tiers inférieur, avec dénudation du périoste, jusqu'à l'insertion du deltoïde. La même nuit de l'opération, il se déclara des mouvemens convulsifs, interrompus par des instans d'assoupissement comateux, provenant sans doute de la commotion du cerveau, car une partie de la face était ecchymosée. Ces accidens se soutinrent au même degré pendant deux jours, s'appaisèrent le quatrième par l'administration des remèdes convenables, et enfin ne tardèrent pas à se dissiper entièrement : la plaie se détergea, devint belle, et le malade fut guéri dans l'espace d'un mois.

QUATRIÈME OBSERVATION.

Le citoyen Pierre Langlois, soldat dans le 105e. régiment d'infanterie, eut les orteils du pied droit, et une partie du métatarse emportée par un boulet. Je lui fis l'extirpation des portions du métatarse qui restaient, en séparant la base de ces os du cuboïde et des trois cunéiformes, après avoir fait deux lambeaux de forme semi-lunaire, que je pus conserver assez grands pour les mettre en contact et recouvrir les os. Je donnai mes soins à ce blessé pendant les premiers jours, à l'avant-garde, afin d'attendre que les accidens, qui furent très-graves les deux premières 24 heures, fussent calmés. Lorsque la suppuration fut établie, je l'évacuai, avec le citoyen Buffi, sur l'hôpital de Weissembourg : il fut envoyé, quelque tems après, à celui de Haguenau, où il acheva sa guérison.

Ces trois blessés furent visités, pendant leur

traitement, à l'hôpital de Weissembourg, par le citoyen Lorenz, médecin en chef, et les citoyens Heurteloup et Laubry, inspecteurs des hôpitaux militaires de l'armée du Rhin.

A la bataille du 22 juillet 1793, lors de la marche sur Mayence, six volontaires furent frappés par des boulets de pièces de siége; les uns eurent la jambe emportée, et les autres la cuisse. Je leur fis l'amputation l'instant après le coup; ils furent transportés aussitôt sur de petites voitures d'évacuation, aux hôpitaux de première ligne. Ils ont tous guéri, à l'exception d'un seul qui mourut d'une hémorragie consécutive. Les services importans que rendit l'ambulance volante, dans cette brillante journée, furent récompensés par l'insertion au Bulletin de la Convention nationale, dans sa séance du 26 dudit mois.

Dans un combat qu'essuya l'armée du Rhin, sur les hauteurs de Stromberg, au-delà de Creutznack, je fis faire, par mon aide-major Blandin, plusieurs opérations majeures sur le champ de bataille, et la plupart furent suivies des succès les plus heureux. Je regrette de ne pouvoir rapporter l'observation de trois volontaires, à l'un desquels j'amputai le bras gauche, à son articulation supérieure, et aux deux autres la cuisse, à deux pouces, au plus, du grand trochanter : mais leurs notes me furent pillées avec mes effets , par l'ennemi , dans la triste journée du 13 octobre 1793.

A la reprise des lignes par *Pichegru* , dans dix-sept jours de combat que nous eûmes à soutenir , il se présenta aux colonnes du centre et de la droite, auxquelles l'ambulance volante était particulièrement attachée , environ quarante cas qui exigèrent l'amputation sur-le-champ , et elle réussit presque dans tous. Comme en général ils ne présentèrent rien de remarquable , je ne les détaillerai pas ; je vais seulement citer celui-ci , qui mérite quelque attention.

Le comte de Breda , prisonnier autrichien , reçut un coup de boulet qui lui fracassa la jambe droite. Je lui fis l'amputation à l'hôpital de Lauterbourg , où il me fut apporté vingt-quatre heures après le coup. Les premiers accidens s'étaient déjà déclarés ; cependant comme ils n'étaient pas encore portés à un haut degré d'intensité , je me hâtai de lui couper la jambe. Les premiers jours de l'opération furent assez orageux ; je pus dissiper avec peine les accidens , au moyen des anti-spasmodiques , des rafraîchissans pris intérieurement et à forte dose. Cependant son état s'améliora , et peu de tems après il retourna dans son pays, bien portant.

A la prise de Figuières et de Roses , où je dirigeai les ambulances actives , je fis vingt et une amputations, quelques heures , ou l'instant après le coup, et il ne périt que cinq blessés, dont deux par accident, et trois de la suite d'autres blessures à la poitrine. Je vais rapporter les cas les plus intéressans.

CINQUIÈME OBSERVATION.

Pierre Mongrand, volontaire, âgé de vingt ans, d'un tempérament robuste, entra un des premiers avec son bataillon, le 27 brumaire, troisième année, dans une principale redoute de la première ligne qui défendait l'entrée de la plaine de Figuières. Au moment où ces braves en étaient maîtres, cette redoute sauta, par l'explosion d'une mine à laquelle l'ennemi avait mis le feu en l'évacuant; les éclats des pierres et des pièces d'artillerie qui la garnissaient, ensevelirent plusieurs soldats sous les ruines : plus de cent furent dangereusement blessés, et presque tous, outre des plaies énormes, la plupart avec fracas dans les os, eurent la figure et les mains brûlées.

Mongrand fut un des plus maltraités. La figure et les mains étaient brûlées, la jambe droite était emportée par un éclat de pierre, près l'articulation du genou; la jambe gauche fut atteinte du même coup, médiatement, c'est-à-dire par l'intermède d'un autre corps, qui la fit tomber dans un état de sphacèle complet. Je procédai d'abord à l'amputation de la cuisse droite. Mes collaborateurs de l'hôpital de la Jonquière, m'engagèrent à différer celle de la cuisse gauche, à raison de l'intégrité apparente des parties; car il n'y avait pas même de solution de continuité à la peau. Cependant, la totalité de la jambe était froide, de couleur noirâtre, privée de sentiment et de toute espèce de mouvement. En vain j'essayai, par les spiritueux les plus forts, les antiseptiques, etc. etc., d'y rappeler la vie, le sphacèle fut caractérisé le lendemain.

Le malade était dans une situation alarmante; le pouls à peine sensible, donnait quelques intermittences; l'usage des sens était presque détruit; les excrétions se fesaient involontairement. Cet état semblait annoncer la désorganisation de toute la machine; enfin, il faillit être victime du délai que j'avais mis, malgré moi, à faire cette opération. Il fut donc décidé qu'il était urgent de la pratiquer. J'y procédai aussitôt, avec l'attention de couper la cuisse au niveau de l'autre. La fièvre lente manifestée, une diarrhée opiniâtre, l'insomnie, le délire par momens, et la prostration des forces, me laissaient peu d'espoir de sauver ce malade. Je lui prodiguai tous mes soins; mes visites étaient aussi fréquentes la nuit que le jour, et j'eus la satisfaction de lui conserver la vie. Le citoyen *Bourguet*, chirurgien de première classe à cet hôpital, acheva sa guérison et celle de ses camarades.

SIXIÈME OBSERVATION.

Jean Carreau, volontaire, âgé de cinquante ans, eut, dans la même catastrophe, la jambe droite emportée par un éclat de pierre, et la jambe gauche fracassée par le même corps étranger. Il avait, ainsi que Mongrand, la figure et les mains brûlées, mais moins profondément. Je lui amputai de suite la cuisse droite. Après avoir examiné attentivement la jambe gauche, je trouvai le tibia et le péroné fracassés, depuis le tiers supérieur jusqu'aux malléoles. La peau était déchirée dans plusieurs points, et quelques portions de muscles étaient enlevées. Je fis l'extraction de beaucoup d'esquilles très-considérables. Je débridai la peau et les aponévroses, suivant l'indication, et après avoir mis la jambe en position, je lui appliquai un appareil à fracture. Ses brûlures furent pansées, et le malade fut mis à l'usage des remèdes appropriés. Il se déclara d'abord quelques accidens qui furent bientôt dissipés, et ses blessures allèrent de mieux en mieux, jusqu'à leur complète guérison. De l'extraction ou de la chute des esquilles, il est résulté une perte de substance des trois quarts du tibia, qui ont été réparés

par un nouvel os , assez bien conformé pour
lui conserver ses dimensions primitives , et assez
solide pour que ce militaire puisse s'appuyer sur
sa jambe , comme j'ai eu occasion de le voir
moi-même.

SEPTIÈME OBSERVATION.

Le citoyen Métier , volontaire au 5e. bataíl-
lon du Bec-d'Ambès , âgé de 45 ans , d'un bon
tempérament , eut , dans la même explosion , la
main gauche emportée par un éclat de pierre ,
et l'avant-bras droit fracassé du même coup ,
depuis sa partie moyenne jusques très-près de
l'articulation du poignet. Plusieurs tendons se
trouvaient déchirés , et l'artère radiale rompue.
Après lui avoir fait l'amputation de l'avant-bras
gauche , je différai de lui couper le droit , quoique le délabrement qui existait dans la plaie ,
parut en indiquer la nécessité. Je me bornai à
l'extraction des esquilles et à un pansement
simple , soutenu d'un bandage à dix-huit chefs.
Le changement favorable et journalier de cette
plaie ranima mes espérances , et j'eus la satisfaction de conserver à ce militaire un membre , qui , quoique privé d'une partie de ses
mouvemens , lui est très-utile. L'avant-bras amputé fut guéri en peu de tems. Il n'en fut pas de
même de l'avant-bras droit , à cause de l'exfolia-

tion des os , des tendons et aponévroses qui étaient désorganisés. Cependant la cicatrice était presque formée , lorsque je reçus ordre de revenir à Toulon , pour reprendre mes fonctions de Chirurgien en chef de l'armée destinée à l'expédition de l'île de Corse.

HUITIÈME OBSERVATION.

Le citoyen Moreau , âgé de trente ans , officier à l'état-major de l'armée des Pyrénées-Orientales , reçut , dans l'affaire du 30 brumaire , sous le fort de Figuières , un coup de boulet , qui lui emporta le bras gauche , au-dessous de l'attache du deltoïde ; ce qui m'obligea de lui faire l'amputation à deux pouces et demi de l'articulation. La violente secousse qu'avait produite le boulet , fut suivie d'une large ecchymose dans le moignon de l'épaule. La commotion s'étendit jusqu'aux organes de la poitrine qui en furent dérangés ; il y eut même pendant les deux premiers jours , des symptômes d'épanchement dans cette cavité : la fièvre se déclara avec tous les accidens qui en sont ordinairement la suite. Cependant l'usage soutenu des anti-spasmodiques , des boissons rafraîchissantes acidulées , dissipa ces symptômes qui avaient été portés au plus haut degré d'intensité. Vers le cinquième jour la suppuration s'établit , la plaie se détergea ,

et devint belle; les ligatures se détachèrent, à
l'exception de celle de l'artère principale, ce
qui ne s'opposa point à la formation et à la con-
solidation de la cicatrice.

Cette ligature immédiate, c'est-à-dire faite
avec les pinces à disséquer, présente par cette
circonstance, un phénomène assez difficile à
expliquer. Pourquoi n'est-elle pas tombée à l'é-
poque ordinaire, prescrite par la nature? Ou
pourquoi ne s'est-elle pas dissoute par son séjour
dans la matière purulente? Sans prétendre résoudre ces questions, je vais énoncer mon opinion à ce sujet. La cause qui a d'abord empêché
la chute du fil, est sans doute l'adhérence qui a
eu lieu de bonne-heure entre les parties circon-
voisines de l'extrémité de l'artère, et toute la
portion de ce vaisseau, comprise en deçà de la
ligature. Le cordonnet de fil qui est maintenant
fixé à cet endroit, malgré les tentatives réitérées
que j'ai faites pour l'extraire, n'a pu se dissoudre
parce que la cire qui l'enduisait, l'a rendu im-
pénétrable aux fluides. J'ai d'ailleurs pensé que
ce petit corps étranger qui ne cause aucune incommodité, pouvait être laissé sans inconvénient.

Dans les deux journées du 27 et du 30 brumaire, je fis treize amputations, l'instant après
l'accident, et tous les malades guérirent, à l'exception de deux, dont l'un, amputé d'une jambe,

mourut des suites de la fièvre et de la pourriture
d'hôpital ; et l'autre, à qui j'avais coupé la cuisse
très-près du bassin, périt un mois après, lorsque la cicatrice était déjà avancée, par la rupture de l'extrémité de l'artère fémorale, ouverte
dans un effort qu'il fit pour se lever sur son
séant. Le chirurgien de garde appelé au lit de
ce malheureux, le trouva nageant dans son
sang, et près de rendre le dernier soupir.

Le siége de Roses m'a également fourni plusieurs cas qui nécessitaient l'amputation sur-le-
champ, et sans m'écarter du principe que j'ai
établi, j'ai obtenu le même succès que dans les
cas des observations précitées. Le citoyen Dubois,
inspecteur des hôpitaux militaires, près cette
armée, qui a vu lui-même ces blessés pendant
leur traitement, peut attester tous ces faits.

Avant de passer à la solution de la deuxième
question, je ferai une digression succincte sur le
procédé opératoire. On doit faire l'amputation
circulairement et en plusieurs tems, dans la
continuité des membres. La section de la peau
et du tissu cellulaire étant faite, ou des autres
membranes subjacentes, on la fait relever par
un aide, et on favorise cette retraction en coupant les brides qui peuvent encore la retenir sur
la circonférence des muscles. Il faut sur-tout
éviter le procédé qu'employent plusieurs praticiens, par lequel ils saisissent la peau avec les

doigts ou les pinces à disséquer, la tiraillent fortement, et la détachent avec le bistouri par des dissections très-douloureuses. On incise ensuite au niveau des tégumens, les chairs jusqu'à l'os, par une seconde section circulaire. On est même obligé d'en faire une troisième, quelquefois une quatrième et davantage, pour diviser parfaitement et assez haut les muscles adhérens aux os et en prévenir la saillie ; on finit l'opération par la section de l'os, la ligature immédiate des vaisseaux, observant de laisser aux rubans de fil assez de longueur et de laxité pour se prêter au gonflement qui va survenir dans le reste du membre.

Il en résulte un moignon conique, à base renversée, dont la réunion devient facile. Pour en maintenir les bords rapprochés, il ne faut que les tenir fixés par une bandelette de linge circulaire et peu serrée. On place ensuite au centre de la plaie, un gâteau de charpie, qu'on soutient de deux compresses longuettes, placées en croix ; et on termine le pansement par l'application d'une bande d'une longueur proportionnée, sans la passer sur le sommet du moignon.

On doit éviter les bandages compressifs, tels que la capeline et autres semblables : ils gêneraient les parties, les fatigueraient et s'opposeraient à ce gonflement favorable, nécessaire pour produire une bonne suppuration. L'usage des onguens doit être aussi proscrit, car ils sont presque toujours nuisibles. L'eau simple, et au degré de température convenable, est fort indiquée. On peut la rendre tonique, anodine, émolliente, etc., par l'addition d'autres substances simples, comme le vin, le vinaigre, les amers, le kinkina, le miel rosat, les têtes de pavot, la guimauve, la graine de lin, etc. Ces moyens m'ont toujours parfaitement réussi. On aura sur-tout le soin d'entretenir la plus grande propreté à la circonférence de la plaie, afin de faciliter la transpiration cutanée.

Le procédé que je viens de décrire peut être employé dans tous les cas, même dans ceux pour lesquels on pratique l'amputation à lambeaux, qui, selon moi, entraîne une infinité d'inconvéniens. J'ai eu occasion de faire le parallèle des deux méthodes, et les succès constans que j'ai obtenus de l'amputation circulaire, m'ont convaincu qu'elle présente de plus grands avantages que celle à lambeaux, encore préconisée par quelques praticiens modernes.

L'amputation aux articles, ou, pour parler plus correctement, l'extirpation des membres, doit être faite à lambeaux. Ces lambeaux s'uniront bientôt, et adhéreront entr'eux sur les surfaces articulaires qui ne doivent pas s'exfolier, puisqu'elles n'ont pas été altérées par le contact de l'air, ni touchées par l'instrument.

Enfin, après s'être servi de l'une ou de l'autre méthode, on s'appliquera à bien diriger le traitement, car il ne suffit pas d'avoir fait une opération avec dextérité, il importe autant de savoir écarter ou prévenir les accidens qui en sont ordinairement la suite.

DEUXIÈME QUESTION.

Quels sont les cas où il faut temporiser?

Dans la plupart des cas qui me paraissent exiger l'amputation sur-le-champ, *Faure*, *Leconte* lui-même, et tous leurs partisans conseillent de temporiser, à cause, 1°. *de la forte stupeur ou commotion générale;* 2°. *de la trop grande vigueur du blessé;* 3°. *de la mauvaise qualité des fluides;* 4°. *de l'état inflammatoire d'un principal viscère; et* 5°. *de la mortification non bornée du membre.*

Lorsque l'amputation est reconnue indispensable par l'état de délabrement qui existe dans le membre blessé, ainsi que je l'ai prouvé dans la première question, les motifs qui viennent d'être exposés, ne sont point en général une contre-indication à l'opération faite sur-le-champ.

De la forte stupeur ou commotion générale.

Les effets de la forte stupeur ou commotion générale, loin de s'aggraver, comme l'ont dit presque tous les auteurs et le plus grand nombre des praticiens, diminuent et disparaissent insensiblement après l'amputation. Dans la stupeur, les solides sont dans un état désordonné de tension, bientôt suivie d'atonie complète : la circulation des fluides est troublée par la secousse qu'a produite la réaction des solides, et la machine est dans un désordre tel, que toutes les fonctions sont dérangées. La cause prochaine de tous ces accidens dépend de la percussion violente du corps étranger, qui s'est propagée au loin, en ébranlant toutes les parties qui en sont susceptibles : elle tient encore au déchirement des nerfs blessés, ou à leur section imparfaite, et à l'engorgement des vaisseaux de tout genre. Or, la section la plus prompte du membre fracassé, doit apporter un changement favorable dans toute la machine. En effet, les nerfs tendus qu'on vient de couper, rentrent dans un état de liberté, et les fluides circulent plus facilement. L'irritation, toujours accompagnée d'accidens terribles, est appaisée ; les vaisseaux engorgés se désemplissent et reviennent sur eux-mêmes. On prévient ainsi l'étranglement, l'in-

flammation, l'éréthisme, qui compliquent toujours les grandes dilacérations.

Il est donc démontré que la stupeur et la commotion, loin d'être une contre-indication,
doivent déterminer le chirurgien à faire promptement l'amputation. Les observations que
j'ai déjà rapportées, viennent à l'appui de ce
raisonnement, car dans presque toutes, ce
symptôme était un des plus remarquables.

De la vigueur.

La trop grande vigueur dans le blessé, ne
peut être considérée comme une contre-indication, à raison de la perte de sang qui se fait
avant et pendant l'opération, et doit affaiblir
beaucoup le malade. On peut encore combattre
ses effets par les anti-spasmodiques, pris intérieurement et à forte dose, par la saignée, s'il
y a indication, par les anodins et émolliens
appliqués sur le moignon.

Du vice des humeurs.

Lorsque les humeurs sont infectées par un
vice quelconque (disent les auteurs), il est dangereux de faire l'amputation immédiate, et c'est
un cas de la différer. Moi, je pense au contraire, d'après l'expérience, qu'il est urgent de

la pratiquer, avant que le virus ait eu le tems de se développer, et de porter ses ravages sur le moignon, ce qui arriverait infailliblement, si on n'amputait que long-tems après l'accident. Beaucoup de célèbres praticiens ont opéré des personnes affectées de vices morbifiques, et la nature n'a point été troublée dans la cicatrisation des plaies.

De l'inflammation d'un viscère.

L'inflammation d'un viscère principal, reconnue par les symptômes qui la caractérisent, s'oppose réellement au succès de l'opération, parce que les changemens, quoique légers et instantanés que celle-ci produirait dans tout le système, pourraient augmenter l'intensité de la maladie et entraîner la perte du blessé; mais si l'inflammation n'est que commençante, légère ou symptômatique, c'est-à-dire, dépendante de la forte irritation, qui de la partie blessée s'est communiquée de proche en proche jusqu'aux viscères, alors l'amputation fera cesser ces effets en détruisant leur cause. Le dégorgement des vaisseaux qui ont été compris dans la section du membre, s'étendra à ceux du viscère enflammé. On ne doit pas négliger l'emploi du régime, des rafraîchissans et des anodins.

De la mortification non-bornée.

Si l'on n'est pas à portée de voir le blessé l'ins
tant après le coup, pour lui faire l'amputation,
et si la gangrène a déjà frappé une partie du
membre, il faut attendre qu'elle soit limitée,
à moins que le malade ne soit menacé d'une mort
prochaine, par la prostration totale des forces,
et la fièvre de résorption. Lorsque j'étais chargé
du service de l'hôpital militaire de Toulon, je
traitai un jeune homme qui était à toute extrémité, par les effets d'un ulcère gangreneux très-
profond, qui fesait des progrès rapides, et avait
déjà détruit la presque totalité du pied droit et
le bas de la jambe. Dans cette conjoncture, je me
décidai à lui couper la jambe au lieu d'élection.
La plaie était presque cicatrisée, lorsque le malade fut subitement frappé des symptômes d'une
péripneumonie inflammatoire, produite par un
coup-d'air qu'il essuya dans une nuit orageuse,
et mourut le second jour de cet accident. J'ai
une observation plus concluante, que j'ai faite
sur un blessé à Alexandrie.

Un dragon du 18e régiment fut frappé de
gangrène dans tout le bras gauche, par suite
d'un coup de feu reçu à la bataille du 3o, et
qui lui avait fracassé l'articulation du coude.
Le mal fesait des progrès, et le danger immi-

nent ne permettait pas le moindre délai. Quoique la gangrène ne fut pas bornée, je fis l'ampu-putation du bras à l'article, suivant la méthode de Desault, et le malade fut guéri avant la fin du siége.

(Satius est enim , anceps auxilium experiri , quàm nullum). Celsus.

Des accidens consécutifs.

Un troisième cas empêche de faire l'amputa-tion à l'instant où l'on est appelé. C'est lorsque les accidens nommés consécutifs , parce qu'ils paraissent après les premières vingt - quatre heures, se sont déclarés. Tels sont la tension, l'engorgement , l'inflammation , la fièvre , les mouvemens convulsifs , le délire , etc. Si ces symptômes sont portés à un trop haut degré d'in-tensité , on s'occupera des moyens de les détruire , ou du moins de les appaiser; on observera at-tentivement la marche de la nature , et on pro-fitera du premier instant de calme pour opérer. Si l'amputation était trop long-tems différée , le malade perdrait toutes ses forces et ne serait plus en état de la supporter.

Cas douteux.

Enfin l'amputation doit être différée , lors-qu'on doute si elle est absolument indispensable, comme il arrive dans quelques cas qu'on ne peut prévoir. Dans cette incertitude, il faut attendre que la nature se soit prononcée et nous ait présenté une indication positive. D'ailleurs, le chirurgien ne négligera rien pour appaiser les accidens qui existent.

TROISIÈME QUESTION.

Quels sont les cas où l'on peut conserver le membre, quoique l'amputation paraisse indiquée, et qu'elle ait été conseillée par les auteurs?

En général, le fracas du corps des os, produit par les balles ou petits biscayens, s'il n'est point accompagné de perte de substance aux parties molles, de rupture des vaisseaux ou des nerfs principaux, n'exige point l'amputation, et on conservera le membre par les moyens indiqués, savoir : les incisions, l'extraction des corps étrangers, les pansemens simples, la position, les bandages à bandelettes ou à dix-huit chefs, les anodins, les rafraîchissans pris intérieurement, et les topiques convenables : on doit en exclure les spiritueux, les onguens et les huiles, et se servir uniquement de l'eau simple, en observant les préceptes exposés à la fin de la première question.

Les deux exemples rapportés plus haut, de

membres conservés malgré leur fracas considérable, prouvent combien il faut être circonspect
dans le cas dont il s'agit. On doit sur-tout épar-
gner les extrémités supérieures qui peuvent être
de la plus grande importance aux besoins de
l'individu, quoiqu'elles soient altérées. Cette
règle n'est pas applicable aux extrémités inférieures. En effet, quand elles sont affectées d'ulcères avec carie aux articulations ou dans leur
continuité, elles sont plutôt nuisibles qu'utiles.
La progression devient pénible; les humeurs,
par leur propre poids, sont déterminées à se
porter dans la jambe, en plus grande quantité;
l'engorgement aggrave les ulcères, l'inflammation et souvent la gangrène, se déclarant,
forcent ces malheureux invalides d'envier le sort
de ceux qu'ils voient marcher avec des jambes
artificielles. Exerçant sous les auspices du citoyen Sabatier, à la maison nationale des Invalides, ce que je regarderai toujours comme
un très-grand bonheur pour moi, j'ai eu occasion d'en voir plusieurs dans ce cas.

Les auteurs ont encore conseillé l'amputation
pour la rupture de la principale artère du membre, quoique les autres parties molles fussent
épargnées; mais les succès qu'on a obtenus de
la seule ligature des vaisseaux dans plusieurs
cas semblables, nous commandent de tenter ce
moyen avant d'en venir à l'opération. J'en ai

vu deux exemples dans la pratique de *Desault*.

Elle a été également conseillée pour les fractures simples des articulations, à cause de la perte de synovie, qu'on regardait comme mortelle, etc. J'ai guéri plusieurs blessures de ce genre. La cure de ces plaies est plus facile aux extrémités supérieures.

Je vais actuellement prouver que sur les dix blessés que Faure amputa long-tems après la bataille de Fontenoy, six au moins pouvaient guérir par le traitement ordinaire, tandis que les autres devaient être opérés sur-le-champ.

PREMIER CAS.

Faure rapporte qu'un militaire ayant eu la tête de l'humerus emportée par un boulet de canon, avec fracture à l'acromion et perte de substance dans une grande partie du deltoïde, fut amputé à l'article, le vingt-neuvième jour de sa blessure, et qu'il se trouva parfaitement rétabli dans deux mois à compter du jour de l'opération.

En supposant que l'extirpation du bras à l'article fût indiquée, elle devait être faite à l'instant, par les raisons que j'ai développées dans la première question; car *la tête de l'humerus n'a pu être emportée par le boulet de canon*, sans donner lieu à la désorganisation totale de toutes les parties qui entourent l'articulation. Il ne pouvait rester alors que quelques lambeaux du grand pectoral, grand dorsal et grand rond, attachés à la portion de l'humerus, séparée de la tête. Il est donc évident que la section prompte et complète de ce membre privé de vie, aurait débarrassé le malade d'un corps étranger, et prévenu les dangers multipliés à travers lesquels il a dû passer avant d'arriver à la guérison. Quand il serait vrai que le blessé, auquel Faure n'amputa le bras que le 21e jour, eût guéri au bout de deux mois de traitement, la conduite de Faure, en cette occasion, ne devrait pas pour cela servir de règle aux praticiens, parce qu'un seul fait ne suffit pas pour établir un principe. J'oppose à la doctrine de Faure une suite d'observations de même nature, qui démontrent qu'il faut amputer sur-le-champ, ou dans d'autres circonstances extirper en entier ou par fragmens la tête de l'humerus; voyez page 313.

Si au contraire, la tête de l'humérus n'était que fracassée, ou fracturée à son col (ce qui me paraît le plus vraisemblable), *Faure* pouvait en fesant de suite l'extraction des esquilles, ou même l'extirpation de la tête, conserver le membre au blessé; les exemples de la réussite de ce procédé ne sont pas rares, et ma pratique m'en a fourni plusieurs.

25

DEUXIÈME CAS.

Le deuxième cas est une simple fracture du corps du fémur, produite par une balle, sans lésion notable aux parties molles, pour lequel l'amputation fut faite le quarantième jour.

Il est facile de voir que le débridement à l'entrée et à la sortie de la balle, l'extraction totale des esquilles, la bonne position du membre, qui fut sans doute négligée dans les premiers jours du traitement, l'application d'un bandage convenable, le régime et les remèdes internes bien administrés, auraient déjà procuré la guérison de la cuisse, à l'époque où l'on fit l'amputation.

TROISIÈME CAS.

Le sujet avait reçu un coup de balle qui lui avait traversé et fracturé les condyles du fémur, très-près de l'articulation. Ce blessé ne fut opéré que le quarante-deuxième jour, et fut guéri à la fin du troisième mois.

Ce cas rentre dans le septième de la première question, où j'ai prouvé (en supposant toujours qu'on est appelé dans le moment), la nécessité de faire l'amputation sur-le-champ. Les accidens violens qui se déclarèrent peu de tems après le coup, et qui, d'après l'aveu de Faure lui-même, mirent la vie du malade dans le plus grand danger, confirment la justesse de mon opinion.

QUATRIÈME CAS.

Une balle avait fracassé le radius et fracturé le cubitus, près de l'articulation du coude, sans avoir causé une grande perte de substance aux parties molles. Le blessé fut traité comme dans les cas précédens, jusqu'au quarante-deuxième jour où il fut amputé.

Ici, comme dans le second cas, il suffisait d'extraire toutes les esquilles, de débrider les parties étranglées, et de panser le blessé avec le soin et les préceptes énoncés plus haut, pour conserver le membre, et obtenir une guérison au moins aussi prompte que par le moyen de l'amputation.

CINQUIÈME CAS.

La main d'un soldat blessé par un coup de feu, tomba par la suite dans un état de sphacèle qui nécessita l'amputation le quarante-troisième jour ; mais cette mortification fut-elle l'effet d'un traitement mal dirigé ? C'est ce qu'on ne peut savoir, puisque Faure n'en parle nullement ; il se contente de dire, de même qu'à chaque observation, que le blessé fut pansé selon les règles de l'art. Au reste, les spiritueux, et les onguens employés de son tems, étaient bien propres à aggraver le mal.

SIXIÈME CAS.

Le sixième cas paraissait indiquer l'amputation immédiate, vu le délabrement considérable, et la forte commotion des parties ; cependant elle ne fut faite que le quarante-quatrième jour. On conçoit aisément quels dangers le malade a courus pendant un si long traitement.

SEPTIÈME CAS.

Une balle avait traversé le côté radial du métacarpe, fracturé le premier os, et offensé quelques tendons. L'auteur coupa l'avant-bras, le quarante-sixième jour, avec un entier succès.

Les chirurgiens des armées ont de fréquentes occasions de traiter des blessures semblables, et les conduisent facilement à la cicatrisation, sans avoir besoin de recourir à l'amputation.

HUITIÈME CAS.

Un militaire eut le calcaneum emporté par un boulet de canon, avec rupture du tendon d'achille. La jambe lui fut amputée quarante-six jours après l'accident.

C'est le seul cas que je crois pouvoir ranger parmi ceux où l'on doit différer cette opération, parce qu'il me présente l'espoir de sauver le blessé par les moyens ordinaires, ainsi que j'en citerai un exemple.

NEUVIÈME ET DIXIÈME CAS.

Le neuvième et le dixième cas exigeaient l'amputation sur-le-champ; comme ils se rapportent à ceux que j'ai exposés dans la première question, je les passe sous silence.

Je vais terminer mon Mémoire par l'histoire de plusieurs blessés qui guérirent sans amputation, à l'hôpital Brutus de Perpignan, quoique leurs plaies fussent compliquées de fracas énormes aux extrémités supérieures (1).

PREMIÈRE OBSERVATION.

A l'affaire du 26 thermidor, deuxième année, Jean Pioche, volontaire dans le cinquième bataillon du Lot et Garonne, âgé de 34 ans, reçut

---

(1) Le citoyen François Larrey, mon frère, chirurgien de première classe, chargé du service de cet hôpital, contribua beaucoup par ses soins et son habileté à la guérison de ces blessés.

un coup de balle qui lui fracassa le tiers moyen de l'humerus droit, dans l'étendue d'environ trois pouces et demi, et maltraita légèrement les parties molles. Ce malade fut envoyé à l'hôpital militaire de Perpignan, dont le service m'était confié. Je trouvai les plaies de l'entrée et de la sortie de la balle en très-mauvais état, les bords renversés et calleux ; des chairs fongueuses laissaient écouler une sanie fétide. Tous ces signes me firent soupçonner la carie de l'os, et la présence des esquilles ; en effet, la sonde introduite fit reconnaître ces dernières ; je trouvai même une espèce de nouvel os que la nature avait produit pour suppléer à l'ancien ; je fis l'extraction des esquilles, par des incisions convenables, et après un mois et demi de traitement, ce malade sortit guéri. Le membre, peu raccourci, avait conservé presque tous ses mouvemens.

DEUXIÈME OBSERVATION.

Jean Fayolle, âgé de 26 ans, volontaire dans un bataillon de l'Arriège, eut le corps de l'humerus du bras gauche fracturé avec fracas. Trois mois de traitement suffirent pour le guérir ; il conserva son membre avec une partie des mouvemens.

TROISIÈME OBSERVATION.

Guillaume Fougère, âgé de 30 ans, volontaire au 5e. bataillon du Bec-d'Ambès, reçut un coup de feu qui lui brisa les os des deux avant-bras, près de l'articulation du poignet; cependant il fut guéri en peu de tems, et conserva l'usage de ses mains.

Plusieurs autres cas semblables, pour lesquels j'ai employé le même procédé, et avec le même succès, se sont présentés dans les différentes armées où j'ai pratiqué.

OBSERVATIONS GÉNÉRALES.

Dans l'affaire de Figuières, je traitai une blessure semblable à celle qui fait le sujet de l'observation du huitième cas de Faure, je veux dire avec perte de la moitié du calcaneum et de l'extrémité du tendon d'achille, et mon malade a parfaitement guéri. A la prise de Spire, par le général Custines, je secourus plusieurs blessés qui avaient des membres fracassés. L'amputation fut indiquée pour quelques-uns, et faite sur-le-champ avec succès. Il s'en trouva deux auxquels j'emportai environ les deux tiers supérieurs du corps de l'humérus. Les deux plaies qui avaient nécessité cette opération, présen-

taient à peu-près les mêmes phénomènes, et
avaient été produites par le boulet, à la fin de sa
course; néanmoins elles furent cicatrisées avec
peu de difformité et de raccourcissement. La
cuisse d'un autre soldat avait été traversée par
un biscayen, et le fémur brisé en plusieurs
fragmens, depuis son tiers inférieur, jusqu'à
deux pouces du grand trochanter; les parties
molles avaient peu souffert: je fis les incisions
nécessaires pour ôter les esquilles, et dans l'espace de trois mois le malade fut parfaitement
guéri.

CONCLUSION.

Toutes les fois que des coups de feu produisent les différens désordres énoncés dans la première question, l'amputation immédiate est indispensable.

S'il arrive qu'on soit appelé trop tard, et
que les premiers accidens se soient dévelop-
pés, il faut attendre qu'ils soient appaisés, et
saisir le premier instant de calme pour opérer
le blessé.

L'amputation sera différée dans les cas où l'on
peut espérer de conserver le membre par le traitement ordinaire.

Il résulte de la solution de ces trois questions, qu'on sauve la vie à un grand nombre de
blessés, par l'amputation faite sur-le-champ;

que dans d'autres cas on conserve les membres qui devraient être amputés, d'après les principes établis par la plupart des auteurs. D'ailleurs il est difficile de fixer des règles positives pour tous les coups de feu ; ils varient à l'infini. C'est au talent et au génie du chirurgien qu'il appartient de saisir les circonstances favorables, et de les mettre à profit.

J'étais incertain, pendant mes premiers essais, sur les principes que demandait aux praticiens l'Académie de Chirurgie, lorsqu'elle proposa la question sur les amputations. Jaloux de contribuer aux progrès de l'art de guérir, j'ai attentivement réfléchi avant et pendant la guerre, aux phénomènes des plaies d'armes à feu, et toutes mes recherches m'ont conduit au même résultat. L'expérience m'a appris que les principes que j'établis dans cet ouvrage, ont leur application en France, en Allemagne, en Espagne, en Italie, en Egypte, et même sur mer : il me sera donc permis de les présenter spécialement aux chirurgiens des armées, avec d'autant plus de confiance que je les ai mis et fait mettre en pratique avec le plus grand succès, dans ces diverses contrées, et qu'ils sont conformes à ceux que le citoyen Percy, qui honore tant la chirurgie militaire, exposa, en l'an deuxième, dans ses réponses au conseil de santé.

J'ajouterai aux faits de la troisième question, rapportés dans ce mémoire, à l'appui des principes que j'y développe, relativement aux plaies d'armes à feu, qui lèsent les articulations ou les avoisinent de très-près, l'observation de plusieurs militaires de l'armée d'Egypte, atteints de ces sortes de blessures, et qui ont guéri sans l'amputation, quoique les auteurs la regardent comme indispensable dans ces cas. Je ne doute pas que les moyens qu'on mettait en usage ne contribuassent pour beaucoup à aggraver les accidens que la lésion des parties pouvait déterminer. En effet, l'expérience m'a appris que les cataplasmes émolliens qu'on préconise encore aujourd'hui, sont plus nuisibles qu'utiles, dans le cas même où il y a œdématie inflammatoire, c'est-à-dire, de ces gonflemens prodigieux qui surviennent à la suite des plaies aux articulations, ou très-près d'elles ; le tissu cellulaire, les membranes subjacentes et la peau perdent leur ressort par la commotion ; les fluides y abondent en excès, leur abord est encore favorisé par les cataplasmes émolliens, et les parties sont disposées à la gangrène. Sans doute que des substances irritantes seraient également pernicieuses ; ainsi les spiritueux ou les asthéniques ne conviennent point ; mais le vin chaud, d'abord affaibli avec un peu d'eau, et légèrement sucré, ensuite pur, produit de très-bons effets.

Il agit comme tonique dissolvant et sédatif. Je l'ai constamment employé avec le plus grand avantage. En cela, je n'ai fait que renouveler la saine pratique des pères de la médecine.

Je pourrais rapporter, à l'appui de ces faits, l'observation d'un assez grand nombre de plaies d'articulations, guéries par ce moyen ; mais je me bornerai à citer celle du général Moranger, blessé aux deux bras successivement, et précisément à des régions analogues. Il reçut la première blessure à la bataille d'Aboukir an 7. La balle avait traversé d'un côté à l'autre l'extrémité inférieure du bras, très-près de l'articulation. Les deux condyles de l'humerus furent séparés par une fracture en long, et divisés en plusieurs fragmens, les ligamens articulaires rompus, des portions charnues et tendineuses déchirées. Je donnai moi-même à ce général les premiers secours sur le champ de bataille. L'espoir que j'avais de lui conserver le bras, malgré le grand désordre qui régnait dans cette plaie, me fit rejeter l'amputation qu'il desirait lui-même. Je débridai profondément l'entrée et la sortie de la balle avec l'attention de ne point ouvrir l'articulation. Je fis l'extraction des esquilles les plus mobiles, et le premier pansement avec des compresses trempées dans l'eau marinée. Le lendemain, je fis usage du vin chaud, et continuai le pansement jusqu'à la

fin de sa guérison, qui à la vérité ne fut complète qu'au deuxième mois, à cause d'un fragment d'os nécrosé qui s'exfolia. J'avais le soin
de comprimer légèrement l'appareil, de prévenir
l'œdématie de l'avant-bras et de la main, à l'aide
d'un bandage circulaire.

Le général Moranger reçut la deuxième blessure à la bataille d'Aboukir, le 30 ventôse an 9.
La balle lui traversa le bras droit à la même
distance de l'articulation que dans la première,
et fut suivie du même fracas. Je lui fis le premier pansement sur le champ de bataille, de
la même manière que dans le premier cas, et
j'ordonnai l'usage du vin chaud. Mais à raison
d'un léger gonflement, qui était survenu dans
l'articulation du coude, l'officier de santé qui
était chargé de son traitement, jugea à propos
de substituer au vin les cataplasmes émolliens
qui déterminèrent bientôt un gonflement inflammatoire prodigieux dans toute l'extrémité. La
suppuration qui existait avant, se supprima ;
il survint de la fièvre, du délire, prostration
des forces, et successivement tous les symptômes d'une fièvre ataxique.

Le danger imminent, où se trouvait ce blessé,
engagea son médecin à me faire appeler : je
conseillai l'application du vin camphré sur toute
l'extrémité, et l'usage intérieur, à fortes doses,
du quinquina, et du camphre combinés avec

l'opium , deux emplâtres vésicatoires sur ses jambes , et quelques bouillons de volaille, coupés avec du vin de Bordeaux , de distance en distance. Ces moyens, dont je suivis moi-même les effets, dissipèrent les accidens , et mirent en très-peu de jours le général hors de danger; enfin j'eus la satisfaction de le voir parfaitement guéri à la fin de floréal. Les mouvemens des deux avant - bras et des mains sont peu gênés, et il n'y a point eu d'ankilose.

Le général Damas fut blessé au bras gauche dans un combat que sa brigade essuya dans les montagnes de la Palestine , après la prise de Yâfa. Cette blessure était absolument semblable, pour sa position et sa nature , à celle que le général Moranger reçut à la premiere bataille d'Aboukir, an 7. Je débridai, comme chez lui, l'entrée et la sortie de la balle. Je fis l'extraction des esquilles mobiles , et fis les premiers pansemens avec l'eau végéto-minérale. Le travail de la suppuration et l'inquiétude du blessé causèrent, le troisième jour, un engorgement inflammatoire assez fort pour allumer la fièvre , la douleur , l'insomnie , etc. L'application des premiers cataplasmes augmenta cet engorgement, et affaiblit les parties affectées au point d'y amener la gangrène ; je m'empressai de supprimer les cataplasmes, et leur fis substituer les compresses imbibées de vin chaud , auquel je fis ajouter le camphre, le sel ammoniac et le quinquina à forte dose.

Le gonflement diminua, la suppuration s'établit, et tous les accidens furent promptement dissipés. Je secondai l'effet de ces topiques par l'usage des anti-septiques, pris intérieurement, sur-tout du bon vin et du café. A notre départ de Yâfa pour Saint-Jean-d'Acre, je confiai le blessé au citoyen Assalini, chirurgien de première classe, qui sut le conduire à la parfaite guérison.

Plaies des armes turques ou arabes.

Les balles des Turcs et des Arabes sont armées d'un pédicule de fer ou de cuivre qu'on fait identifier avec le plomb, au moment de la fonte. Ce fil de fer, qui a environ deux lignes d'épaisseur sur un pouce de longueur, entre dans la cartouche. Quelquefois il unit deux balles entre elles, et leur donne une forme ramée; elles sont d'ailleurs raboteuses, et d'un calibre plus considérable que celles de nos fusils.

Ces balles, en traversant nos parties, produisent, à raison de leur pédicule, de plus grands ravages, et offrent plus d'obstacle à leur extraction, que celles dont se servent les troupes d'Europe. Ce fil métallique déchire les parties molles, rompt les vaisseaux, pique les cordons nerveux, et enclave facilement la balle dans les os, sur-tout lorsqu'elle s'est engagée dans une articulation.

Les accidens de ces blessures ont présenté des différences ; mais en général ils ont été plus graves que ceux qui résultent des plaies faites par nos armes à feu. L'hémorragie était fréquente à la suite de l'introduction des balles turques, tandis qu'elle arrive rarement avec les nôtres, dont l'extraction est aussi, comme je l'ai dit, moins difficile.

Il était donc nécessaire de remplir d'autres indications : d'abord, d'arrêter les hémorragies, ensuite de prévenir ou détruire les effets de la douleur.

Pour cela, il a fallu faire de profondes incisions, à l'effet de découvrir les vaisseaux, d'en faire la ligature, et de couper totalement les nerfs et bandes aponévrotiques piquées et déchirées par la queue de la balle ; il a fallu étendre ces mêmes incisions, et faire fabriquer des instrumens convenables pour saisir ces corps étrangers, et les extraire. Une pince en fer solide, d'une grosseur suffisante, légèrement courbée dans sa longueur, et fénétrée à l'extrémité de ses deux branches qui se trouvaient creusées et armées d'aspérités pour recevoir et fixer la balle, m'a servi avec avantage, mais en usant de grandes précautions dans l'extraction que j'en fesais, afin qu'elle ne produisît pas de nouveaux accidens en passant dans les parties molles.

SECTION IX.

APRÈS avoir parlé de tout ce qui est relatif à la chirurgie de l'armée et des troupes ennemies, je dirai deux mots de la constitution physique des Egyptiens, de leurs principales habitudes, et de la nature de leur climat ; ces notions ne seront point ici déplacées.

On peut distinguer ces peuples, comme l'a fait le célèbre voyageur français, en quatre races principales ; savoir, les Mamlouks, les Turcs et Turkomans, les Arabes, et les Cophtes. Les Européens en forment une cinquième, dont je ne m'occuperai pas.

Les Mamlouks qui gouvernent maintenant l'Egypte, s'y établirent vers le dixième siècle. Ils descendirent du mont Caucase, et y arrivèrent après avoir fait des incursions en Syrie. Cette race d'hommes que nos croisés désignèrent sous le nom qu'ils portent aujourd'hui, se distingue des autres habitans de l'Egypte, par le physique et le caractère belliqueux. Il sont tous d'une taille avantageuse, d'une constitution

robuste ; leurs formes sont belles , agréables ;
ils ont le visage ovale , le crâne arrondi , le
nez aquilin , les yeux grands et bien fendus ,
les cheveux , les sourcils et les cils bruns ou
châtains , le front découvert , la bouche moyenne , le menton légèrement saillant , et la peau
d'un blanc mât. Les traits ne diffèrent presque pas chez les femmes , venues du même
pays , qui ornent leur sérail ; on en remarque
quelques - unes de fort belles. Les vieillards
de ces peuples orientaux ont des têtes d'é-
tude magnifiques par la saillie , la beauté des
traits de la face , et la blancheur éclatante de la
barbe , qu'ils laissent croître jusqu'au bas de la
poitrine. Mourad-Bey en offrait un superbe modèle. Le caractère des Mamlouks est fier , hardi ,
sans être cruel. Ils sont hospitaliers et généreux ; ils ne se marient que lorsqu'ils sont en
grade supérieur. Ils sont élevés à un exercice
militaire qui leur est particulier : je crois qu'on
a raison de les considérer comme les premiers
cavaliers du monde.

La deuxième race se compose des Turcs et
Turkomans, provenant de la Turquie ou de la
Tartarie asiatique. Leur constitution approche
assez de celle des Georgiens et Circassiens Mamlouks , dont nous venons de parler ; mais leur
teint est basané, leur figure plus applatie ; le
crâne est plus bombé et plus sphérique , les

yeux sont plus petits, sombres, et d'un mauvais regard, les sourcils noirs et froncés, la barbe est également noire, leur caractère moins vif, et plus cruel. Cette espèce est assez nombreuse au Kaire; ils sont sous les ordres immédiats des Pachas.

La troisième race est formée des Arabes, qu'on peut subdiviser en trois races différentes; celle des Arabes orientaux, provenant des bords de la mer rouge ou de l'Arabie; celle des Arabes occidentaux, ou Africains originaires de la Mauritanie, ou des côtes d'Afrique, et les Arabes Bedouins ou Sennites venus des déserts de la Libye.

Les individus de la première race qui se sont perpétués dans la classe des fellahs, artisans ou laboureurs de toute la basse Egypte, ont la taille un peu au-dessous de la moyenne. Ils sont robustes et assez bien bâtis; leur peau est dure, hâlée et presque noire. Ils ont le visage cuivré et ovale, le front large et bombé, le sourcil détaché et noir, l'œil de la même couleur, petit, brillant et enfoncé, le nez droit, de moyenne grandeur, la bouche bien taillée, les dents bien plantées, d'une belle forme, et blanches comme l'ivoire. Leurs femmes présentent les mêmes caractères, avec quelques différences avantageuses; les contours de leurs membres sont agréables, et leur attitude fière. La physionomie

de ces Arabes, passe par des nuances insensibles
aux différentes classes d'habitans qui en éma-
nent.

Les Arabes africains participent des Arabes
orientaux, par l'ensemble des formes du corps,
la vivacité et la couleur des yeux; et ils tiennent
par la forme de leurs mâchoires, de leurs lèvres,
de leur nez, des habitans de la côte d'Afrique.
Leur caractère a beaucoup d'analogie avec celui
des autres races d'Arabes. Ces Arabes africains
se sont répandus dans la haute Égypte, et y
cultivent la terre, ou exercent des métiers
comme les premiers.

Les Bédouins ou Arabes bergers, sont généralement divisés par tribus, répandues sur les
lisières de la terre fertile, à l'entrée des déserts.
Ils habitent sous la tente, qu'ils transportent à
volonté d'un lieu dans un autre, selon le besoin. Ils ont quelques rapports avec les premiers; leurs yeux sont plus étincelans, les traits
du visage généralement moins prononcés, leur
taille plus petite, les formes du corps plus belles. Ils sont plus agiles, et fort maigres, quoique
très-robustes. Ils sont méfians, fort intéressés,
d'un esprit vif, d'un caractère fier, dissimulés,
errans, vagabons et voleurs; au reste, bons
cavaliers, maniant avec dextérité la lance et la
javeline. Les mœurs et les usages de tous ces
Arabes sont à-peu-près les mêmes; ils élèvent

des troupeaux de moutons, des chameaux, et des chevaux d'une espèce très-recherchée.

La quatrième classe des habitans de l'Egypte, est formée des Cophtes, qui se trouvent en grand nombre au Kaire, et dans la haute Egypte. Ce sont les descendans des vrais et anciens Egyptiens; ils en ont conservé les formes physiques, les connaissances, le langage, les mœurs et les usages. Ils ont dirigé ou surveillé, dans tous les tems, les finances et les grandes opérations de l'état. Leur origine paraît se perdre dans la nuit des tems. Ils existaient dans le Saïd, long-tems avant Dioclétien, et Hérodote assure qu'ils descendent des Ethiopiens ou Abyssiniens. Tous les historiens s'accordent sur ce point avec Hérodote, et les recherches que j'ai faites moi-même à cet égard, m'engagent à adopter cette opinion, mais avec quelques restrictions: en effet, le visage de ces individus porte un caractère particulier, et différent de celui des autres nations qui habitent l'Egypte; tous ont un ton de peau jaunâtre et fumeux, le visage bouffi, les paupières un peu tuméfiées, le nez évasé vers sa pointe et à-peu-près droit, les narines dilatées, les lèvres grosses, les pommettes saillantes, la barbe et les cheveux noirs et crépus. Cependant, je n'en conclus pas comme M. Volney, que ces hommes soient de la race des nègres de l'intérieur de l'Afrique.

L'analogie des traits de la face chez ces derniers, avec ceux des Éthiopiens, présente des différences assez sensibles pour ne pas les confondre. Les nègres Africains ont les dents plus larges, plus avancées, les arcades alvéolaires plus étendues et plus prononcées, les lèvres plus épaisses, renversées, et la bouche plus fendue. Chez eux les pommettes sont moins saillantes, et les joues plus petites, les yeux moins brillans et plus ronds, les cheveux plus lanugineux.

L'Abyssin a les yeux plus grands, d'un regard plus agréable, et l'angle interne en est un peu incliné. Chez lui les pommettes et les arcades zigomatiques sont plus saillantes, les joues forment, avec les angles prononcés de la mâchoire et la bouche, un triangle plus régulier. Les lèvres sont épaisses, sans être renversées comme dans les nègres; les dents sont belles, bien plantées, et moins avancées; les arcades alvéolaires sont moins étendues. Le teint des Abyssins n'est pas aussi noir que celui des nègres de l'intérieur de l'Afrique, et cette différence est commune à presque tous les Éthiopiens, ou les hommes de couleur qui habitent les contrées de l'Afrique, correspondantes à la partie supérieure du Nil. Ces derniers traits que je viens de décrire, se remarquent, avec quelques nuances presqu'insensibles, chez les Cophtes, ou vrais Égyptiens d'autrefois; on les retrouve dans les têtes des statues égyptiennes, sur-tout dans celles des sphinx. Mais desireux d'avoir des données plus certaines sur le vrai caractère physique des Cophtes, j'ai profité de la démolition de quelques-uns de leurs cimetières, que des travaux publics avaient nécessitée, pour me procurer une suffisante quantité de crânes, que j'ai comparés avec ceux des autres races, desquels j'avais fait une collection (1), sur-tout avec ceux de quelques nègres éthiopiens que je m'étais encore procurés, et je me suis convaincu que ces deux espèces de crânes présentaient absolument les mêmes formes.

La visite que je fis dans les Pyramides, et le puits de Saccarrha, me mit à portée de dépouiller un assez grand nombre de momies. Leurs crânes m'ont présenté les mêmes caractères que les premiers, tels que la saillie des pommettes et des arcades alvéolaires, la grande ouverture des fosses nasales, ce qui indique la forme courte et évasée du nez, et la proéminence des angles de la mâchoire. Il n'est pas aussi facile de distinguer les traits de la face dans la momie entière : ils sont affaissés ou dénaturés par la matière de l'embaumement. C'est ce qui a pu induire en erreur ceux qui se sont bornés à examiner l'extérieur des têtes des momies.

---

(1) Cette collection, déjà fort nombreuse, fut laissée dans ma maison au Kaire, avec d'autres objets précieux.

Ces motifs, les relations qui ont toujours existé, et qui existent encore entre les Abyssins et les Cophtes, la concordance de leurs usages, de leurs mœurs, et même de leur culte, me paraissent être plus que des probabilités, que les Égyptiens descendent réellement des Abyssins et des Éthiopiens. En outre, il est naturel de penser que ces peuples suivirent, dans les premiers tems, le cours du Nil, et qu'ils s'arrêtaient à fur et mesure aux pays que ce fleuve fertilisait ; et comme cela ne s'est fait que d'une manière successive, ce peuple s'est étendu aussi successivement d'Éléphantine à Thèbes, à Memphis et à Héliopolis. Les villes au-dessous de cette dernière, se sont établies long-tems après, sous les Macédoniens, les Grecs et les Romains.

Tous les habitans de l'Égypte parlent la langue arabe ; tous vivent à-peu-près dans les mêmes habitudes, les mêmes mœurs et les mêmes usages ; mais ils professent différentes religions. Les Européens suivent la religion catholique, avec différentes modifications, selon les classes d'individus, les Turcs et Égyptiens proprement dits, la musulmane. Il y a aussi des Juifs.

Les hommes se rasent la tête, et se laissent croître la barbe ; les Mamlouks, les moustaches. Les deux sexes se font épiler ou raser les poils des parties sexuelles. Les femmes laissent croître leur chevelure, qu'elles noircissent, au besoin,

avec une teinture inaltérable , et nullement nuisible aux cheveux : j'ai cru inutile de la faire
connaître. Elles teignent leurs cils et leurs sourcils de la même couleur que les cheveux. C'est
une beauté pour elles d'avoir la gorge pendante ;
aussi les jeunes personnes vont-elles fréquemment au bain pour la faire affaisser. Elles se
teignent les ongles des mains et des pieds avec
la teinture de henné (c'est une couleur jaunâtre) ; elles font un grand usage de bains chauds :
c'est pour elles un objet de récréation et une
partie de plaisir. Les baigneuses sont leur médecin , ce sont elles qui les font avorter lorsqu'elles veulent se débarrasser de leur fruit. Je
me suis convaincu de l'infaillibilité du moyen
qu'elles emploient. Elles ont le secret d'empêcher la conception , mais il n'est pas aussi
sûr ; elles ont par conséquent celui de rendre
les femmes stériles. Elles ont également des
recettes pour la fécondité.

Les femmes vivent constamment isolées des
hommes , et ne communiquent avec eux que
dans quelques circonstances assez rares. Les ha-
rems ou sérails de femmes , que j'ai vus , offrent
beaucoup d'objets dignes de remarque. Lorsqu'elles paraissent en public, elles sont masquées , et mettent plus de scrupule à découvrir
leur visage , que les autres parties du corps. Les
hommes seuls fréquentent les temples , et assistent aux cérémonies publiques.

Le costume des Egyptiens est large , commode pour le climat , et d'une belle forme (1).

Les femmes sont très-fécondes ; mais leurs enfans sont mal élevés , et d'une mauvaise complexion jusqu'à l'adolescence (2). Les jeunes gens se marient aussitôt que les besoins de la nature se font sentir.

Les Egyptiens se nourrissent en grande partie de végétaux ; ils sont sédentaires , ne se promènent jamais , restent couchés sur leur divan , fument la pipe , prennent leurs sorbets , et une grande quantité de café. Il y a une infinité de particularités dans la vie privée et publique des habitans d'Egypte , très-curieuses , qu'on trouve décrites chez les historiens de ce pays , et dans le détail desquelles je me dispenserai d'entrer ; elles sont étrangères à mon sujet , ou ont avec lui des rapports trop éloignés.

Je ne parlerai pas non plus des animaux , des oiseaux , des insectes , des poissons et des plantes de cette contrée. Les citoyens Geoffroy et Savigny , savans naturalistes , qui ont fait

---

(1) Voyez l'ouvrage du citoyen Denon , où le costume des Egyptiens est dessiné avec beaucoup de vérité.

(2) Les femmes devenant enceintes peu de jours après l'accouchement , leur fœtus s'approprie, vers le troisième mois , les sucs osseux qui devaient servir à l'accroissement des os de l'enfant qu'elle allaite , ce qui le fait dépérir.

des collections immenses d'histoire naturelle, donneront sans doute à cette partie le plus grand développement. Déjà le professeur Geoffroy a présenté à l'Institut national une série de mémoires qui annoncent d'avance l'importance de son travail.

De la médecine des Égyptiens.

Malgré l'état actuel de décadence presqu'absolue des sciences et des arts dans cet ancien monde, on trouve encore dans les mains d'une classe d'hommes particulière, portant le nom de Hakims (médecins), une suite de moyens énergiques pour le traitement de quelques maladies externes, et que nous avons peut-être trop négligés en Europe, tels que le moxa, les ventouses sèches ou scarifiées, les mouchetures, le feu, les frictions sèches, huileuses, et le massement à la suite des bains de vapeurs. L'application de ces moyens, et les préceptes judicieux dont ces médecins ont hérité de leurs ancêtres, par une tradition immémoriale, prouvent l'ancienneté et l'utilité de la chirurgie. Il paraît même que cet art a été en grande vénération chez les anciens Égyptiens, puisque les premiers rois de ces peuples l'ont exercé eux-mêmes. En effet, les historiens prétendent qu'Apis et Atholis fouillaient dans les entrailles des morts, pour y chercher les causes du mé-

canisme extraordinaire de nos fonctions ; que
les Hermès , les Isis , les Osiris , Esculape lui-
même , détruisaient , par l'application du fer
et du feu , les effets de plusieurs maladies cruelles.
D'autres , non moins célèbres , ont su , par l'attraction méthodique qu'ils fesaient des flèches
lancées par les barbares , prévenir ou faire cesser les accidens graves que leur présence dans
les parties sensibles du corps détermine constamment. Hérophile et Erasistrate illustrèrent
l'école d'Alexandrie par leurs découvertes en
anatomie , et les succès qu'ils obtinrent dans
leurs opérations. C'est sur - tout sous les Pha-
raons , les Sésostris, les Ptolomées, que la chirurgie semble avoir été portée au même degré
de perfection que les autres arts (1). C'est alors
qu'on vit paraître Rhazès , Albukasis , Avicène ,
Mesuéh, Averroès , etc. , tous médecins arabes
dont nous révérons encore les écrits. Les médecins d'aujourd'hui traitent seulement les maladies externes. Les Arabes , pour le traitement
des plaies d'armes-à-feu (blessures qui n'étaient
pas connues de leurs ancêtres) , font usage de
la poudre à canon , qu'ils mettent en combus-
tion sur les plaies.

Le vulgaire se traite lui - même des maladies
internes , à l'exception de la peste , qu'un fatal

---

(1) Voyez l'Hist. de la Chirur. par Dujardin.

préjugé fait abandonner aux seules ressources de la nature. Toutefois, ils savent très-à-propos opposer aux phlegmasies la diète, le repos, les boissons rafraîchissantes, acidulées, les bains tièdes, les lavemens, les anodins, les compressions graduées et uniformes sur toute l'habitude du corps, par leur manière de masser, etc.

Dans les maladies saburrales et putrides, ils emploient les tamarins, la casse et le séné, médicamens indigènes que les habitans cultivent avec soin dans différentes contrées de l'Egypte.

Dans les maladies asthéniques, ils font usage de l'opium de la Thébaïde, du café, des bains chauds, de l'exercice. A l'aide de ces procédés, les maladies internes parcourent souvent, et sans terminaison fâcheuse, leurs différentes périodes.

L'hydrophobie, quoiqu'elle soit plus fréquente dans les climats chauds, que dans les climats tempérés, ne s'observe point en Egypte, et les habitans m'ont assuré qu'ils n'avaient jamais eu connaissance que cette maladie se fût déclarée chez l'homme, ni chez les animaux. Cela tient sans doute à l'espèce, au caractère des chiens (1) de ces contrées, et à leur manière de vivre.

____

(1) Cette race tient beaucoup de celle du renard pour la forme et les mœurs ; on prétend que le mâle de l'un s'accouple avec la femelle de l'autre.

On remarque que les chiens de ce pays sont dans une inaction presque continuelle ; ils restent couchés pendant le jour, à l'ombre, près de vases remplis d'eau fraîche, préparés par les Egyptiens. Ils ne courent que pendant la nuit ; ils ne manifestent qu'une seule fois par an les symptômes et les effets de leurs amours, et pendant quelques instans seulement. On les voit rarement accouplés ; s'il s'est trouvé un grand nombre de ces animaux en Egypte, à notre arrivée, c'est parce qu'ils y sont en vénération, comme beaucoup d'autres, et qu'on n'en tuait jamais aucun. Ils n'entrent point dans les habitations ; le jour ils se tiennent sur le bord des rues, et ils errent dans les campagnes pendant la nuit, pour y chercher les cadavres des animaux qu'on a négligé d'enterrer. Leur caractère est doux et paisible, et ils se battent rarement entr'eux. Il est possible que toutes ces causes mettent ces animaux à l'abri de la rage.

Les chameaux, au contraire, pendant leur rut, sont sujets à entrer dans une espèce de rage, mais qui n'est pas contagieuse. Ils rendent alors une écume blanche, épaisse et abondante ; ils mugissent sans cesse, ne boivent point pendant ce tems, et paraissent avoir horreur de l'eau. Ils poursuivent l'homme ou les autres animaux pour les mordre ; ils maigrissent, leur

poil se hérisse , tombe ; la fièvre s'allume quelquefois , et si , dans cet état , on excite encore
leur colère , ils finissent , après quelques jours
de souffrance , par mourir dans les convulsions.
Les morsures de cet animal sont alors dangereuses ; nous avons eu quelques soldats qui ,
par suite de ces blessures , quoique légères en
apparence , ont éprouvé des accidens graves :
presque tous en ont été estropiés , malgré nos
soins et les moyens curatifs qui ont été employés.
Les chameliers, pour prévenir ces dangers , mu-
sèlent leurs chameaux pendant la saison de
leurs amours , et les gardent avec soin.

Les maladies externes qui exigent des opérations délicates , telles que l'amputation , la
taille , la hernie, etc. sont inconnues des médecins Egyptiens d'aujourd'hui. Les individus
périssent sans secours , ou traînent une existence malheureuse. Néanmoins ces hakims coupent le prépuce chez les enfans par la circon-
cision , le clitoris et les nymphes chez les jeunes filles. La première opération existe de tems
immémorial chez les orientaux et chez plusieurs
peuples insulaires de l'océan indien ; elle a été
sans doute établie comme un objet de propreté,
et pour établir une plus grande virilité. Quant
à la resection des parties génitales de la fille ,
qui a pour effet d'émousser l'aiguillon de la vo-
lupté , elle n'a que des inconvéniens , et doit

être regardée comme un acte de cruauté et de barbarie. Ce n'est pas le seul moyen que la jalousie des turcs ait inventé. Les marchands d'esclaves font encore tondre les jeunes filles, ou les font infibuler.

Il y a quelques sages-femmes ou matrones, mais qui pratiquent sans art. Elles retardent et contrarient la nature dans le travail de l'accouchement ; elles se servent encore d'une espèce de fauteuil désigné par Moïse sous le nom d'Haabessim (1), en arabe (*coursi*), sur lequel l'accouchée appuie ses *ischiums*, en se tenant presque droite. Elle est soutenue dans cette attitude par deux femmes qui assistent la sagefemme. On conçoit facilement que dans cette position, déjà très-fatigante pour l'accouchée, l'enfant ne peut suivre les courbures du bassin ; sa tête porte sur le périnée, qui retarde sa sortie, et elle finit par le rompre, ainsi que j'ai eu occasion de m'en convaincre, dans la visite que nous avons faite des femmes malades qui entraient à l'hôpital.

Ces matrones lient le cordon ombilical, ou après l'avoir coupé avec une espèce de petit couteau, le nouent près du ventre de l'enfant, qu'elles lavent d'ailleurs, comme dans les tems reculés, avec l'eau marinée, ou l'eau fraîche du Nil.

____

(1) Voyez l'Exode, chap. I, v. 16.

Lorsque l'accouchement est contre nature, ou laborieux, elles pratiquent des opérations qui, d'après leur récit, ont du rapport avec l'opération césarienne abdominale ou vaginale, et qu'elles disent tenir de leurs ancêtres ; ce qui me ferait croire que cette opération césarienne n'était point inconnue aux anciens Égyptiens : mais j'ai appris qu'elle était, dans les mains de ces femmes, presque toujours mortelle. Elles s'entendent mieux, comme nous l'avons dit plus haut, à faire avorter les femmes (1).

L'état des momies qu'on trouve encore en grande quantité dans les catacombes de la haute et basse Égypte, sur-tout dans le système des Pyramides de Saccarrha, que j'ai visitées dans le plus grand détail, et la manière dont elles sont préparées, prouvent que les anciens médecins égyptiens, qui fesaient les embaumemens ou y présidaient, possédaient parfaitement la connaissance des bandages : car ces momies sont recouvertes d'appareils si méthodiques et si bien faits, qu'on ne peut les considérer comme le seul produit de la routine. Il serait difficile de concevoir aussi comment ces médecins pou-

---

(1) Quelque tems avant mon départ, je commençais à exécuter le projet de former quelques élèves sages-femmes, pour les répandre dans les principales villes d'Égypte.

vaient embaumer avec tant d'art les différentes parties du corps, sans avoir des connaissances anatomiques.

J'ai distingué trois espèces de momies qui m'ont paru appartenir à trois classes de citoyens, et peut-être à des générations différentes. Celles de la haute Egypte sont généralement plus belles et beaucoup mieux soignées que celles de la basse Egypte.

Les momies que je range dans la première classe sont fermes, solides, enduites de bitume, embaumées avec la même substance, entourées de bandelettes de toile de lin, formant autant de bandages de chirurgie qu'il y a de régions sur le corps humain : elles sont enveloppées dans un étui de carton parsemé d'hiéroglyphes, et toutes ces parties sont contenues dans une caisse de sycomore, sur le couvercle de laquelle est peinte l'image de la personne.

Il paraît, comme le dit Hérodote (1), qu'après avoir vidé les trois principales cavités du corps, on les remplissait avec le bitume : on en injectait aussi les membres et toutes les parties extérieures ; et cette substance étant en pleine fusion, pénétrait si profondément dans ces parties, que les os en étaient infiltrés, en sorte

____

(1) Deuxième livre de ses histoires, p. 113 ; traduit de Duryer, in-f°.

que ces corps ont pu et peuvent encore se conserver d'autant plus long-tems , qu'ils se trouvent dans un climat où la pluie ne tombe jamais , et que les lieux où ils sont déposés sont
très-secs et dépourvus d'air. Après avoir enlevé
les enveloppes à cette classe de momies , on reconnaît d'abord le sexe et les principales formes
de l'individu ; la face , les mains et les pieds
de quelques-unes d'entre elles , sont recouvertes
de feuilles d'or artistement appliquées. C'est
sous les bras , ou dans le corps de ces momies
qu'on a trouvé ces écrits rares connus sous le
nom de Papyrus , dont les caractères sont encore ignorés. Chacune de ces momies porte en
outre les attributs de l'art ou de la profession que
l'individu a exercée pendant sa vie. Ces ustensiles sont enfermés dans le cercueil avec la momie.

Ce premier genre d'embaumement exigeait
de très-longs , de très-grands préparatifs , et
beaucoup d'ingrédiens qui devaient le rendre
très-dispendieux.

La deuxième classe de momies était moins
belle , moins parfaite ; les enveloppes extérieures
étaient d'une toile moins fine , et appliquées
avec moins d'art. Ces momies n'avaient pas l'enveloppe de carton , et le cercueil de sycomore
qui les contenait était plus grossièrement tra-
vaillé , sans être orné de peintures comme ceux
de la première classe.

La troisième classe s'embaumait à moins de frais, et le mode d'embaumement variait à l'infini. Toutes les momies de cette classe ont été préparées avec des injections faites dans les cavités, de substances salines, et plus ou moins corrosives, de fortes lotions dans une dissolution de *natrom* et de sel marin. Après avoir ainsi bien salé ces corps, on les fesait dessécher au soleil ou à l'action du feu, jusqu'à parfaite siccité. On les enfermait ensuite dans des caisses de sycomore, taillées grossièrement. Toutes ces opérations étaient sans doute dirigées par des chirurgiens.

Mes observations m'ont porté à donner au climat d'Égypte, quatre saisons constitutionnelles. La première est celle du débordement du Nil, qui commence dans les premiers jours de juillet, ou le milieu de messidor : l'inondation se continue ordinairement jusqu'à l'équinoxe de l'automne. Au mois de fructidor, toute l'Égypte est semblable à une mer, où les villes et villages paraissent comme autant d'îles, dont les habitans communiquent des unes aux autres, au moyen de bateaux ; et vers la fin de ce mois, les eaux se retirent, et à fur et mesure que la terre limoneuse, déposée par le Nil sur les plaines sablonneuses de l'Égypte, se met à découvert, on y sème le trèfle, les orges ou le blé, et on continue les semailles, en suivant la retraite des eaux du fleuve.

J'appelle cette première saison, qui dure environ quatre mois, saison *humide*; elle peut être regardée, pour les trois derniers mois, comme l'hiver du pays. Les vents d'ouest, qui soufflent alors, augmentent encore l'humidité de l'atmosphère, couverte de brume le soir, et sur-tout le matin. De-là une fraîcheur incommode et nuisible aux excrétions animales. C'est dans cette saison que se déclarent les ophtalmies, les fièvres miliaires, les diarrhées, et les affections catharrales.

La seconde, que je nomme saison *fécondante*, commence à l'approche du solstice d'hiver, ou à la fin de frimaire, et dure jusqu'au mois de ventôse, ou 1er mars, époque des moissons. A l'entrée de cette saison, les vents qui étaient à l'ouest, passent à l'est et s'y maintiennent, à quelques variations près, jusqu'au mois de ventôse. Quoique les nuits soient extrêmement froides, on peut considérer cette saison comme le printems de l'Egypte, à cause de la chaleur assez forte du jour, qui est comparable à celle que l'on éprouve en Europe, au mois de juin, et à cause de l'état des productions de la terre, qui sont alors dans le cours de leur végétation, et de leur parfait accroissement. Toute la plaine, sillonnée par le fleuve, et qui pendant l'été n'offre qu'un aspect de sécheresse et d'aridité, est tapissée de la plus belle et de la plus abondante verdure, entrecoupée par les campagnes, dont les palmiers, mêlés de plusieurs arbres odoriféraus, et en pleine floraison, n'inspirent plus une morne tristesse. Toute la nature ranimée par la fécondité du fleuve, semble se rajeunir. Les animaux et les oiseaux se livrent à leurs amours, et s'occupent de leur propagation. Cette saison est assez salubre, si on se garantit de la fraîcheur des nuits.

La troisième, que je désignerai sous le nom de saison *morbide*, parce qu'elle est la plus pernicieuse à la santé des habitans, et sur-tout des étrangers, est celle qui commence vers le 10 ventôse, ou 1er mars, et se continue ordinairement jusqu'à la fin de mai. Les vents d'est qui ont régné pendant le printems, passent au sud quelque tems avant l'équinoxe, et ne quittent le quart du cercle méridional qu'à la fin de mai, ou à l'entrée de juin. Les premiers jours de cette saison, font terminer les moissons déjà commencées à la fin du printems. Ces vents du sud sont d'abord légers, mais ils augmentent successivement, pour décroître ensuite de même, en sorte que pendant une cinquantaine de jours environ, ce qui les a fait appeler *kampsim*, ils sont très-violens et très-chauds, et seraient même insupportables s'ils ne laissaient pas

d'intermission. Ils ne durent ordinairement que
trois ou quatre heures de suite. (Dans le courant de l'été, il se manifeste quelquefois, dans
les déserts voisins de l'Egypte, des vents particuliers de la nature du kampsim, et même plus
funestes, que les voyageurs appellent vents de
samiel) (1). Nous avons déjà parlé de l'effet du
kampsim, mais il est bon d'observer encore,
qu'il est d'autant plus brûlant, qu'il traverse les
deserts immenses qui bordent au Midi toute
l'Egypte. Outre cette qualité pernicieuse, ces
vents se chargent des émanations putrides, qui
s'exhalent des substances animales ou végétales
que cette chaleur décompose, dans les lacs qui
résultent de la retraite des eaux du Nil, ou dans
les cimetières qui ont été atteints par l'inondation. Telle est la principale cause des maladies
pestilentielles. Aussi, est-ce dans cette saison
que nous avons vu la peste, après la grande
inondation de l'an 9, faire les plus grands ravages parmi les habitans du Kaire et de la haute
Egypte, et qu'en l'an 8, nous avons éprouvé la
fièvre jaune, qui attaqua particulièrement les
blessés du siége du Kaire, tandis que la peste
s'y fit à peine sentir, sans doute parce que les
vents se trouvèrent moins humides, et moins
chargés de ces miasmes putrides, cette année,

---

(1) Voyez le Voyage du docteur Olivier.

que dans les années pestilentielles. On serait
tenté de croire que l'atmosphère de cette saison
a présenté, en l'an 8, un caractère analogue à
celle de Saint-Domingue. Dans cette saison morbide, les plaies se guérissent difficilement, et se
compliquent de gangrène ; les maladies de tous
les genres prennent alors un caractère ataxique,
exigent la plus grande attention de la part du
médecin, et généralement tous les êtres vivans
sont plus ou moins incommodés.

Je désigne la quatrième saison, sous le nom
d'étésienne, elle commence les premiers jours
de juin, et se continue jusqu'à l'accroissement
du Nil. Les vents passent au nord, après avoir
présenté quelques variations, et se soutiennent
dans le cercle occidental pendant tout ce tems.
Ils sont tempérés, et observent une marche
assez régulière ; ils se lèvent et se couchent avec
le soleil, mais en augmentant de vitesse, en
sorte que vers le déclin de cet astre, ils sont
assez forts. Ces vents étésiens, en passant sur la
Méditerranée, entraînent ses vapeurs aqueuses
vers l'Ethiopie, où elles s'accumulent, se con-
densent, ensuite elles se précipitent sur les
montagnes de l'Abyssinie, par torrens de pluies,
au solstice d'été, ce qui produit l'accroissement
constant et périodique du Nil.

Pendant cette saison, les nuits sont assez fraîches, sans être humides ; cependant il est pru-

dent de se garantir de leur impression. La chaleur est très-forte dans le jour, et on aurait de la peine à la supporter, sans l'existence de ces vents qui la tempèrent. Cette chaleur n'est point incommode, comme celle qu'on ressent quelquefois au milieu de l'été, en Europe. Elle détermine une sueur abondante, qui entretient le corps dans la même température, celle d'un bain à peine tiède ; cette sueur conserve l'équilibre des fonctions, et prévient les phlegmasies que la chaleur sèche et brûlante produit ordinairement. Aussi, est-ce la saison la plus pure et la plus saine de l'année, pendant laquelle il ne se manifeste aucune maladie, et les plaies même les plus graves se guérissent d'une manière miraculeuse. C'est le tems le plus favorable aux caravanes, et à la marche des troupes dans l'intérieur de l'Egypte.

La première récolte n'exige aucune culture ; la nature en fait seule les frais ; mais ensuite on prépare la terre par différens moyens (1), et à l'aide de l'arrosement, on fait plusieurs autres récoltes dans le cours de l'été, et jusqu'au retour de l'inondation, sur-tout près des embouchures

---

(1) Les instrumens de l'agriculture sont parfaitement semblables à ceux dont se servaient les anciens Egyptiens. Les mémoires du citoyen Gérard, membre de l'Institut d'Egypte, ne laissent rien à désirer sur l'agriculture.

du fleuve et le long de ses rivages, à une distance plus ou moins éloignée. Tout le monde
connaît la fertilité de cette terre ; les habitans y
cultivent le blé, le maïs, le doura, le sucre,
le lin, le riz, le coton, l'indigo, le carthame, etc.
Le café se cultive dans l'Yemen, non loin de
cette contrée.

L'Egypte, par sa position entre l'Europe,
l'Asie et l'Afrique, baignée d'un côté par la Méditerranée, de l'autre par la mer rouge, traversée dans sa longueur, et arrosée par un fleuve
qui établit des communications avec toute l'A-
byssinie, et une grande partie de l'Ethiopie,
pourrait devenir, comme elle le fut jadis, l'en-
trepôt du commerce du monde. La fertilité de
son sol, la facilité avec laquelle les productions
de tous genres et de tous pays y viennent, la
pureté du ciel et de l'air dans les trois quarts
de l'année, la bonté du climat pendant tout
l'été, la possibilité qu'on a d'ailleurs de se garantir des influences de la saison morbide, par
les précautions qu'indique l'hygiène, la régularité des saisons, la douceur et le caractère
pacifique des habitans laboureurs et des gens
de métier, sont autant de puissans motifs, qu'il
serait difficile de réunir pour faire la plus riche
et la plus belle colonie. Déjà la sympathie s'é-
tait établie entre les Français et les habitans de
ce pays ; déjà on était parvenu à dissiper chez

ce peuple, par des institutions sages et philo-
sophiques, présentées avec ménagement, une
partie de ses préjugés et de son fanatisme ; on
avait excité son émulation, en récompensant
son travail et son industrie, et en fixant d'une
manière invariable ses droits de propriété (1).
On avait établi des ateliers de tous genres, et
des manufactures, à l'aide desquelles on se serait bientôt passé des denrées d'Europe (2). De
grandes routes de communication étaient commencées ; les places publiques de la capitale em-
bellies, de grandes rues percées, les plates-
formes et les ports de mer mis en bon état. Enfin, à la troisième année de notre séjour en
Egypte, cette contrée avait changé de face, et
nous assurait la récompense des peines, des fatigues, des privations que nous avions essuyées
et des sacrifices que nous avions faits pour sa
conquête. Des nouvelles apportées de France,
ajoutèrent à ces premiers instants de bonheur,
sur la longue durée duquel personne n'aurait
osé élever le moindre doute.

C'est au milieu de ces jouissances inexprima-
bles pour des hommes qui ont tant souffert,

(1) On verra sans doute incessamment les travaux immenses qu'avait fait à ce sujet l'administrateur Estève.

(2) C'est aux citoyens Conté et Champy, que l'on devait
ces principaux établissemens.

que nous sommes menacés de l'invasion prochaine de plusieurs armées ennemies. Au sud ,
se présente une armée d'Indiens (Cipayes),
qui descendent la mer rouge ; et à l'est , le Grand-
Visir , avec une armée considérable , qui touche
les colonnes de Syrie , frontières d'Egypte ; au
nord , une flotte anglaise et turque ferme le
port d'Alexandrie , et médite une descente ; à
l'ouest , enfin , les Mamlouks et les Arabes se
tiennent en observation pour prendre le parti
du plus fort , et profiter des dépouilles des
vaincus. Des ordres sont envoyés dans tous les
points de l'armée ; on se dispose et on se prépare à une nouvelle campagne.

SECTION X.

Un courrier extraordinaire, parti d'Alexandrie, nous annonça qu'une armée de vingt mille anglais, environ, avait effectué, le 17 ventôse, une descente à Abonkir; les troupes d'Alexandrie se portèrent sur le rivage, et engagèrent avec l'ennemi un combat dont l'issue ne tourna pas à notre avantage. Nous eûmes, outre quelques hommes tués, une trentaine de blessés, qui furent transportés à Alexandrie. J'en parlerai plus loin, ainsi que de ceux que nous donna un second combat, livré le 22 du même mois, entre cette armée anglaise et les deux divisions Lanusse et Friant.

Le général en chef réunit ses forces, et se mit en marche le 21. Je suivis le corps d'armée avec cinq divisions d'ambulances actives, après avoir confié la direction de mon service du Kaire au citoyen Casabianca, chirurgien en chef adjoint.

Nous traversâmes les plaines fertiles de la province du Bahhiréh, qui se trouvaient alors couvertes d'une récolte magnifique , et prête à être moissonnée. Arrivés à Rahhmaniéh , nous vîmes tomber , pour la première fois depuis notre séjour en Egypte , une grosse grêle , qui succéda à un orage violent que nous essuyâmes en entrant dans cette ville. Pendant notre séjour à Rahhmaniéh , nous eûmes quelques accidens de peste , que je fis traiter dans le Lazareth établi près de cette place , et dont le médecin *Sotira* prit ensuite la direction.

De Rahhmaniéh l'armée se porta sur Alexandrie , passant par le lac sans eau , ou lac Maréotis , afin d'éviter l'approche des Anglais , dont les chaloupes canonnières s'étaient avancées jusqu'au bord du lac Madiéh , près de la route ordinaire.

Le quartier-général arriva à Alexandrie , après une marche forcée , le 28 au soir , et le corps d'armée nous y joignit le 29. On fut bientôt informé , par le général commandant de la place , de la situation de l'ennemi et de la nature de ses retranchemens. Le général en chef crut n'avoir pas un instant à perdre pour soutenir l'ardeur et la confiance du soldat , qu'on cherchait à ébranler par des nouvelles exagérées de la force et de la position des ennemis ; il sentait qu'il était urgent de livrer bataille. Le plan d'attaque fut arrêté pour le lendemain , dans un conseil de guerre

tenu le même soir. Je profitai de ces premières
vingt-quatre heures, pour faire disposer à la
hâte, par les chirurgiens de terre et de la marine
disponibles à Alexandrie, une suffisante quantité d'appareils à pansement, et tous les locaux
propres à former des hôpitaux. En conséquence,
l'ordonnateur Sartelon, qui me seconda autant
par son zèle que par son humanité pendant tout
le siége d'Alexandrie, fit mettre en réquisition
des fournitures de lits, d'ustensiles, et toutes
les denrées nécessaires pour assurer des secours
aux blessés. Après avoir ordonné les préparatifs qui pouvaient me concerner, et en avoir
confié l'exécution au cit. Mauban, chirurgien
de première classe, je me rendis au camp pendant la nuit du 29 au 30°, pour placer les ambulances, et les disposer selon l'ordre de marche.
Je rentrai avant le jour au quartier-général,
pour accompagner le général en chef, et diriger l'ambulance du centre que j'avais établie
à la suite du corps des Guides. J'avais distri-
bué mes paniers légers d'ambulance dans chaque division, pour pouvoir à fur et mesure
enlever les blessés, ce qui se fit avec la plus
grande célérité. C'est une des circonstances où
ces moyens particuliers de transport ont été
d'une grande utilité.

Les ennemis étaient retranchés sur la ligne
des romains, naturellement fortifiée par les

restes des murailles, et la disposition du terrain, d'une part protégée par le lac Madiéh, qu'ils avaient à leur gauche, et de l'autre par la mer. Leurs principaux points étaient défendus par des redoutes hérissées de canons : deux flotilles de chaloupes canonnières flanquaient sur les deux bassins les ailes de leur armée, et leur camp était couvert par la flotte mouillée dans la rade d'Aboukir.

Le 3o, à quatre heures et demie du matin, le signal du combat est donné ; nos colonnes s'ébranlent et marchent avec calme, mais avec fermeté sur les retranchemens des anglais. La valeur et l'intrépidité que nos soldats montrèrent dans les premiers momens, nous assuraient la victoire ; et ces braves l'auraient obtenue sans doute, si une suite de circonstances malheureuses qui survinrent pendant la bataille, et dans le détail desquelles mon défaut de connaissances militaires ne me permet pas d'entrer, n'eussent troublé l'ordre du combat, et arrêté nos soldats, qui s'étaient déjà emparés d'une partie des retranchemens. Le général *Roise* portait l'épouvante dans les rangs ennemis les plus reculés, lorsqu'un coup de canon l'étendit mort au milieu des siens. Ce malheur força nos cavaliers de se replier ; et bientôt toute l'armée fit sa retraite. Cette bataille nous donna environ treize cents blessés, qui, réunis à six cents

provenant des combats du 17 et du 22, rem-
plirent dix-huit hôpitaux : une grande partie
des blessures étaient graves , et exigèrent de
grandes opérations. Ces blessés avaient été fournis par toutes les classes de l'armée, généraux,
officiers et soldats. Parmi les généraux , on
comptait Lanusse , Baudot , Destaing , Silly , Morangier , Boussard.

Le général Lanusse eut le genou droit traversé
par un boulet de petit calibre ; les extrémités
articulaires étaient vermoulñes ; l'artère et le
nerf poplités rompus, et le fémur fracturé au
loin. L'hémorragie fut considérable , et la commotion violente. Je lui proposai sur-le-champ
l'amputation de la cuisse comme le seul moyen
de lui sauver la vie. Il s'y refusa, « ne voulant
» pas survivre , me dit-il , à cette fatale jour-
» née ». Cependant , huit heures après , déchiré par des douleurs violentes , et sollicité
par ses amis , il m'appela à son secours. Déjà
l'érétisme était commencé ; le hoquet s'était
déclaré , l'anxiété, la pâleur du visage , la froi-
deur glaciale , l'insensibilité du membre blessé ,
et l'état misérable du pouls me présageaient que
l'opération ne pourrait plus sauve r ce général.
Cependant , je vis encore une chance heureuse,
car l'amputation , en enlevant le membre spha-
célé , devait calmer la douleur et rassurer le moral du blessé. L'opération fut faite en treize se-

condes. Elle produisit le calme que j'en attendais ; mais les forces vitales étaient totalement
épuisées, et le général Lanusse mourut sans souffrir , dans la nuit du 30 ventôse au 1er. germinal.

Le général Baudot fut blessé , dans le même
moment , par un semblable projectile. Il eut
le gras de la jambe emporté , et les os fracturés. L'amputation de la cuisse sur-le-champ n'é-
tait pas moins indiquée ; mais il ne voulut pas
se laisser opérer ; et après quelques jours de
tourmens horribles , il mourut de la gangrène.

Ces deux observations, et la suivante, viennent
à l'appui des principes que j'établis dans la solution de la première question de mon mémoire
sur les amputations.

Le général Silly eut la jambe gauche presque
totalement emportée à l'articulation du genou ;
elle ne tenait que par quelques portions de ligamens et de tendons. Il se fit porter à l'ambulance du centre derrière la ligne de bataille ;
mais l'extrême faiblesse où il était réduit , par
la perte de sang qu'il avait éprouvée , lui laissait ignorer la gravité de sa blessure ; il ne s'ap-
perçut même de la perte de sa jambe qu'après
l'opération , qui fut faite sur-le-champ , et presque sans douleur , à raison de l'état d'engourdissement et de stupeur de tout le membre.

Malgré l'âge avancé du blessé (le général Silly était âgé de plus de soixante ans), et les circonstances critiques du siége, il fut conduit à la guérison en très-peu de tems, et sans autre obstacle qu'une fusée purulente qui s'était formée dans le trajet des vaisseaux fémoraux, à cause de la violente distension qu'ils avaient éprouvée. On peut assurer que sans cette opération, ce général aurait subi le sort de ses deux collègues.

Les généraux Destaing, Morangier et Boussard furent blessés par des balles d'un fort calibre. Le premier fut menacé du tétanos; son observation est rapportée à la suite du mémoire sur cette maladie; celle de Morangier se lit aussi à l'article Chirurgie.

Chez le général Boussard, la balle avait traversé les parois du bas-ventre dans la région inguinale, et effleuré le cordon spermatique. L'adjudant-général Blagnac, chef d'état-major de la cavalerie, fut également atteint d'un coup de balle à la poitrine. Il y eut fracture aux côtes, mais sans lésion des organes.

Presque tous les chefs de corps, et une grande partie des officiers, furent grièvement blessés; quelques-uns moururent des suites de leurs blessures, dont les effets s'étaient portés sur les organes essentiels à la vie. Le plus grand nombre fut pansé et opéré sur le champ de bataille, ou immédiatement après leur entrée dans les hôpitaux d'Alexandrie. Tous ceux qui furent amputés dans les premières heures de cette journée, arrivèrent promptement et sans accident à la guérison. Quoique j'aie déjà fait connaître plusieurs de ces observations, je citerai encore la fin malheureuse d'un capitaine de la 85e. demi-brigade, nommé Duvillars ; je me permettrai une digression à son sujet, pour faire mieux sentir la nécessité de pratiquer sur-le-champ l'amputation dans les cas de cette nature. Ce capitaine se refusa avec opiniâtreté à se laisser amputer, persuadé, par la promesse d'un chirurgien de corps, qui l'avait pansé dans la ligne, qu'il pouvait guérir sans l'opération. L'officier de santé avait cru suffisant d'exciser avec ses ciseaux quelques lambeaux désorganisés qui pendaient au moignon.

Le premier examen était favorable à l'opinion de Bilguer et de ses partisans ; car l'os paraissait coupé d'une manière égale et sans éclat ; l'ébranlement et les dilacérations semblaient se borner aux parties coupées, il n'y avait point d'hémorragie, et le blessé avait l'air de ne pas être en danger. Mais en poussant les recherches plus loin, et les appuyant du raisonnement et de l'expérience, il était facile de se convaincre que la portion du membre qui avait échappé à l'action immédiate du boulet, devait être dans une désorganisation telle , du moins jusqu'à une certaine étendue , que sans la résection totale de l'os au-dessus de ses fracas , et celle des parties molles , dans le lieu où la circulation des fluides n'est pas entièrement anéantie , le blessé devait périr , après avoir parcouru un cercle de douleurs atroces.

Il est vrai qu'il y a quelques individus qui , ayant eu un membre emporté, ont guéri sans amputation ; mais peut-on former un principe de quelques exemples très-rares de guérisons , qui n'ont été obtenues , au milieu de tant d'événemens malheureux , que par des crises extraordinaires sur lesquelles le praticien ne peut jamais compter.

Les bons chirurgiens savent parfaitement que l'amputation ou l'extirpation d'un membre , n'est pas une opération aussi simple et aussi facile qu'on l'a prétendu , sur-tout lorsqu'elle se fait sur le champ de bataille ; le défaut de courage , et la crainte d'être pris au dépourvu dans des momens très-pressans , peuvent entretenir les partisans de Bilguer dans leur opinion.

Au surplus, passé les premières heures de ces coups de feu , il est rare que les blessés survivent ; on les trouve morts sur la route, ou ils expirent à leur entrée dans les hôpitaux : or , l'humanité reprochera toujours à celui qui doit être son véritable ami, de ne pas sacrifier la prévention et son intérêt personnel, à la conservation de beaucoup de généreux citoyens, atteints de blessures qui nécessitent l'amputation immédiate.

Cette journée du 30, et les huit ou dix qui la suivirent, furent terribles pour les chirurgiens. Nous passâmes les premières nuits, comme le jour, à panser les blessés, distribués dans les dix-huit hôpitaux qui étaient placés en différens quartiers de la ville.

La correspondance du Kaire m'informa, peu de tems après, de la mort du citoyen Casabianca, victime de la peste, et justement regretté de tous ses camarades. J'écrivis de suite au citoyen Boussenard, chirurgien de première classe, qu'il eût à le remplacer près la division Béliard : son rapport ne m'offrit rien de particulier sur le service chirurgical.

L'ennemi poursuivant ses projets, cherche à nous cerner et à nous bloquer dans Alexandrie, tandis qu'il fait avancer le gros de son armée vers Rahhmaniéh et le Kaire. Pendant ce tems, les Osmanlis, les Cipayes et les Arabes des déserts, suivant leur marche, pénètrent dans l'intérieur de l'Egypte, et se rapprochent de la capitale, qu'ils investissent en très-peu de jours, de concert avec les Anglais ; dans cet état de choses, la division Béliard est forcée de capituler, sort de la ville avec armes et bagages, et repasse en France.

Les places de Damiette, Belbeys et Suez avaient été évacuées sur le Kaire, excepté quelques forts qui, après avoir résisté quelque tems, firent autant de capitulations particulières.

La retraite de la garnison de Suez, mérite d'être exposée ; je vais tracer succinctement le rapport qui m'en a été fait par le chirurgien que j'avais attaché à ce poste (1).

« La crainte d'être égorgés, me dit-il dans sa lettre du 28 floréal, par les troupes du Grand-Visir, campées près du fort Berket-êl-Hadj, nous força, après une journée de marche, dans les déserts de Suez, de nous écarter de la route ordinaire ; nous gagnâmes les montagnes de Colsom, pour passer dans la vallée de *l'Egarement*, où nous nous engageâmes, dans le dessein de rejoindre le mont Catan, et de revenir au Kaire par le chemin de la haute Egypte. Personne d'entre nous n'avait encore traversé ces déserts, dont on espérait toucher d'un instant à l'autre les limites ; mais ce fut en vain ; nous marchâmes deux jours et demi dans des routes inconnues, sans pouvoir trouver de l'eau pour étancher la soif qui nous dévorait, et sans découvrir vestiges d'espèce humaine. Nos vivres

______

(1) Le citoyen Masset, chirurgien de 2ᵉ classe.

étaient totalement consommés, et nous commencions à désespérer d'arriver au Kaire : déjà sur cent personnes qui composaient notre caravanne, vingt et une étaient mortes de soif, de chaleur et de fatigue. De ce nombre étaient sept français. Plusieurs animaux avaient péri dès les premiers jours, et il en tombait à chaque pas : enfin, le désespoir avait aliéné l'esprit de plusieurs d'entre nous, lorsque nous apperçûmes de loin un arabe, marchant à notre rencontre ; nous courûmes à lui, et une bourse à la main, nous le conjurâmes de nous conduire au Kaire, par une route où nous pussions nous désaltérer, car nous ne pouvions plus résister à la soif. Après nous avoir fait connaître notre erreur, et le pays que nous venions de parcourir, il prit la bourse, porta sa main sur sa barbe, et s'engagea de nous conduire à la grande ville. Nous marchâmes encore entre la crainte et l'espérance le reste de la journée. Épuisés par le besoin et la fatigue, nous étions forcés de nous arrêter tous les quarts d'heure ; mais à l'entrée de la nuit, notre fidèle conducteur rencontra la source qu'il nous avait promise, chacun courut s'y désaltérer ; et nous y remplîmes nos bidons pour arriver au Kaire, que nous apperçûmes le deuxième jour de marche. Jamais liqueur ne m'avait paru aussi délicieuse ».

Le général Lagrange partit d'Alexandrie, avec

une colonne de troupes, et se porta promptement à Rahhmaniéh, où il essuya presqu'aussitôt un combat très-vif, dans lequel il eut l'a-
vantage; mais le nombre considérable des ennemis le força à faire sa retraite sur le Kaire,
où il entra quelques jours avant la reddition de
cette place. Les blessés furent secourus et pansés par les chirurgiens de l'ambulance, que j'a-
vais attachés à cette division.

Pour remplir son premier projet, celui de
bloquer Alexandrie, l'ennemi plaça son escadre
devant les deux ports de cette ville, coupa la
digue du lac Madiéh, du côté du lac sans eau,
qui se remplit en très-peu de tems, à raison de
la pente facile du terrain, et de l'étendue considérable de la brèche, et il y fit passer des bateaux et des chaloupes canonnières. Menacé
d'un blocus parfait, et ayant très-peu de provisions pour le soutenir, le général en chef envoya une caravane, escortée par six cents
hommes, pour aller chercher des vivres dans
les villages les plus proches; mais il était sans
doute arrêté que dans cette campagne, rien ne
pourrait nous réussir : la caravane fut prise,
et l'on fut obligé de mêler à la farine de blé,
celle de riz, qui devint mal-saine par sa qualité
salée.

Notre armée campa, et se retrancha derrière
les ruines de l'ancienne Alexandrie, dans la ligne

circulaire, qui s'étend de la colonne de Pompée aux obélisques de Cléopâtre. C'est un terrain montueux, couvert de poussière, et parsemé de décombres. L'eau du lac Maréotis remplissait en partie les fossés de cette ligne.

On accéléra aussi les travaux de la place, et en très-peu de tems les remparts furent fermés.

Le 15 floréal, je présentai l'état des blessés et la situation des hôpitaux au général en chef.

Le 30, je lui rendis compte de la terminaison de leurs blessures; plus de mille étaient déjà rentrés dans leurs corps respectifs parfaitement guéris, et six cents environ qui restaient dans les hôpitaux étaient en voie de guérison, plus de la moitié de ces derniers pouvait faire encore, après leur rétablissement, un service sédentaire. Le reste devait être réuni au corps des invalides.

Le passage des vents au nord-nord-ouest, et le débordement du lac Madiéh, dont les eaux baignaient nos camps, firent succéder aux blessures à peine guéries, une ophtalmie assez rebelle, qui nous fit passer successivement dans les hôpitaux, que nous venions d'évacuer, plus de trois mille individus; en sorte que les chirurgiens furent dans une continuelle activité.

Enfin cette maladie qu'on a traitée avec le plus grand succès fut remplacée par une affection scorbutique qui commença d'abord à se manifester sur quelques blessés, et s'étendit chez une grande partie des individus de l'armée, de sorte qu'elle devint épidémique.

L'ignorance de quelques personnes avait fait croire qu'elle était contagieuse ; pour dissiper ces craintes et leur indiquer les moyens prophilactiques, j'adressai une circulaire aux chirurgiens des corps, qu'il me paraît inutile de transcrire ici : elle est insérée dans ma correspondance au n°. 911.

Le médecin Savaresi, qui remplissait les fonctions de médecin en chef, en l'absence du citoyen Desgenettes, dont la présence était devenue très-importante au Kaire, à cause de la peste qui y exerçait ses ravages, partageait mon opinion sur le caractère non contagieux du scorbut ; et en attendant qu'il en fasse lui-même une description détaillée, j'en exposerai les principaux symptômes, d'autant plus qu'elle a particulièrement affecté les ophtalmiques et les blessés confiés à ma surveillance.

Je passerai rapidement sur les variétés du scorbut, relatives à l'idiosyncrasie des sujets, à leur sensibilité physique ou morale, et à leur état de faiblesse primitive.

En général, j'ai constamment remarqué dans cette maladie scorbutique, comme dans celle que j'ai eu occasion de voir dans ma campagne de l'Amérique Septentrionale, trois degrés différens.

Dans le premier, le soldat est inquiet, mélancolique ; il a de la tendance à rester assis ou couché ; il est inaccessible à tout ce qui pourrait exciter son moral ; l'approche de l'ennemi, les mouvemens imprévus dans le camp ne font sur lui aucune impression ; il perd l'appétit ; le sommeil est pénible et interrompu par des rêves désagréables ; le visage se décolore et devient pâle ; les yeux sont tristes, entourés d'un cercle bleuâtre ; les gencives douloureuses, pâles et saignant facilement à la plus légère pression ; des douleurs compressives se font sentir dans la région lombaire et dans les membres, surtout aux jambes. La respiration est laborieuse, le pouls lent et inégal. La transpiration cutanée ne se fait point ; la peau est sèche et rugueuse comme la chair de poule. Les selles se suppriment, les urines deviennent rares et terreuses ; les veines cutanées se gonflent et prennent une teinte bleuâtre ; les glandes lymphatiques s'engorgent, sur-tout celle des aines ; le malade éprouve des lassitudes dans tous les membres, et a de la peine à marcher.

Les plaies changent promptement de caractère ; la suppuration diminue et devient sanguinolente ; les bords de la plaie se décolorent, les chairs s'affaissent, elles sont bleuâtres, douloureuses, et saignent par le plus léger attouchement, les cicatrices prennent aussi un aspect particulier ;

quelquefois elles se rouvrent, s'ulcèrent, et tombent en mortification. Ce premier état indique la perte du ressort, la faiblesse générale et la diminution du principe vital.

Dans le second degré, les symptômes prennent un caractère plus intense; la prostration augmente; les douleurs sont plus fortes, et elles se fixent sur-tout à la tête et aux reins; le malade tombe dans un état de stupeur, il reste presqu'immobile dans son lit; ses membres sont fléchis et son corps est courbé; il a le visage, les lèvres livides; le pourtour des yeux plombé, l'haleine fétide, les gencives ulcérées et les dents couvertes de tartre noirâtre. La respiration est difficile et accompagnée d'oppression et de resserrement de poitrine. Le tissu cellulaire des jambes s'engorge, sur-tout celui qui est interposé entre le tendon d'achille et le tibia, et l'engorgement s'étend bientôt dans toute l'extrémité. L'enflure a plus de consistance que dans l'œdématie. L'impression du doigt y reste moins, la compression ne peut se faire sans douleur; des taches noirâtres se prononcent aux malléoles, et sur le trajet du tibia; il s'en déclare en même tems à la face et sur les épaules; la constipation augmente, le bas-ventre se tuméfie, le malade éprouve un point de chaleur très-forte à la région précordiale, et une douleur compressive vers les hypocondres; le pouls est accéléré : il se manifeste un mouvement de fièvre le soir; l'insomnie, pendant laquelle les douleurs sont plus intenses, tourmente beaucoup le malade. L'affection gangreneuse qui s'est manifestée dans les plaies ou dans la cicatrice, fait des progrès ; les hémorragies sont plus fréquentes, et le sang qui en est le résultat est noirâtre, très-liquide, et se figeant difficilement. Le cal des fractures se ramollissait, les fragmens osseux se désunissaient ; une espèce de carie humide s'emparait des extrémités fracturées, qui se dénudaient du périoste, et se tuméfiaient quelquefois prodigieusement.

Dans ce second état, la nature cherchant à vaincre les obstacles qui gênent l'exercice de ses fonctions, redouble d'énergie, et pour rétablir l'équilibre, tâche de reprendre les forces qu'elle a perdues ; mais c'est ordinairement en vain ; une asthénie plus grande succède bientôt à ces réactions.

Le dernier degré du scorbut présente l'aspect le plus affligeant. A quelques paroxismes fébriles plus ou moins prolongés, et aux symptômes que j'ai décrits, succède un abattement général. L'enflure des pieds et des jambes augmente sensiblement ; celles-ci se couvrent de taches noirâtres, qui, par leur rapide communication, donnent un caractère de sphacèle à tout le membre.

Ce phénomène n'a pas été bien observé des praticiens. Il a lieu plus fréquemment dans le scorbut de terre que dans celui qui se déclare à bord des vaisseaux. Cela dépend sans doute de la manière différente avec laquelle agissent les causes qui les produisent sur les deux élémens, et sans doute aussi de la différence qu'il y a pour les individus du régime sur terre et du régime sur mer. Ainsi, pendant la campagne que j'ai faite en 1788, à Terre-neuve, en qualité de chirurgien-major de la frégate la Vigilante, sur quatre-vingts et quelques scorbutiques que j'eus à traiter dans ce vaisseau, il n'y en eut pas un seul chez qui les jambes furent affectées. Le scorbut était parvenu chez plusieurs au troisième degré ; néanmoins ses effets s'étaient bornés à la bouche et à la poitrine, et je fus assez heureux pour les ramener tous bien portans dans leur patrie. Ces taches noirâtres, qu'on traite fort mal-à-propos de pétéchies gangreneuses, ne sont autre chose que de larges ecchymôses spontanées, déterminées par la dilacération des vaisseaux capillaires cutanés, et l'extravasion du sang, qui m'a paru surchargé de carbonne et d'hydrogène ; ce qui lui donne beaucoup plus de fluidité et une couleur plus noire, il a perdu de son calorique et de ses propriétés vitales. Je lis que Fourcroy a fait la même remarque. (1). Sans doute qu'aux dernières périodes de la maladie, le sang, comme les vaisseaux, éprouve un degré d'altération plus ou moins avancée, sur-tout dans les parties déjà frappées d'atonie ou de gangrène. Cet effet paraît être le résultat de la réaction très-forte qu'imprime la nature sur le systéme vasculaire et nerveux, dont l'impulsion outre-passe les résistances, et produit ce désordre. La résolution que j'ai obtenue de ces sphacèles apparens qui frappaient ordinairement toute l'étendue des extrémités inférieures me confirme dans l'opinion que je viens d'énoncer. Je ferai connaître, à l'article *traitement*, les répercussifs qui leur sont propres. Ces ecchymôses gagnent la poitrine, les bras, les épaules et le visage, mais elles y sont moins fortes et moins étendues, parce que les vaisseaux de ces parties conservent plus long-tems leur ressort.

Je reviens aux autres symptômes du scorbut. La langue se couvre d'un enduit visqueux et brunâtre ; les ulcérations des gencives s'étendent profondément vers les alvéoles et l'intérieur de la bouche, attaquent le voile du palais, et même la voûte palatine ; les dents se détachent, et leur chute est souvent accompagnée d'hémor-

---

(1) Voyez le tome X des œuvres du citoyen Fourcroy, chap. III, art. 5.

ragie, qu'on a de la peine à arrêter ; les yeux sont ternes et les paupières boursouflées ; un suintement aqueux, froid et accompagné d'odeur nauséabonde, se manifeste sur toute l'habitude du corps, principalement au bas-ventre et aux extrémités, ce qui rend la peau luisante et marbrée. Les sphinters de l'anus se relâchent, les selles s'ouvrent et s'établissent en diarrhée, qui dégénère souvent en flux dissenterique et colliquatif. Les urines coulent difficilement, et il s'en fait rétention par la paralysie qui survient à la vessie. On est obligé alors de sonder fréquemment le malade, ou de lui laisser une sonde dans la vessie. La difficulté de respirer, l'oppression deviennent extrêmes. Des quintes de toux assez fortes rendent pénible l'expectoration d'une matière visqueuse et le plus souvent teinte de sang noirâtre et fétide. Le pouls s'affaiblit, devient vermiculaire, et disparaît insensiblement ; les forces du malade s'anéantissent totalement ; il a des syncopes fréquentes. Les taches noirâtres, qu'on doit considérer d'abord comme autant d'ecchymôses, prennent un vrai caractère de gangrène qui frappe de mort les organes sur lesquels elles s'étendent ; l'hydropysie se déclare, les fonctions vitales cessent, et le malade expire lentement comme par extinction.

Le scorbut peut être distingué, à raison de

sa durée, en aigu et en chronique. La marche du premier est assez rapide, cependant, je n'ai pas vu qu'il fût parvenu au troisième degré avant le neuvième ou dixième jour ; mais ensuite la marche en est plus précipitée, et en quatre ou cinq jours le malade meurt. Lorsque le scorbut est chronique, les accidens sont moins graves, mais souvent aussi fâcheux.

L'ouverture des cadavres des personnes mortes du scorbut nous a présenté, outre les ecchymôses extérieures dont nous avons parlé, les intestins affaissés, gorgés de sang noirâtre, le foie et la rate engorgés, les épiploons flétris, beaucoup de sérosité roussâtre dans les cavités, les poumons remplis d'une sérosité d'un rouge violet, et très-ramollis dans leur tissu.

Tels sont les principaux phénomènes que l'épidémie scorbutique d'Alexandrie nous a offerte pendant la durée de la maladie, et après la mort.

Le scorbut n'est pas contagieux ; cependant, lorsqu'il est parvenu au dernier degré, il peut influer en mal sur celui du premier degré, incommoder même les personnes saines qui coucheraient près du malade, en les disposant au moins à des affections putrides. Or il est important dans cet état d'isoler les scorbutiques ; mais on ne doit avoir aucune crainte de voir la maladie se communiquer quand elle n'est qu'aux premier et second degrés. Néanmoins, sous le rapport de la tranquillité morale et des régles de la propreté, il faut éviter de laisser boire un homme bien portant dans la coupe de son camarade, dont la bouche serait affectée.

Plusieurs causes majeures m'ont paru déterminer cette épidémie. Le passage des eaux du lac Madiéh dans le lac Maréotis, et la perte que nous fîmes d'une caravane immense de chameaux, nous ôtèrent toute communication avec l'Egypte ; il fallut alors calculer nos ressources sur la durée du siége d'Alexandrie, dont le blocus était parfait. Le soldat fut bientôt privé de légumes aqueux et de viande fraîche. On confectionna le pain, par la pénurie où nous étions de froment, avec parties égales de riz et de blé. Outre les qualités indigestes que le riz possède par sa nature, lorsqu'il est pris en grande quantité, il était encore sursaturé de sel. (On le prépare ainsi pour le commerce.) Le pain était donc extrêmement salé, ce qui a dû nécessairement altérer les organes digestifs, et en général tout le système.

Le soldat s'est nourri de ce pain pendant près de deux mois. Il a fait aussi une grande consommation de poisson salé, qu'il achetait à vil prix du peuple d'Alexandrie. Il fesait usage de l'eau des citernes, laquelle se trouvait décomposée, soit par l'infiltration de l'eau de

mer ou du lac, parvenue à la hauteur de beaucoup de ces citernes, soit par un état de putréfaction causé par la quantité de vase qui
existait dans ces mêmes citernes, qu'on n'avait
pu depuis long-temps récurer.

L'ophtalmie et les blessures, qui avaient déjà
maltraité une grande partie de nos soldats ont
pu les disposer à contracter le scorbut par l'état
de faiblesse dans lequel ces maladies les avaient
laissés, et par le séjour qu'ils avaient fait dans
les hôpitaux, où ils respiraient des émanations
animales très-propres au développement de cette
affection (1).

La principale cause prédisposante de cette maladie était l'humidité presque continuelle à laquelle les soldats étaient exposés depuis le débordement du lac Madiéh. Elle portait avec elle
une quantité de gaz pernicieux, provenant d'une
part de la décomposition d'une grande quantité de
substances végétales et animales qui se trouvaient
dans le lac Maréotis ; d'une autre part des cloa-

(1) Les émanations animales, produites par le rassem-
blement d'individus dans des salles peu aérées, sont
une des principales causes de la formation du scorbut.
Autrefois on voyait annuellement cent cinquante à deux
cents scorbutiques à l'hôtel des Invalides ; aujourd'hui on
a peine à en compter quelques-uns ; parce que, sur la demande qu'en a faite le citoyen Sabatier, les invalides sont
logés séparément.

ques infects répandus dans la ville d'Alexandrie.
Les fosses d'aisance, dont le méphitisme augmentait avec le nombre d'individus que l'armée fournissait, et les vingt-cinq ou trente hôpitaux que nous avions établis dans cette place,
en avaient aussi rendu le séjour dangereux.
Enfin nos troupes restèrent long-tems à cause
de l'approche de l'ennemi, sur le qui-vive,
presque toujours au bivouac ; l'air salin de la
mer a pu aussi coopérer à l'altération de la santé
des individus.

Dans le premier tems, le scorbut ne se montra que sous des symptômes fort légers ; rougeur, ulcération superficielle aux gencives ;
quelques douleurs vagues dans les membres,
indolence et inquiétude. Un très-grand nombre
de soldats en furent d'abord affectés : le changement du pain, qu'on ne mangea plus salé, parce
que nous fîmes laver le riz avant de le moudre,
quelques distributions de vinaigre, de dattes,
ou de mélasse et de café, parurent dissiper cette
affection, ou du moins en retarder les effets.

J'adressai à cet effet, le 7 thermidor, une
circulaire à tous les officiers de santé des corps
armés ; mais comme nous étions toujours privés
d'alimens frais, sur-tout en viande, le mal fit
des progrès, et prit un caractère épidémique.
Une grande partie de l'armée, et même les habitans du pays, furent sensiblement attaqués

du scorbut ; ensorte que les premiers jours de fructidor, il se trouvait quatorze à quinze cents scorbutiques dans les hôpitaux d'Alexandrie. Il en périssait, au terme moyen, depuis deux jusqu'à quatre et cinq par jour. Les habitans en perdaient depuis six jusqu'à huit, ce qui supposait chez eux un plus grand nombre de malades. La même maladie fut sans doute déterminée, chez ces habitans, par des causes plus intenses ; car souvent ils étaient privés d'eau douce, et ne possédaient d'autre aliment que de mauvais riz.

Il est à remarquer que pendant tout le tems de cette épidémie, il ne s'est déclaré que deux ou trois accidens de peste : le général en chef en fut atteint ; elle se déclara chez lui peu de jours avant son départ pour France : cependant elle exerçait déjà ses ravages au Kaire et dans l'Egypte supérieure. Ne peut-on pas inférer delà qu'une épidémie devient préservative d'une autre ? Ainsi, les Egyptiens ont constamment remarqué que lorsque la petite vérole est épidémique, la peste ne se montre pas, et réciproquement ; peut-être aussi, la nouvelle mer qui entoure actuellement Alexandrie, en rafraîchissant les vents du sud (kampsim), provenant du désert de la Libye, diminue-t-elle les causes de cette maladie.

Les officiers ont été, proportionnellement,

moins exposés à cette épidémie que les soldats, ces premiers ayant pu suivre un meilleur régime. Elle a d'ailleurs attaqué les personnes de tout âge : ses effets étaient plus prompts, et généralement plus fâcheux, lorsque les malades avaient essuyé auparavant une autre maladie, comme des blessures graves, ou l'ophtalmie. J'en ai vu un assez grand nombre, chez qui les extrémités inférieures tendaient à se sphacéler; cependant, à l'aide des moyens qui seront indiqués plus bas, on obtenait la résolution de ces larges ecchymôses, et les malades guérissaient presque tous.

Les chevaux de la cavalerie devenant à-peu-près inutiles, par le resserrement du blocus et la pénurie des fourrages, je demandai au général en chef de les faire tuer, pour la nourriture des soldats et des malades. L'expérience m'avait appris, dans plus d'une occasion, que la viande de ces animaux (1), sur-tout lorsqu'ils sont jeunes, comme l'étaient nos chevaux arabes, était salubre, très-bonne pour la confection du bouillon, et assez agréable à manger, moyennant quelque préparation.

Un ordre du jour fut arrêté à ce sujet, et on en fit des distributions journalières. Cette inno-

---

(1) Tous les peuples de la Tartarie asiatique se nourrissent de cette viande.

vation excita d'abord le murmure de quelques personnes pusillanimes et peu éclairées, qui considéraient l'usage de cette viande comme pernicieux à la santé des troupes ; néanmoins, je fus assez heureux, par mon exemple, de fixer sur cet aliment frais, le seul que nous possédions, une entière confiance ; les malades des hôpitaux s'en trouvèrent fort bien, et j'ose dire que ce fut le principal moyen, à l'aide duquel nous arrêtâmes les effets de cette maladie. Le pain n'incommodait plus les soldats, depuis qu'on dessalait le riz qui servait à sa confection.

Nous avons varié le traitement, selon les différens états du scorbut, la constitution du sujet, et plusieurs autres circonstances ; quoique jusqu'à la capitulation d'Alexandrie, nous fussions en pénurie de beaucoup d'objets.

Cependant, au milieu de cette détresse, nous eûmes l'avantage de recevoir quelques caisses de médicamens de France, contenant, sur-tout, d'excellent quinquina, de l'ipécacuanha, et des mouches cantharides. Nous en reçûmes presqu'en même-tems deux autres de Rosette, que le citoyen Boudet eut l'attention de nous faire parvenir. Celles-ci contenaient une collection complète de médicamens de toute espèce. On trouva, en outre, dans Alexandrie, plusieurs quintaux de tamarins ; enfin, un petit bâtiment grec, chargé de citrons, vint échouer dans le port de cette ville. A la vérité, les citrons qui étaient déjà beaucoup trop mûrs, durèrent fort peu de jours. En général, nous étions pourvus en médicamens, jusqu'au mois de vendémiaire suivant, et au-delà, comme les officiers de santé le déclarèrent, dans le rapport qu'ils firent sur la santé des troupes et les hôpitaux, au conseil de guerre, tenu le 10 fructidor, pour la reddition de la place.

Dans le premier degré du scorbut, quelques légers vomitifs, avec l'ipécacuanha, suivis d'un ou deux laxatifs, produisaient de bons effets. Le malade prenait pour sa boisson, de l'eau de tamarins édulcorée avec la mélasse, des lavemens mucilagineux, animés avec le vinaigre ; le soir, quelque potion acidulée et anti-spasmodique, et le matin une ou deux tasses de café.

La diète sévère favorisait le développement de la maladie ; aussi n'a t-on jamais privé ces malades d'alimens légers, tels que bouillons, potages de riz ou de vermicelle. On répétait le café, lorsqu'on ne pouvait le remplacer par du vin. On employait le vinaigre de sucre pour gargarisme. Ces moyens et l'exercice, suffisaient très-souvent pour rétablir la santé de ces individus. Ils rejoignaient leurs corps respectifs, où la plupart ne tardaient pas à être frappés de nouveau de la même maladie ; alors elle prenait un caractère plus intense, et ses progrès étaient plus rapides. Les cicatrices ou les plaies qui, dans la première attaque, avaient à peine changé de couleur, étaient ordinairement rompues et ulcérées, lorsqu'ils entraient à l'hôpital la deuxième fois. Tous les autres symptômes du scorbut, passaient tout-à-coup du premier au second degré, et bientôt au troisième. Dans cet état, les forces étant abattues, et l'action musculaire presqu'anéantie, on ne pouvait perdre le tems dans l'emploi des médicamens légers. Ainsi, on ajoutait aux potions acidules du soir, le camphre et l'opium gommeux. J'ai remarqué que ce dernier médicament sur-tout, agissait d'une manière efficace contre cette maladie. Je m'en étais déjà servi avec le plus grand succès à l'hôtel des Invalides, et à l'hôpital militaire de Paris. Le matin, on donnait au malade une dose de quinquina, infusé dans de l'eau-de-vie de sucre assez faible. La boisson ordinaire était, ou de l'oxicrat, ou de l'eau de tamarins sucrée. Lorsque la maladie était parvenue au dernier degré, on forçait la dose de quinquina, qu'on répétait plusieurs fois dans le jour; on augmentait aussi la dose du camphre, de l'opium, et le café.

Les vésicatoires, sans produire de grands effets, étaient généralement pernicieux, à raison des ulcères gangreneux, qui résultaient presque toujours de leur application. Je substituai avantageusement, à ce topique, les sinapismes, ou les embrocations de vinaigre très-chaud ; les plaies étaient pansées avec le vinaigre saturé de camphre et de quinquina en poudre. Les embrocations d'eau-de-vie camphrée , et les emplâtres de styrax , saupoudrés de fleurs de soufre , appliqués chauds sur les ecchymôses et l'œdématie des jambes , soutenus d'un bandage légèrement compressif , produisaient de très-bons effets. On ne doit changer ces emplâtres que tous les trois ou quatre jours : on en continue l'usage avec les remèdes internes , jusqu'à la guérison parfaite du malade.

Sur trois mille cinq cents scorbutiques environ qui passèrent dans les hôpitaux d'Alexandrie , deux cent soixante-douze périrent depuis l'invasion de cette maladie , qui date des premiers jours de thermidor , jusqu'au 18 vendémiaire , époque de l'embarquement des malades et du reste de l'armée. Près de deux mille rejoignirent leurs bataillons avant et pendant l'embarquement des troupes : sept cents environ passèrent en France ; tous étaient guéris , ou en voie de guérison à leur arrivée à la quarantaine , à l'exception de six ou sept qui périrent dans la traversée. Cent et quelques-uns des plus malades , restèrent à Alexandrie ; ils rejoignirent peu de tems après leurs camarades , n'ayant pas éprouvé en proportion plus de perte que les premiers.

A l'époque de la capitulation , les anglais nous fournirent des vins , de la viande fraîche et des légumes , ce qui contribua pour beaucoup à la guérison parfaite de nos malades (1).

Le 29 thermidor , l'armée des puissances coalisées attaqua notre ligne sur tous les points ; et quoique leurs troupes fussent de beaucoup supérieures aux nôtres par le nombre , elles furent repoussées vigoureusement et avec perte. Le lieutenant-général Rampon dirigeait les opérations militaires. Cette première affaire fut suivie, dans les quinze premiers jours , de plusieurs autres attaques partielles où nous eûmes une assez grande quantité de blessés. Ils furent pansés à fur et mesure sur le champ de bataille , par les ambulances que j'avais établies à la suite de chaque division. De là , ils étaient transportés sur la place d'armes , dans la première enceinte de la ville , où j'avais fait construire un très-vaste hangar (2).

____

(1) Les médecins Savaresi , Garros , Balme et Franck ont rendu les plus grands services dans cette épidémie.

(2) Les dix-huit ou vingt hôpitaux qui existaient nous étaient devenus insuffisans; il fallut faire dresser des hangars pour pouvoir placer les malades et les blessés.

Cependant le corps principal de l'armée ennemie pénètre dans la presqu'île d'Alexandrie, du
côté du Débarkadère, correspondant au port
vieux (le point le plus faible de notre ligne),
force les troupes qui défendaient ce passage, et
s'avance sur les remparts de l'ancienne Alexandrie. Nos soldats opposent à cette marche impé-
tueuse la plus forte résistance, et font leur retraite en disputant le terrain pied à pied. Mais
une partie de la flotte, mouillée devant Alexandrie, entre dans le port vieux, et croisant ses
feux avec la flotille du lac Maréotis, contraint
nos bataillons de gagner la deuxième ligne. Le
fort du Marabou est bombardé et battu en brèche.
Sa défense fait le plus grand honneur aux assiégés. Deux chirurgiens de la marine, que j'y avais
placés, périrent dans ce siége ; un troisième,
nommé Faure Moro, y eut une jambe emportée,
et l'autre fracassée. Ce brave officier de santé a
dû son salut à l'amputation qui lui fut faite peu
d'heures après l'accident.

Nous nous trouvions serrés, bloqués de toutes
parts ; nos hôpitaux étaient encombrés par les
blessés et les malades : une position si difficile,
la mauvaise santé des troupes ; la pénurie de
beaucoup de moyens de première nécessité, et
d'autres motifs sans doute qui me sont inconnus,
firent ouvrir des négociations entre les chefs des
deux armées ; et le 10 fructidor, un conseil de

guerre composé de tous les généraux, convoqué par le général en chef Menou, prononça sur l'impossibilité de soutenir le siége plus long-tems. Les officiers de santé en chef furent appelés à ce conseil pour donner leur avis sur la situation des hôpitaux, le caractère des maladies qui régnaient alors, sur la santé des troupes et la qualité des alimens; nous redigeâmes, à ce sujet, un rapport qui fut annexé à la capitulation, laquelle fut signée le 13 fructidor. Elle portait pour principale condition, que tous les Français rentreraient dans leur patrie avec les honneurs de la guerre.

Il serait difficile d'exprimer tout ce que ce siége eut de pénible et de malheureux, ce que nous eûmes de fatigues à essuyer, de dangers à courir, de privations à supporter.

J'ai eu beaucoup à me louer, dans ces circonstances critiques, de tous mes collaborateurs, soit chirurgiens de l'ambulance, soit ceux des corps armés et de la marine. Ces derniers étaient dirigés par le citoyen Leclerc, chirurgien en chef, qui les a constamment entretenus dans le zèle et l'activité dont ils avaient déjà donné des preuves après la bataille d'Aboukir. Je n'en citerai aucun particulièrement : tous ont également bien mérité de l'humanité (1).

____

(1) Le citoyen Labate, médecin, membre de la com-

Je profitai des momens de repos que me laissèrent mes occupations, pour visiter les ambulances anglaises. Je fus appelé aussi par le capitan pacha, pour lui donner des renseignemens sur les principales causes de la peste, ses effets, et les moyens curatifs ; je vis avec peine que son armée était dépourvue d'ambulances, et que les malades manquaient de toute sorte de secours.

En vertu d'un article de la capitulation, il nous fut ordonné de nous concerter avec l'inspecteur des hôpitaux de l'armée anglaise, pour statuer, 1º. sur les blessés ou malades que la nature de leurs maladies ne permettait pas de faire passer de suite en France ; 2º. sur l'embarquement de ceux qui étaient en état de supporter la traversée ; 3º. sur leur classification et leur distribution dans les vaisseaux hôpitaux qu'on leur avait destinés ; enfin pour les mesures à prendre relatives à leur subsistance, et aux secours dont ils avaient besoin. Mais afin que nous fussions revêtus de l'autorité convenable pour suivre sans obstacle toutes ces opérations, le général en chef nous nomma, le citoyen Savaresi, fesant fonction de médecin en chef et moi, membres de la commission d'armement.

---

mission des arts, nous fut d'un grand secours ; il était employé dans les hôpitaux comme chirurgien de première classe.

Le nombre des blessés ou malades qui partirent avec l'armée, fut de 1338, non compris le corps d'invalides que nous fîmes traiter pendant la traversée comme malades. Ce ne fut pas sans peine que nous parvînmes à faire embarquer les premiers. Plusieurs personnes, peu instruites, ou trop timides, redoutaient une contagion qui n'existait point, et voulaient en conséquence qu'on laissât tous les scorbutiques à Aléxandrie avec les blessés graves ; mais tous ces individus sont arrivés en France bien portans, ou très-avancés dans leur guérison. Il n'en a péri en route que huit, dont deux par accident.

Tous ces malades, portés par douze vaisseaux hôpitaux, arrivèrent à Marseille très-heureusement, et dans un espace de tems très-court. Les invalides suivirent de près cette évacuation ; ils étaient distribués sur deux vaisseaux : l'un arriva heureusement ; l'autre fut jeté par la tempête sur les côtes de l'Archipel où il erra long-tems.

Cent trente blessés, ou scorbutiques très-graves furent laissés à Alexandrie à la sauvegarde des Anglais, jusqu'à leur entière guérison, et spécialement confiés à la bienveillance de l'inspecteur-général Yonck. Ils étaient soignés par des officiers de santé français, les blessés, dirigés par le citoyen Regnault, chirurgien de première classe, et les fiévreux par le médecin Franck. Deux mois après, tous ces individus se trouvant guéris, repassèrent en France, et y arrivèrent à bon port.

Du 1er. au 25 vendémiaire an dix, toute l'armée fut embarquée, et partit pour France. Je m'embarquai le 25 au soir avec le général en chef, sa famille, et une partie de son état-major, sur une frégate anglaise nommée la Diane.

Le lendemain matin, avant l'aurore, nous mîmes à la voile. Ce ne fut pas sans émotion, et sans un sincère regret, que je vis insensiblement s'éloigner de nous les rivages de cette intéressante et célèbre contrée, d'un pays où les français avaient, en peu de tems, opéré tant de prodiges, où ils laissaient l'empreinte de leur génie, qu'ils abandonnaient au moment où ils allaient recueillir le fruit de leurs pénibles travaux, et où ils voyaient déjà fleurir les plus sages et les plus utiles institutions.

Notre navigation, jusqu'à la hauteur de l'île de Candie ne fut troublée par aucun évènement fâcheux.

Parvenus dans ce parage, une tempête affreuse, qui paraissait être l'effet d'une secousse générale du globe, et d'une nouvelle explosion du Mont-Etna, dont les flammes nous avoient semblé la veille beaucoup plus épaisses qu'à l'ordinaire, vint tout-à-coup fondre sur l'horizon. On eut à

peine le tems de ramasser les voiles et de car-
guer les perroquets. Une partie des voiles fut
déchirée, plusieurs vergues cassées, la poupe
du vaisseau endommagée par les lames qui passèrent plus d'une fois sur le pont de la frégate
livrée à la merci des flots, et nous courûmes
de grands dangers. Cependant, le calme se rétablit, les lames s'affaissèrent, et les vents favorables nous remirent dans notre route, ensorte que nous arrivâmes à Toulon après trente
jours de traversée, à compter de celui de notre
départ d'Alexandrie.

La vue des côtes de France avait fait sur nous
tous une impression extrêmement vive. Nous
aspirions avec ardeur au moment de nous pros-
terner sur le sol de notre patrie, et d'embras-
ser nos amis et nos proches. Pour moi, je res-
tai long-tems dans une telle extase, que mes
sens, presqu'interdits, avaient peine à saisir ces
douces réalités. Comment pouvais-je ne pas éprouver cette espèce de trouble ! après avoir fait
tant de fois l'abandon de mon existence et de
tout ce que j'avais de plus cher, je sentais re-
naître pour moi le bonheur de retrouver une
épouse chérie, et je pensais au plaisir de recevoir les premières caresses d'un enfant qu'elle
portait encore dans son sein, lors de notre séparation à Paris.

Nous ne tardâmes pas à entrer dans la rade

de Toulon. Le vaisseau fut salué de plusieurs coups de canon, et nous fûmes conduits à Saint-Mandrié, lieu agréable et spacieux, où nous avons passé notre quarantaine. Je m'empressai d'informer le bureau sanitaire de Toulon de la santé des troupes et de celle du général en chef, qui avait échappé à la peste, dont il était encore convalescent. Peu de jours suffirent pour son entier rétablissement. On séréna ses effets et ceux de tous nos compagnons, qui se purifièrent eux-mêmes dans l'eau de la mer.

Je rendis compte au ministre de la guerre et au conseil de santé, comme je l'avais toujours fait après chaque campagne, de tout ce qui avait été relatif à mon service pendant cette dernière.

La première lettre que le conseil put me faire parvenir, et que je reçus à la quarantaine, m'accusait la réception de tous les rapports que je lui avais adressés pendant l'expédition. Il m'apprenait, en même-tems, que le gouvernement approuvait, dans les termes les plus honorables, la conduite des officiers de santé, et confirmait toutes les promotions que j'avais faites en Egypte et en Syrie.

Au sortir de la quarantaine, je me transportai à Marseille, où toute l'armée se trouvait encore réunie. Ce fut là que cessèrent mes fonctions de chirurgien en chef de l'armée d'Orient, et je partis de cette ville pour aller prendre possession, à Paris, de la place de chirurgien en chef de la garde consulaire, à laquelle j'avais été nommé par le Premier Consul, pendant mon absence.

Je regarde comme la plus belle circonstance de ma vie, et la plus douce récompense de mes services, le moment où je reçus, à Marseille, de tous les soldats de l'armée, et de mes camarades, les témoignages touchans de l'amitié et de la reconnaissance. Mon cœur sera toujours sensible à leurs regrets et à leur souvenir.

FIN.

TABLE DES MATIÈRES.

PREMIÈRE SECTION.

Préparatifs d'embarquement à Toulon, pages 1 et suivantes.

Départ et navigation de l'armée, 4

Prise de Malte, 5

Descente en Egypte et prise d'Alexandrie, 6

Départ de l'armée pour le grand Kaire, 7

Marche dans les déserts qui bordent la Libye, 8 et suiv.

Arrivée de l'armée à Damanhour et à Rahhma-niëh, 10 et 11

Rencontre de la flotille française remontant le Nil, ibid.

Combat de Chebreisse sur terre, ibid.

Combat sur le Nil, 12

Bataille des Pyramides, 13

Indispositions causées par les fatigues de cette campagne, ibid.

Entrée de l'armée au Kaire, 14

Etablissement d'hôpitaux dans cette place, ibid.

Départ de la division Desaix pour la Haute-

Egypte, et prise de Damiette par la division
Vial,   page 15

Marche du général en chef et d'une partie de
l'armée contre Ybrahim-Bey, vers Ssalahhiéh,   ibid.

Combat de Ssalahhiéh,   ibid et suiv.

Retour du général en chef au Kaire,   17

Annonce du combat naval d'Aboukir et de ses
résultats,   ibid.

Etablissement d'une école de chirurgie-pratique
et d'anatomie,   ibid.

Invasion de l'ophtalmie,   18

Description de cette maladie, et traitement qui
lui convient, suivis de plusieurs observations,   19 et suiv.

SECTION II.

Première révolte du Kaire,   41

Mort de plusieurs officiers de marque et de plusieurs chirurgiens,   ibid et suiv.

Poursuite de Mourad-Bey dans la Haute-Egypte,
par le général Desaix,   44

Bataille de Sédiman,   ibid.

Invasion du tétanos,   46

Mémoire sur le tétanos, et observations fesant
suite à ce mémoire,   47 et suiv.

Départ pour France d'un convoi d'aveugles et
d'estropiés, sous la conduite de l'ordonnateur
en chef Sucy,   82

Assassinat de ces individus en Sicile,   page 82

Voyage à Suez et sur la mer Rouge, par le gé-
  néral Bonaparte,   ibid. et suiv.

Son retour au Kaire, et préparatifs ordonnés
  pour la campagne de Syrie,   85, 86

Rapport sur une prétendue fièvre maligne (la
  peste), qui règne dans les villes maritimes de
  l'Egypte,   ibid.

Confection de paniers pour le transport des
  blessés,   87, 88

SECTION III.

Départ de l'armée pour la Syrie,   89

Son passage à Cathiéh, et dans les déserts d'El-
  A'rich,   ibid.

Combat du village de ce nom,   ibid. et suiv.

Reddition du fort d'El-A'rich,   92

La peste est reconnue chez quelques assiégés ;
  mesures de salubrité exécutées pour désinfecter
  le fort,   92, 93

L'armée continue sa marche vers la Syrie,   94

Son arrivée à Gaza,   95

Reddition de cette ville,   ibid.

Etablissement d'hôpitaux dans cette ville, où la
  peste fait ensuite des ravages,   96

Arrivée à Yâfa,   ibid.

Siége et prise d'assaut de cette place, ibid et suiv.

Marche de l'armée dans les montagnes de la Pa-
  lestine,   99 et 100

Vue d'Acre et reconnaissance de cette place,
pages 100, 101

Topographie abrégée des environs de cette ville,
102

Formation du siége, 103

Plusieurs hôpitaux sont établis pour les blessés de
ce siége, ibid.

Circulaire aux chirurgiens des corps armés pour
tout ce qui est relatif à leur service, 104 et suiv.

Ouverture de la tranchée, et premier assaut de la
place, 107, 108

Continuation du siége, ibid.

Combat de Nazareth et de Tabor, ibid. et suiv.

Retour du général Bonaparte des montagnes de
Naplouze au camp, 111, 112

Accélération des préparatifs du siége de la place,
112

Blessures de plusieurs officiers de marque,
ibid. et suiv.

Formation et développement des vers dans les
plaies, 116, 117

Évacuation des blessés de la Syrie en Égypte par
terre et par mer, ibid.

Acte de dévouement du général en chef Bonaparte, pour le transport de ces blessés dans les
déserts, ibid.

Succès étonnant de cette traversée, 118, 119

Zèle et soins distingués des chirurgiens pour les
blessés dans cette campagne, 118, 119

Précis de la peste qui a régné dans l'armée pendant son expédition en Syrie, page 121

Époque de son invasion, ibid.

Circonstances historiques qui l'ont précédée ou accompagnée, ibid.

Son caractère, ses différences, son pronostic et son traitement, suivis de plusieurs observations, ibid. et suiv.

Le général Menou contracte la peste à son départ d'Alexandrie pour France, 143 et suiv.

Départ de l'armée de Syrie pour l'Égypte, 149

Son passage à Tentoura, Césarée, Yâfa, Gaza, Kânyounès et El-A'rich, 150

L'armée essuie les vents du désert ou Kampsin dans le désert de Cathiéh, 151

Description de ces vents, ibid. et suiv.

Entrée de l'armée en Égypte, et son passage à Ssalahhiéh, 153

Notice sur des sangsues d'une espèce particulière, que nos soldats avalèrent en se désaltérant dans des lacs d'eau douce qu'ils trouvèrent sur leur passage, 154 et suiv.

Passage de l'armée à Matharié, près l'antique Héliopolis, et son entrée au Kaire, 160, 161

SECTION IV.

Rapport du citoyen Casabianca, chirurgien en chef adjoint, resté au Kaire, sur la situation des hôpitaux de l'Egypte,   pages 162 , 163

Départ de l'armée pour les Pyramides, et bientôt
   après pour Aboukir,   163 , 164

Préparatifs pour secourir les blessés après l'action
   qui se préparait, et les transporter à Alexandrie,   164 , 165

Première bataille d'Aboukir, plusieurs officiers
   de marque blessés dans cette bataille, et nombre
   des blessés,   166 , 167

Disparition de la flotte turque, et retour de l'armée au Kaire,   168

Départ du général Bonaparte pour France, et son
   remplacement au commandement en chef de
   l'armée par le général Kléber,   169

Dispositions générales prises par ce dernier pour
   l'armée et les habitans,   ibid.

Réunion des militaires estropiés, en corps d'invalides,   ibid.

Prise d'El-A'rich par les Turcs,   170

Départ de l'armée pour Szalahhiëh, où l'on forma
   un camp d'observation,   ibid.

Envoi du général Desaix et du citoyen Poussielgue
   vers le grand-visir, pour négocier la paix,   170

Nouvelles de l'heureuse arrivée de Bonaparte en
   France,   171

Convention d'El-A'rich, et dispositions faites pour
   l'évacuation de l'Egypte par les Français, ibid.

Opposition formelle de la part de l'Anglais pour
   le passage des troupes,   ibid.

Préparatifs nouveaux pour attaquer l'armée ennemie, pages 172, 173

Marche de l'armée, 173

Bataille d'Héliopolis, 174

Défaite et fuite de l'ennemi dans les déserts de la Syrie, 174, 175

Prise de Belbeys, combat de Coraïm, et suites de la campagne, 175, 176

Retour de l'armée au Kaire; révolte de cette ville et de Bouláq, 176, 177

Siége de ces deux places; prise de la dernière, et reddition du Kaire, 177, 178

Mémoire sur la fièvre jaune, considérée comme complication des plaies d'armes à feu pendant ce siége, 178 et suiv.

SECTION V.

Affaire de Damiette, 187

Influence pernicieuse de la chaleur du climat sur les personnes grasses, 188

Mémoire sur l'hépatitis, et les dépôts qui en sont la suite, accompagné d'observations, 189 et suiv.

Notice sur l'atrophie des testicules, 215 et suiv.

SECTION VI.

Nouvelle conquête d'Égypte, à l'exception du Saïd, cédé à Mourad-Bey, 220

Contributions imposées au Kaire; amélioration des hôpitaux; rétablissement des cours d'ana-

tomie et de chirurgie, et mesures générales prises
pour la salubrité publique, page 220
Mémoire sur la lèpre et l'éléphantiasis, avec observations, 221 et suiv.
De l'éléphantiasis, 239 et suiv.
Note sur les deux frères Lambert, anglais, qu'on
a montrés à Paris au palais du Tribunat, comme
affectés d'une maladie lépreuse, et opinion de
l'auteur à ce sujet, 245

SECTION VII.

Apparition d'une flotte turque sur les parages
d'Alexandrie, 247
Départ de l'armée pour Rahhmaniéh, et son
retour au Kaire, ibid.
Voyage particulier des généraux Songis, Sanson,
de l'ordonnateur en chef Daure, et du chirurgien en chef, pour affaires de service, à Alexandrie et à Rosette, 247, 248
Ils sont surpris dans le désert par le vent de Samiel, pages 247, 248
Examen des chirurgiens des corps armés à Alexandrie et à Rosette, par le chirurgien en chef,
ibid.
Assassinat du général Kléber, 249
Détails relatifs à la cause de sa mort, et au supplice de son assassin, 249, 250
Nouvelle de la mort du général Desaix, et cérémonie funèbre à son sujet, ibid.

Nomination du général Menou au commandement en chef de l'armée, page 250

Différentes institutions utiles formées par ce général, 251, 252

Voyage particulier du chirurgien en chef à Damiette, ibid.

Situation de l'armée, établissement d'un hôpital civil au Kaire, pour y traiter les femmes publiques, affectées de maladies vénériennes, et autres maladies particulières, 253, 254

Caractère de la syphilis en Egypte, ses effets ; manière de la traiter, et son opiniâtreté lorsqu'elle est transplantée en Europe, 254, 255

Importance et avantages de cet hôpital civil pour les habitans du Kaire, ibid.

Mémoire sur le sarcocèle, avec observations et planches, 256 et suiv.

SECTION VIII.

Article chirurgie, où il est traité des phénomènes particuliers que les plaies ont présentés en Syrie et en Egypte, dépendans des influences des climats de ces contrées, des causes vulnérantes, ou de la nature propre des blessures, 276, 277

Articulations accidentelles, suites de fractures, 277, 278

Paralysie des membres lésés, 278, 279

Influences salutaires du climat d'Egypte sur les plaies en général, 279, 280

Plaies de tête, avec observations, pag. 280 et suiv.

Plaies de la face et de la gorge, avec observations, 283 et suiv.

Plaies pénétrantes à la poitrine, accompagnées d'hémorragie. 290 et suiv.

Hémorragie périodique par l'ombilic, 299

Lésion des intestins grêles, gros, et de la vessie, 300 et suiv.

De quelques plaies remarquables aux extrémités, 306 et suiv.

Amputation du bras à l'article, et succès de cette opération, 308 et suiv.

Extirpation de la tête de l'humérus; mémoire à ce sujet, et observations, 310 et suiv.

Amputation de la cuisse à l'article, cas qui la nécessitent, possibilité de la faire, et observations qui étayent les principes énoncés dans la théorie de cette opération, 320 et suiv.

Remarques particulières sur l'amputation de la jambe, 333, 334

Mémoire sur les amputations des membres à la suite des coups de feu, étayé de plusieurs observations, et dont les principes ont été confirmés en Égypte, 334 et suiv.

Plaies faites par les armes des Turcs ou Arabes, et la manière de les traiter, 396, 399

SECTION IX.

Considérations génér. sur l'Egypte, et désignation des différens peuples qui l'habitent, 400 et suiv.

Origine des Egyptiens, preuves à l'appui, 405 et suiv.

Usages et principales coutumes des habitans de l'Egypte, 407 et suiv.

De la médecine des Egyptiens, 410

Conjectures sur l'exercice de la chirurgie parmi eux dans les tems les plus reculés, 411

Cette branche de la médecine était pratiquée même par les rois, et les prêtres de leurs temples, ibid.

Maladies internes dont le vulgaire se traite lui-même avec succès, à l'exception de la peste, abandonnée par l'effet du fatalisme aux seules ressources de la nature, 412 et suiv.

Réflexions sur la rage, qui n'existe point dans ce climat, ibid.

Motifs de cette particularité, ibid. et suiv.

Recherches sur les maladies externes et chirurgicales, 414

Mode d'accouchement en Egypte, et mauvais procédé des matrones dans cette opération, 415

Etat des momies d'Egypte, et leurs différences relatives à la nature de leurs embaumemens ou à leurs préparations, 416 et suiv.

Division du climat d'Egypte en quatre saisons constitutionnelles. La première, qui correspond à l'automne d'Europe, se nomme saison humide; la seconde, saison fécondante, ou le printemps; la troisième, morbide, ou saison du Kampsim; la quatrième, saison étésienne, ou l'été,   pages 419 et suiv.

Idées générales sur l'agriculture de l'Egypte, 424

Position générale de cet ancien monde,   425

Institutions et établissemens nouveaux de tout genre formés en Egypte par les Français, 425, 426

Espérance de conserver cette colonie, et grands avantages qu'elle promettait,   ibid.

Marche soudaine de plusieurs armées ennemies, vers les frontières de l'Egypte,   427

SECTION X.

Descente des Anglais à Aboukir,   428

Premiers combats livrés contre ces troupes par la garnison d'Alexandrie,   ibid.

Départ de l'armée pour Aboukir,   ibid.

Préparatifs faits à Alexandrie pour recevoir les blessés que les circonstances pouvaient donner,   430

Bataille du 30 ventôse,   431 et suiv.

Nombre des blessés provenant de cette bataille, parmi lesquels se trouvaient des individus de tous les grades, dont sept généraux,   ibid.

Réflexions sur la nécessité d'amputer sur-le-champ dans le cas où l'opération est reconnue indispensable; nouvelles observations à l'appui de ces principes, pages 435 et suiv.

Correspondance de la division du Kaire; événemens arrivés dans cette place, 437

Blocus d'Alexandrie et ses premiers effets, ibid.

Évacuation de l'intérieur de l'Égypte, 438

Retraite de la garnison de Suez, et accidens qui lui sont survenus, 438

Maladie d'yeux survenue à Alexandrie à l'époque du débordement du lac Madiéh, et de la formation du lac Maréotis, 439

L'ophtalmie est suivie d'une épidémie scorbutique; mémoire sur cette maladie, 441 et suiv.

Pénurie extrême de moyens vers la fin du siége d'Alexandrie, 454 et suiv.

Suites du siége et combats particuliers d'attaque ou de défense, 459 et suiv.

Capitulation de l'armée française et son évacuation en France, 464 et suiv.

Évacuation particulière des blessés et malades; précautions prises pour faciliter leur traversée, ibid. et suiv.

Arrivée des troupes en France, et fin de l'expédition, 465 et suiv.

Fin de la Table des Matières.